湖北中药资源概览

HUBEI ZHONGYAO ZIYUAN GAILAN

主编◎王 平　吴和珍

副主编◎刘合刚　余 坤　胡志刚　游秋云

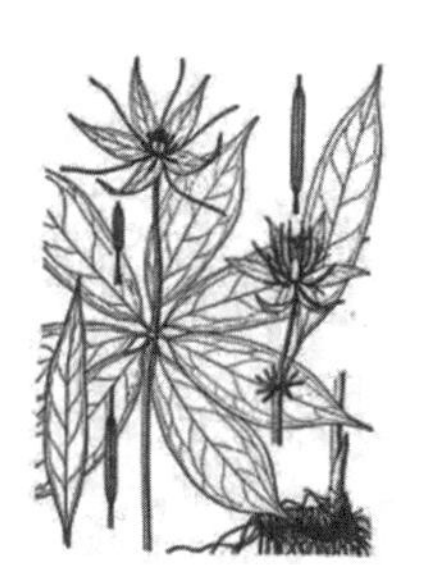

長江出版傳媒

湖北科学技术出版社

图书在版编目(CIP)数据

湖北中药资源概览 / 王平,吴和珍主编 . -武汉 : 湖北科学技术出版社, 2022.11

ISBN 978-7-5706-2238-2

Ⅰ. ①湖… Ⅱ. ①王… ②吴… Ⅲ. ①中药资源-概况-湖北 Ⅳ. ①R282

中国版本图书馆 CIP 数据核字(2022)第 166714 号

责任编辑：程玉珊　李　青　　封面设计：喻　杨

出版发行：湖北科学技术出版社　　电话：027-87679485

地　　址：武汉市雄楚大街 268 号　　邮编：430070

（湖北出版文化城 B 座 13-14 层）

网　　址：http://www.hbstp.com.cn

印　　刷：武汉雅美高印刷有限公司　　邮编：430024

787×1092　1/16　19 印张　410 千字

2022 年 11 月第 1 版　2022 年 11 月第 1 次印刷

定价：128.00 元

编 委 会

编写说明

为进一步梳理全国第四次中药资源普查湖北省普查区成果，系统介绍湖北省中药资源品种，湖北省中药资源普查办公室商议，同意编写《湖北中药资源概览》一书。

本书共分七章，其中第一章"湖北省中药资源普查概况"主要介绍全国第四次中药资源普查湖北省普查区组织实施情况、组织管理与技术指导、湖北省普查区大事记、湖北省药用植物中药资源分布情况等内容，从整体上展示全国第四次中药资源普查湖北省普查区的情况。第二章"湖北省中药资源普查市场调查概况"主要介绍湖北省中药资源市场调查情况，包括主要收购药材品种、市场代用品、市场唯品等情况。第三章"湖北省中医药传统知识调查概况"主要介绍湖北省主要特色民间医生、主要传统加工技术及新发现的古代医药著作等情况。第四章"湖北省中药资源普查新发现"主要介绍湖北省新发现的品种（包括新属、新种）、新分布品种及具有特殊科研价值的品种（如陕西羽叶报春、毛白饭树等）。第五章"湖北省中药重点品种"主要介绍50种湖北省中药重点品种的别名、来源、原植物、主产地、功能主治、优势特色。第六章"湖北省主要种植药材名录"主要介绍湖北省主要栽培药材品种名录。第七章"湖北省药用植物名录"主要介绍湖北省药用植物普查品种，包括亚种、变种等。

本书由湖北中医药大学王平教授组织编写，王平教授负责本书的整体设计、编写提纲审定和传统知识调查的编写工作；湖北中医药大学吴和珍教授负责第一章的编写，协助王平教授开展编写工作；第二章和第三章由湖北中医药大学胡志刚教授负责编写，第四章由湖北中医药大学余坤教授负责编写；第五章至第七章由湖北中医药大学游秋云教授负责组织编写，参加编写人员包括张美娅、尹超、森林等专家。本书由湖北中医药大学詹亚华教授负责主审，参加审定人员还有杨红兵、汪乐原、王志平等。

本书全体编写人员本着求真务实、科学谨慎的态度开展编写工作。为提高本书编写质量，编写组先后召开3次编写工作会议，对全书的目录、编写体例、收载内容进行商议审定，确保著作内容的真实性与科学性，确保能再现全国第四次中药资源普查湖北省普查区的真实历史。

由于时间和精力有限，疏漏之处在所难免，请广大读者多提宝贵意见！

前　言

湖北省作为全国第四次中药资源普查第一批六个试点省(区)之一,于2011年12月正式启动中药资源普查试点工作。中药资源普查试点工作先后分六批,历时11年,对湖北省103个县(市、区)开展中药资源普查,实现中药资源普查区域全覆盖。目前已完成全部普查县(市、区)外业调查工作,内业整理工作接近尾声。

全国第四次中药资源普查湖北省普查区共实地调查代表区域数量455个,完成3 283个样地、14 741套样方套的调查,普查发现野生中药资源种类4 877种(含亚种、变种),较第三次全国中药资源普查湖北省普查区调查品种数量增加483种,植物资源种类增加1 488种。发现新属1个、新种13个、新纪录20余个,调查栽培资源164种、记录个体数2 447种、记录重量416种,有蕴藏量的种类414种、病虫害451种。市场调查主流品种360种,传统知识数量606种。上交国家腊叶标本42 411份、药材标本6 273份、种质资源2 672份,拍摄照片628 382张。

为更好开展中药资源普查工作,早在湖北省中药资源普查工作开展之初的2011年,即成立了以省政府副省长张岱梨同志任组长的中药资源普查(试点)工作领导小组,领导小组成员包括湖北省委员会、湖北省人民政府、湖北省卫生厅(现湖北省卫生健康委员会,下同)、湖北省科技厅、湖北省经济和信息化委员会(现湖北省经济和信息化厅,下同)、湖北省发展和改革委员会、湖北省民族宗教事务委员会、湖北省财政厅、湖北省农业厅、湖北省林业厅、湖北省质量技术监督局(现湖北省市场监督管理局,下同)、湖北省食品药品监督管理局(现湖北省市场监督管理局,下同)、湖北中医药大学等13个单位共计14人,成立了以时任卫生厅副厅长姚云同志任主任的普查(试点)领导小组办公室,领导小组办公室成员主要包括湖北省卫生厅、湖北中医药大学相关人员共计10人,组建了以湖北中医药大学副校长王平教授任组长的湖北省中药资源普查(试点)工作技术专家委员会,专家委员会成员包括湖北中医药大学、华中科技大学、湖北省食品药品监督检验研究院、湖北省农科院中药材研究所、湖北省中医药研究院、中南民族大学、武汉大学、中科院武汉植物园、湖北省中医院、华中农业大学等12家单位共计17人。普查工作在湖北省卫生健康委员会的组织协调下,有序开展,逐步推进,取得了全国领先的良好成绩。

湖北中药资源普查工作还得到了各县(市、区)卫生局、各县(市、区)中医医院的大力支持,是各普查队辛勤付出的劳动结晶。为更好整理全国第四次中药资源普查湖北省普查区成果,为中药资源普查成果的推广应用提供科学依据,对湖北省中药资源普查组织实施、过程管理、普查种类等进行系统梳理,特编写本著作。

目　　录

第一章 湖北省中药资源普查概况

中华人民共和国成立以来，国家分别于1958年、1966年和1983年对我国的中药资源进行了调查研究，为我国中药资源发展奠定了良好基础。随着经济社会的不断发展和环境变化，自第三次中药资源普查以来，我国中药资源状况可能发生了较大变化，为了进一步摸清我国中药资源现状，合理制定中药资源保护利用政策，国家决定自2011年开展全国第四次中药资源普查，以试点形式逐步进行。

一、全国第四次中药资源普查湖北省普查区组织实施情况

湖北省为中药资源大省，拥有中药资源种类数量为3 974种，其中植物类中药资源3 389种、动物类中药资源524种、矿物类中药资源61种，中药资源种类总数仅次于云南、广西、四川、贵州，居全国第五位。为进一步摸清湖北省中药资源现状，在湖北省卫生厅的支持下，湖北中医药大学于2011年6月向全国第四次中药资源普查试点办公室提交普查试点申请报告，得到国家中药资源普查试点工作领导小组批准，被列为全国第四次中药资源普查第一批六个试点省区之一，拉开了湖北省第四次中药资源普查帷幕。

1. 成立中药资源普查试点工作领导小组及办公室

为更好地加强湖北省中药资源普查工作的组织领导，确保湖北省中药资源普查试点工作顺利推进，湖北省人民政府办公厅下发《湖北省人民政府办公厅关于成立湖北省中药资源普查试点工作领导小组的通知》(鄂政办发[2011]124号)，成立湖北省中药资源普查试点工作领导小组和领导小组办公室，具体人员组成如下。

(1) 领导小组。

组　长：张岱梨　湖北省委常委、副省长
副组长：李元江　湖北省人民政府副秘书长
　　　　焦　红　湖北省卫生厅厅长
成　员：肖安民　湖北省发展和改革委员会副主任
　　　　陶红兵　湖北省经济和信息化委员会总工程师
　　　　郑春白　湖北省科技厅副厅长
　　　　胡祥华　湖北省民族宗教事务委员会副主任
　　　　洪　流　湖北省财政厅副厅长
　　　　徐能海　湖北省农业厅副厅长
　　　　董祚华　湖北省林业厅副厅长
　　　　姚　云　湖北省卫生厅副厅长

詹永杰　湖北省质量技术监督局副局长
李亚伟　湖北省食品药品监督管理局副巡视员
王　平　湖北中医药大学副校长

(2) 领导小组办公室。

主　任：姚　云　湖北省卫生厅副厅长
副主任：刘学安　湖北省卫生厅中医药处处长
　　　　刘合刚　湖北中医药大学药学院党委书记
成　员：刘　君　湖北省卫生厅中医药处副处长
　　　　王汉祥　湖北省卫生厅中医药处副处长
　　　　张志由　湖北省卫生厅中医药处副调研员
　　　　芦　妤　湖北省卫生厅中医药处副主任科员
　　　　罗晓琴　湖北省卫生厅中医药处副主任科员
　　　　马　骏　湖北中医药大学科技处处长
　　　　吴和珍　湖北中医药大学科技处副处长

领导小组办公室设在湖北省卫生厅。在中药资源普查过程中，由于分工和退休等原因，办公室成员组成发生了相应变化，历任办公室主任包括姚云、张定宇、邓小川等，办公室副主任有刘学安、李涛、刘合刚等。

2. 成立专家委员会

为加强湖北省中药资源普查工作的技术指导，提高普查工作的质量，通过卫生厅及主要技术人员的调研，结合湖北省中药资源特色和相关专家的特长，落实了由中药资源、品种鉴定、中药农业、中医药传统文化等相关方面的专家学者共14人组成的普查专家委员会，由湖北省卫生厅办公室下发《湖北省卫生厅办公室关于印发湖北省中药资源普查试点工作方案的通知》(鄂卫办发[2011]180号)，以文件的形式，确定湖北省中药资源普查工作专家委员会成员组成，具体情况如下。

组　长：王　平　湖北中医药大学教授/副校长
副组长：陈家春　华中科技大学同济药学院教授/副院长
　　　　王有为　武汉大学药学院教授/副院长
　　　　巴元明　湖北省中医院教授/副院长
　　　　张立群　湖北省食品药品监督检验研究院研究员/副所长
　　　　刘合刚　湖北中医药大学药学院教授/总支书记
成　员：詹亚华　湖北中医药大学教授
　　　　王克勤　湖北省中医研究院研究员
　　　　胡鸿兴　武汉大学资源环境科学院教授
　　　　李建强　中科院武汉植物园研究员
　　　　陈科力　湖北中医药大学教授
　　　　陈　平　武汉工业学院教授
　　　　万定荣　中南民族大学药学院教授
　　　　郑国华　湖北中医药大学药学院研究员/院长

吴和珍　湖北中医药大学教授/药学院院长
廖朝林　湖北省农科院中药研究所研究员/所长
袁德培　湖北民族学院医学院院长

为进一步加强中药资源普查工作的技术指导，普查专家委员会在实施过程中增加了武汉植物园李晓东研究员、湖北省食品药品监督检验研究院聂晶主任药师和康四和主任药师等。

3. 成立普查工作小组

湖北中医药大学作为全国第四次中药资源普查湖北省普查区技术牵头单位，根据有关文件精神，选派专业人员成立中药资源普查工作小组，工作小组组成如下。

组　长：吴和珍　湖北中医药大学教授/药学院院长
副组长：刘合刚　湖北中医药大学教授
胡志刚　湖北中医药大学教授
游秋云　湖北中医药大学教授
成　员：潘宏林　湖北中医药大学教授
汪乐原　湖北中医药大学教授
王志平　湖北中医药大学中级实验师
桂　春　湖北中医药大学中级实验师
杨红兵　湖北中医药大学教授
余　坤　湖北中医药大学教授
森　林　湖北中医药大学副教授
汪文杰　湖北中医药大学副教授
徐　雷　湖北中医药大学副教授
艾中柱　湖北中医药大学讲师
杜鸿志　湖北中医药大学讲师
张景景　湖北中医药大学讲师
张美娅　湖北中医药大学助教
刘　迪　湖北中医药大学讲师
龚　玲　湖北中医药大学讲师
刘　渊　湖北中医药大学讲师
尹　超　湖北中医药大学助教
明　晶　湖北中医药大学助教
邓　娟　湖北中医药大学助教
刘军锋　湖北中医药大学副研究员
陈林霖　湖北中医药大学副研究员

二、组织管理和技术指导

1. 组织管理

全国第四次中药资源普查湖北省普查区，由湖北省中药资源普查试点工作领导小组办公室负责日常管理与组织工作，包括普查县（市、区）的确定、方案审核、培训组织、督导组织、验收组织等，同时负责普查经费的分配与划拨，对于中药资源普查过程中的重大事项、产业发展规划的制定等，报请领导小组审核批准。领导小组办公室成员虽然多次变动，但从未放松中药资源普查工作的组织与实施，使湖北省中药资源普查工作得以顺利进行，并取得全国资源总量第五、新发现品种数量第三的出色成绩。

2. **技术指导**

全国第四次中药资源普查湖北省普查区以湖北中医药大学作为技术牵头单位，组织华中科技大学、武汉大学、湖北省中医院、湖北省食品药品监督检验研究院、中科院武汉植物园等12家单位的17名专家，对全省各批次普查县（市、区）开展技术指导。主要包括普查启动培训、普查野外培训、普查中期汇报、普查技术督导与指导、普查验收等各项技术指导工作的落实，先后举办各种技术培训会、中期汇报会13次，培训普查队员、普查数据录入人员、普查管理人员等1 000余人，为湖北省中药资源普查工作的顺利开展，提供了有力的技术支持。

技术牵头单位湖北中医药大学为确保普查工作的顺利进行，成立了中药资源普查工作小组，负责中药资源普查日常技术服务工作。主要包括中药资源普查品种鉴定、内业整理、标本及药材整理、标本扫描、数据填报指导、实物标本提交、数据汇总、普查培训、普查验收等工作的具体组织与落实，先后参加教师20余人，发动学生100余人，为确保湖北省中药资源普查各项工作的具体落实与按期完成提供了工作与人员保障。

三、全国第四次中药资源普查湖北省普查区大事记

湖北中医药大学在湖北省中药资源普查领导小组的直接领导下，根据湖北省卫生厅的统一部署，把摸清湖北省中药资源状况作为重要工作，常抓不懈，组织省内专家，紧密围绕国家中药资源普查技术要求，认真组织方案制订、普查培训、工作督导、技术指导等各项工作，使湖北省中药资源普查工作得以顺利推进。10余年来，湖北省中药资源普查大事、重点工作如图1-1所示。

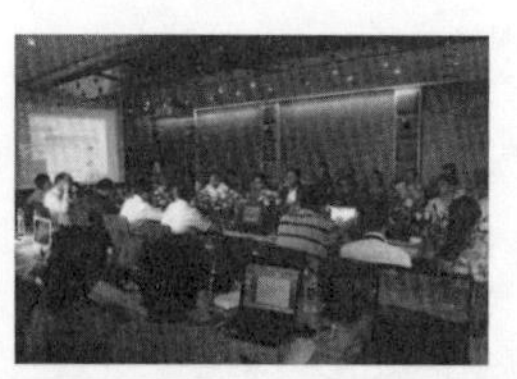

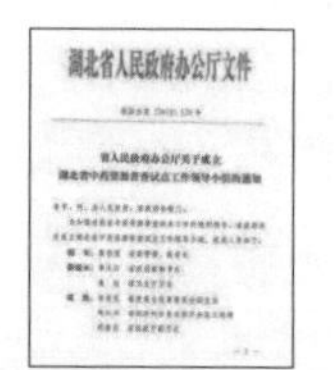

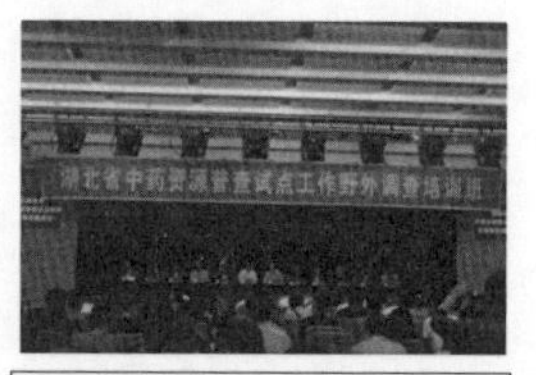

2011年6月，湖北省递交试点申请书

2011年7月，湖北省确定为第一批六个试点省之一

2011年8月27日至29日，相关人员参加全国普查试点工作培训会，参与编写普查实施方案和技术指南

2011年10月27日，苏钢强司长一行来到湖北省，就中药资源普查试点工作进行调研

2011年12月5日，成立湖北省第四次中药资源普查领导小组、领导小组办公室、专家工作组等机构

2011年12月18日至20日，举办湖北省第一批中药资源普查试点县（市、区）启动仪式暨普查工作培训会

2012年5月6日至10日，举行中药资源普查第一批试点县（市、区）野外调查培训会

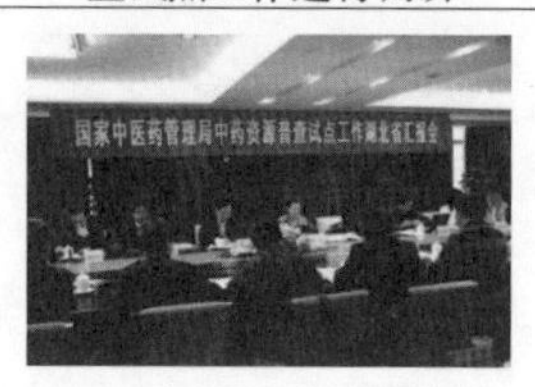

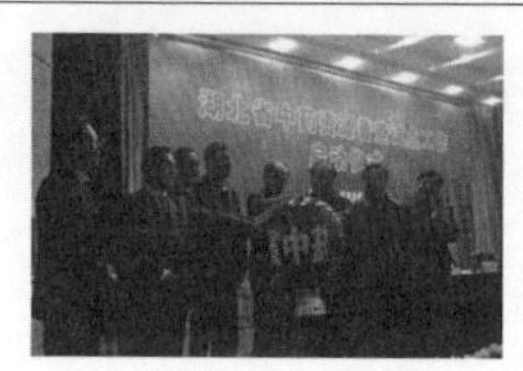

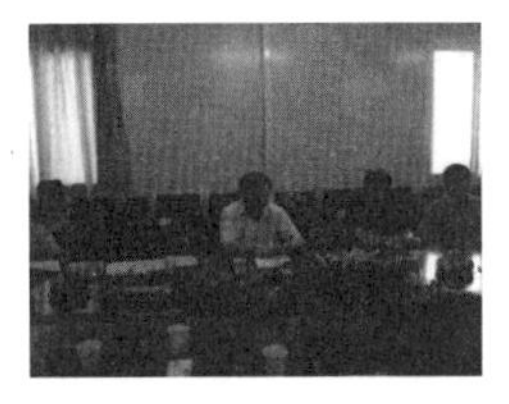

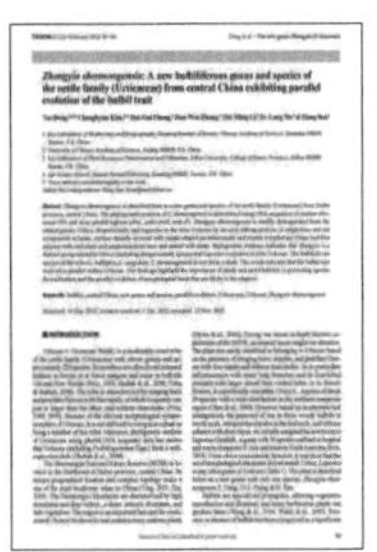
Zhengyia shennongensis: A new bulbiliferous genus and species of the nettle family (Urticaceae) from central China exhibiting parallel evolution of the bulbil trait

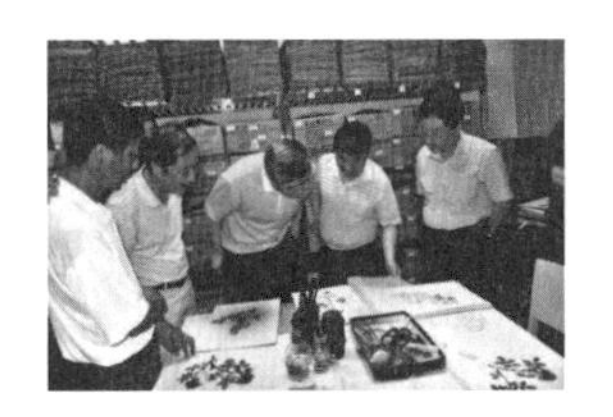

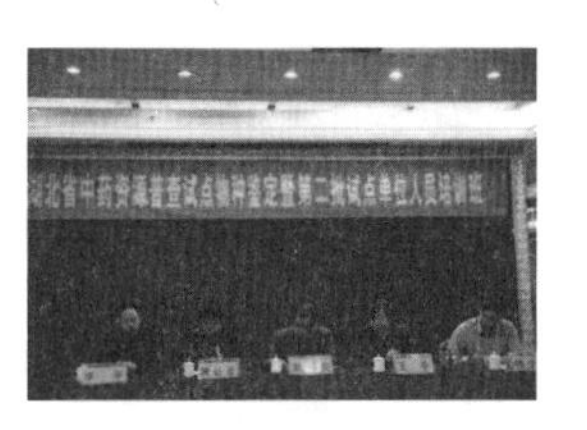

2012年7月11日至8月25日，对第一批普查试点县(市、区)开展实地技术指导

2012年11月，湖北省第一个新种发表

2013年7月10日至11日，国家中医药管理局李大宁副局长赴湖北省十堰市就第一批普查试点县(市、区)工作开展情况进行调研

2013年12月16日至18日，举行物种鉴定暨第二批试点县(市、区)启动培训

2012年9月1日至3日，国家中药资源普查专家技术组黄璐琦组长赴湖北省十堰市，对第一批普查试点县(市、区)开展实地技术指导

2013年4月26日至28日，举行第一批普查试点县(市、区)中期汇报暨数据库使用培训会

2013年11月25日至26日，国家中药资源普查专家技术组黄璐琦组长赴湖北省黄冈市就第一批普查试点县(市、区)工作开展情况进行调研

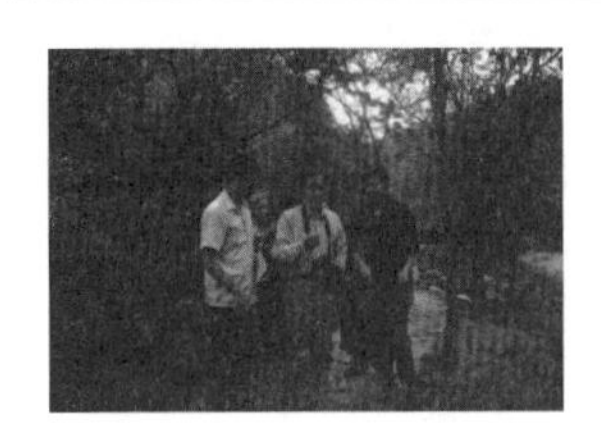

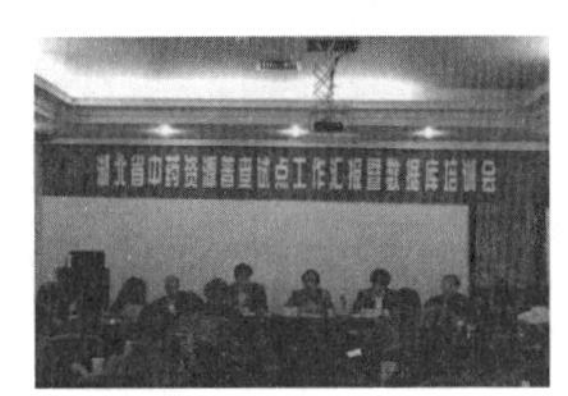

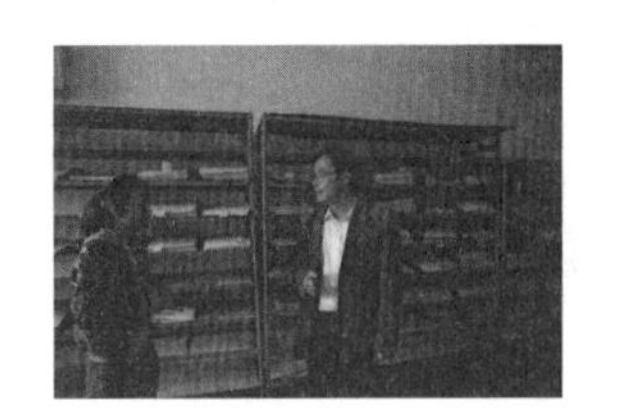

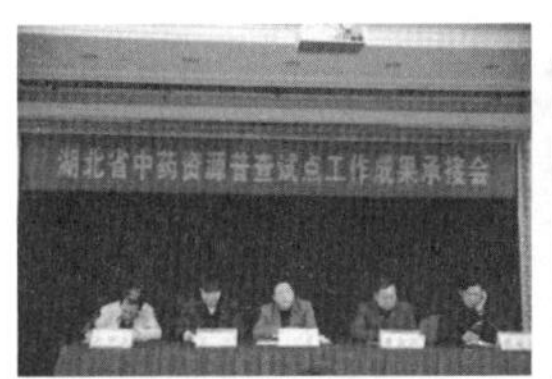

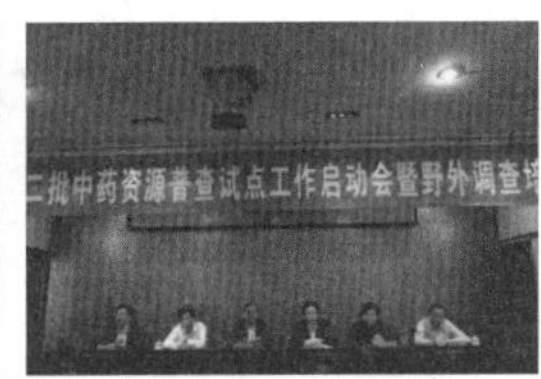

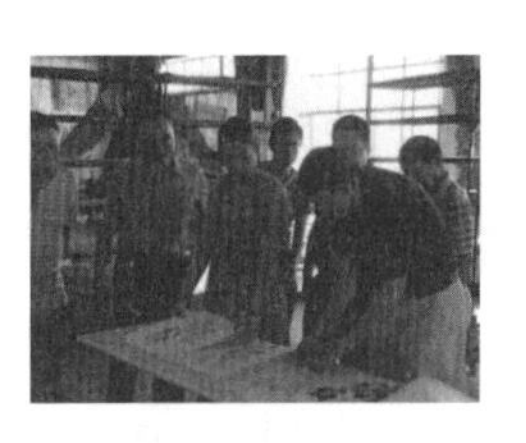

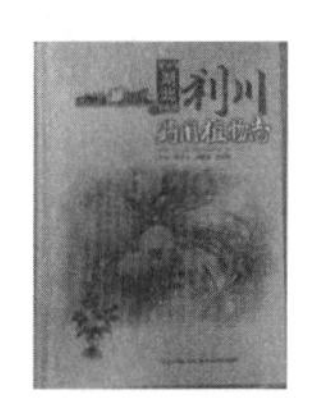

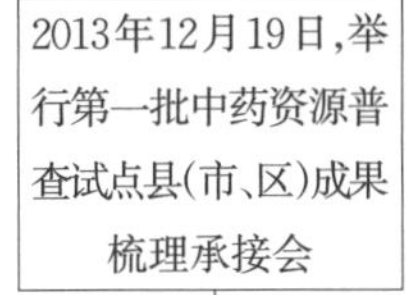

2013年12月19日，举行第一批中药资源普查试点县(市、区)成果梳理承接会

2014年5月12至14日，举行中药资源普查第二批试点县(市、区)野外工作培训会

2014年8月15日至26日，开展第二批中药资源普查试点县(市、区)现场技术指导

2016年8月，湖北省第一部县(市、区)中药资源普查专著《湖北利川药用植物志》出版

2014年1月，湖北省“十一五”重大科技专项“茯苓等6种中药材规范化生产技术与产业链构建”通过验收

2014年5月30日，湖北中医药大学党委书记王祚桥赴黄石对普查工作进行调研指导

2015年5月29日至31日，举办中药资源普查湖北省第三批试点县(市、区)启动仪式暨培训会

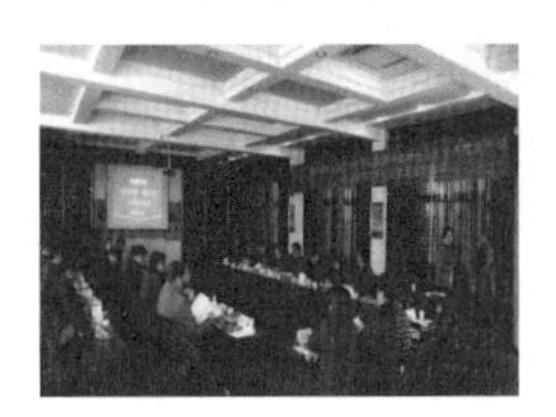

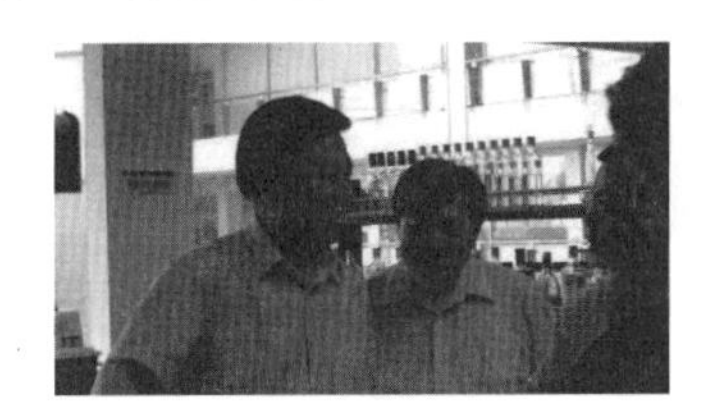

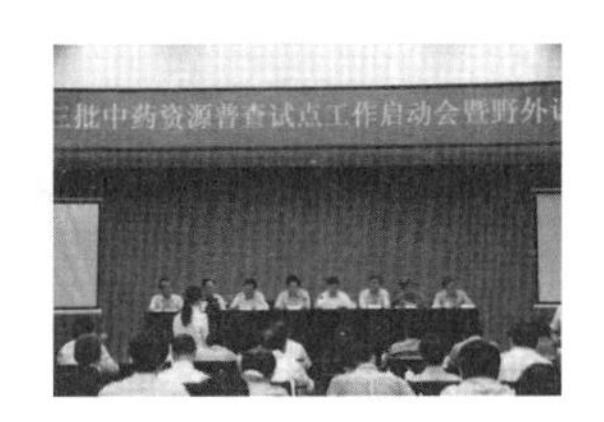

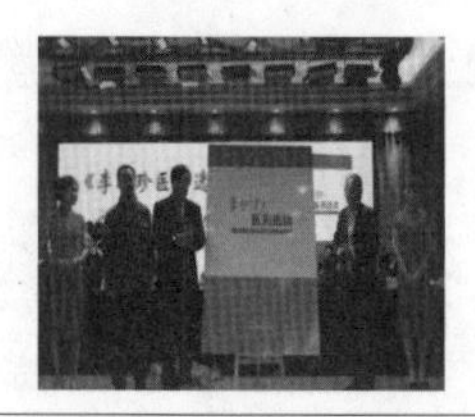

2017年11月，陈可冀院士为《李时珍医药宣读》首发式揭牌，中药资源普查成果首次进入大学生课堂

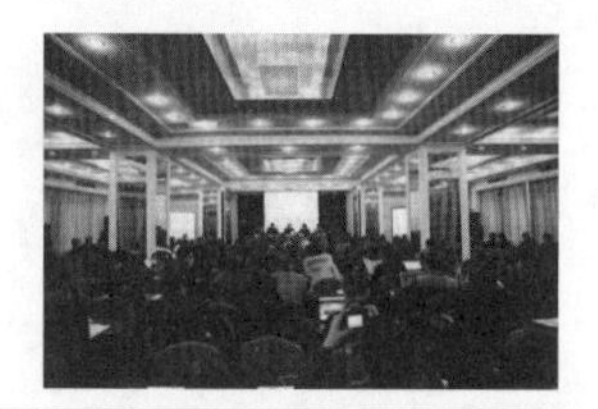

2018年2月2日至5日，举办中药资源普查湖北省第三批试点县(市、区)中期汇报会暨第四批、第五批普查县(市、区)启动培训会

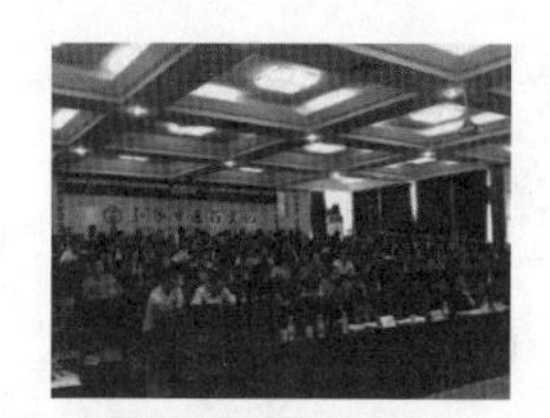

2019年4月19日，举行第六批中药资源普查县(市、区)启动仪式暨培训会

2017年12月，湖北省第一批17个试点县(市、区)中药资源普查工作通过国家验收

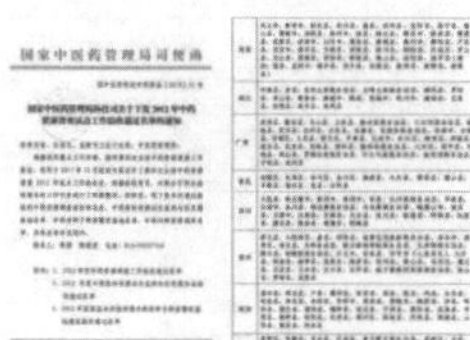

国家中医药管理局司便函

2019年4月18日，举行湖北省中药资源普查第四批、第五批县(市、区)中期汇报暨内业整理培训会

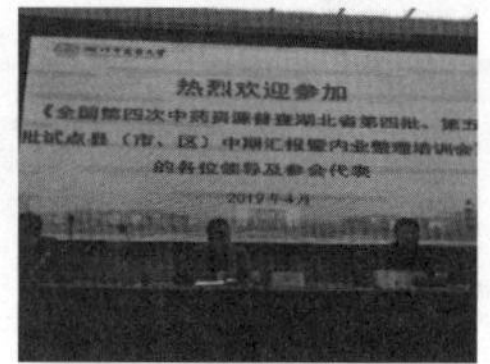

2019年6月11日至12日，举行湖北省中药资源普查第六批县(市、区)野外工作培训会

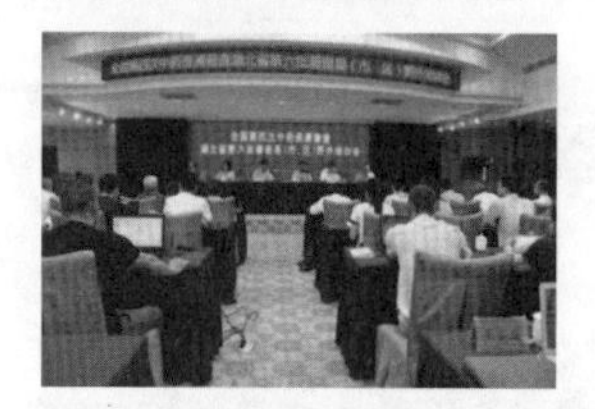

2019年7月30日，举行《中药资源大典——湖北卷》编写启动仪式暨培训会

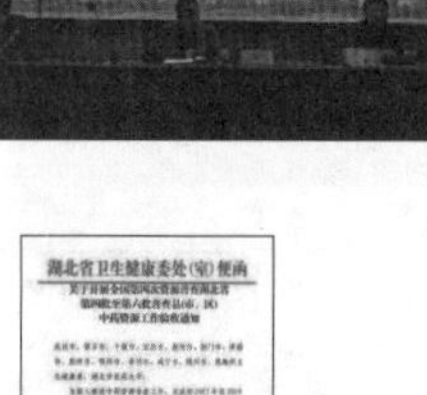

湖北省卫生健康委员会(室)便函

2020年5月30日，湖北省卫健委中医药处下发第四批至第六批中药资源普查县(市、区)验收通知，全省中药资源普查进入最后验收阶段

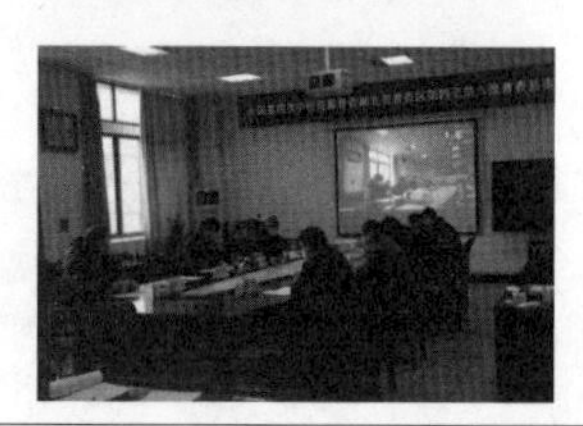

2021年1月14日，举行湖北省第四次中药资源普查第四至第六批普查县(市、区)省级验收会。至此，湖北省第四次中药资源普查野外工作全部完成

2019年10月，《本草纲目新编》得到湖北省委常委、统战部部长尔肯江·吐拉洪的充分肯定

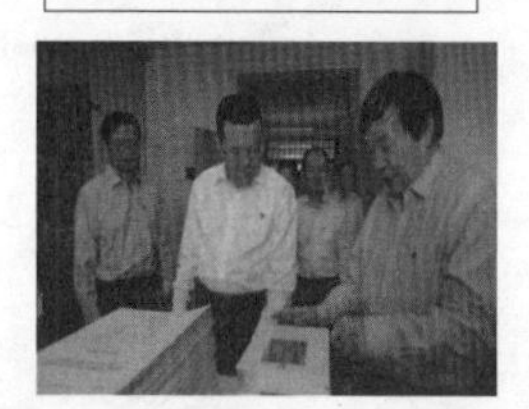

2020年12月10日，时任湖北省教育厅厅长陶宏赴湖北中医药大学校调研，听取中药资源扶贫工作情况汇报

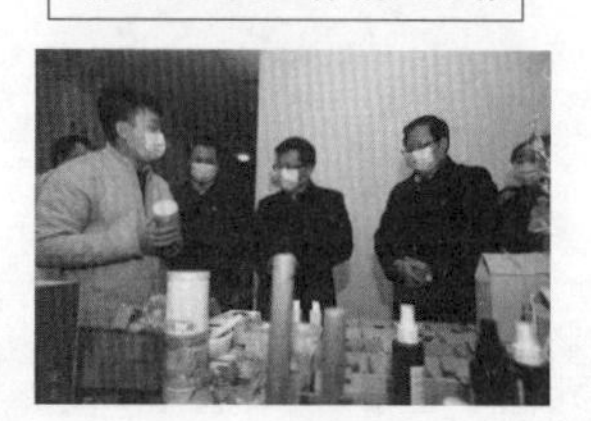

图1-1　湖北省中药资源普查重点工作

四、湖北中药资源分布情况

湖北省第四次中药资源普查共实地调查代表区域数量404个，完成3 004个样地、13 488套样方套的调查，普查发现野生中药资源种类4 457种（含亚种、变种），较第三次全国中药资源普查湖北省普查区调查品种数量3 974种（包括植物类3 389种、动物类524种、矿物类61种）增加483种，植物资源种类增加1 068种。发现新属1个、新种13个、新分布20余个，调查栽培资源136种、记录个体数2 308种、记录重量401种，有蕴藏量的种类400种、病虫害388种。形成了鄂西北秦巴山区、鄂西南武陵山区、鄂北桐柏山区、鄂中江汉平原、鄂东北大别山区、鄂东南幕阜山区六大中药资源分布区。

1. 鄂西北秦巴山区

该区域包括神农架林区和十堰市、宜昌市北部、襄阳市西北部等地区，中药资源种类总数约3 200种，为湖北省中药资源种类最为丰富的地区。该地区为秦巴山东延部分，主要地形特点以山地为主，海拔落差大，整体上属于季风气候区，但山地小气候比较明显。常见大宗道地药材有独活、黄柏、杜仲、五倍子、黄连、绞股蓝、合欢皮、山茱萸、党参、黄精、丹参、娑罗子、厚朴、虎杖、柴胡、天麻、狗脊、竹节参、珠子参、石斛、麝香、熊胆等60余种，形成了房县、竹溪、南漳、神农架、保康等道地药材生产县（市、区）。

2. 鄂西南武陵山区

该区域包括恩施土家族苗族自治州、宜昌市西部山区，中药资源种类总数约3 000种，为湖北省中药资源种类数仅次于鄂西北秦巴山区的中药资源丰富地区。该地区为武陵山东延部分，主要地形特点以山地为主，海拔落差大，整体上属于季风气候区，但山地小气候相对比较明显。常见大宗道地药材有玄参、黄柏、杜仲、厚朴、黄连、百合、续断、独活、党参、黄精、当归、木瓜、湖北贝母、枳壳、葛根、阴地蕨、狗脊、珠子参、白术、麝香、缬草等60余种，形成了利川、恩施、咸丰、巴东、五峰、建始、鹤峰等道地药材生产县（市、区），为湖北省常用大宗药材蕴藏量和产量最大的地区。

3. 鄂北桐柏山区

该地区包括襄阳市中东部、随州市、孝感市西北部、荆门市北部等地区，地势特点以中低山和丘陵为主，属于季风气候区，中药资源种类数约1 200种，常见大宗道地药材主要有湖北麦冬、黄柏、杜仲、山茱萸、党参、黄精、丹参、厚朴、虎杖、柴胡、天麻、野菊花、桔梗、艾叶、蜈蚣等40余种，药材生产面积和产量居湖北省中等地位，还有较大的发展空间。

4. 鄂中江汉平原

该地区主要为江汉平原广大地区，具体包括荆州市大部分地区，天门市、潜江市、仙桃市，以及武汉市、孝感市、荆门市、宜昌市、襄阳市的部分地区等。该地区以平原丘陵为主，湖泊众多，河流纵横，水资源丰富，水生动植物较多。该地处于我国中部，属于典型的亚热带季风气候区，但由于大部分属于耕地和城市建设用地，野生中药资源种类数量较少，约1 200

种，除北部的京山山脉外，其他地区中药资源种类数量约500种。常见大宗道地药材主要有半夏、芦苇根、鳖甲、龟甲、薏苡仁、桔梗、葛根、菊花、艾叶、莲子、藕节、荷梗、蜈蚣、全蝎、虎杖、石膏、白前、菊花等40余种。该区域中药材生产还有较大发展空间，荆半夏、龟甲、鳖甲、蜈蚣等具有较大发展潜力。

5. 鄂东北大别山区

该地区包括黄冈市、黄石市，属于大别山腹地及西部、南部外延部分，属于典型的亚热带季风气候区，中药资源种类较为丰富，种类总数约2 000种，常见大宗道地药材有苍术、白术、菊花、茯苓、元胡、桔梗、射干、天麻、艾叶、夏枯草、葛根、厚朴、杜仲、白芷等40余种，为湖北省中药资源产量最大地区，其中蕲艾、菊花、茯苓、茅苍术等品种产量居全国前列。拥有蕲艾、蕲龟、蕲蛇、蕲竹“四大蕲药”品牌，蕲艾品牌价值已超过80亿元，为湖北省单品种品牌价值最大的品种。

6. 鄂东南幕阜山区

该地区主要包括咸宁市，为湖北省中药资源分布面积最小的地区，属于亚热带季风气候区，以中高山地势为主，西北部兼有丘陵地区。该地区中药资源种类较为丰富，拥有中药资源约1 500种，常见的大宗道地药材主要有紫苏、黄精、葛根、乌药、杜仲、黄柏、金银花、菊花、白术、百合、厚朴、辛夷花、金刚藤、白及、钩藤、雷公藤近40种，其中金刚藤、雷公藤、紫苏、黄精等品种具有较大发展潜力。

第二章　湖北省中药资源普查市场调查概况

湖北省多数试点县(市、区)都没有专业的中药材市场,市场调查工作主要以中药材公司、中药材专业合作社、中药材经销商、中药材收购商户(站)、中药材代购点等为对象。目前,调查市场品种360种,企业品种425种;主流品种406种,代用品种24种。收购品种525种,年收购量84.69万吨,用作中成药41种,保健品20种,饮片491种;出口61种,出口1.65万吨;进口8种,进口52.64吨。详见表2-1至表2-4。

目前,湖北省各县(市、区)的收购品种药材主要有矮地茶、艾叶、白扁豆、白果、白及、白茅根、百部、百蕊草、半边莲、半夏、薄荷、侧柏叶、车前草、车前子、陈皮、大血藤、大枣、丹参、淡竹叶、地锦草、杜仲、防风、防己、凤尾草、干姜、杠板归、葛根、钩藤、瓜子金、瓜蒌皮、海金沙、荷叶、何首乌、虎杖、花椒、槐花、黄精、黄蜀葵根、火头根、鸡屎藤、桔梗、金银花、金樱子、荆芥、苦杏仁、莱菔子、莲房、莲须、莲子、灵芝、马鞭草、麦冬、绵萆薢、墨旱莲、木瓜、木槿花、牛蒡子、女贞子、藕节、蒲公英、千里光、青皮、青蒿、肉桂、桑白皮、桑葚、沙参、山麦冬、山药、山楂、射干、生姜、石菖蒲、柿蒂、首乌藤、丝瓜络、桃仁、天冬、天花粉、天葵子、土茯苓、威灵仙、乌药、吴茱萸、西南金刚藤、夏枯草、夏枯草花、香桂皮、续断、野菊、野菊花、益母草、茵陈、银杏叶、淫羊藿、鱼腥草、玉竹、皂角刺、知母、猪殃殃、紫花地丁、紫苏叶、紫苏子、芡实、菟丝子、枇杷叶、枳壳、枳实、栀子、橘红等。

表2-1　湖北省中药材市场收购情况(2011—2021年)

序号	药材名	商品名	种拉丁名	品种性质	平均收购价格(元/kg)	年收购量(kg)
1	矮地茶	草珊瑚	*Ardisia japonica* (Thunb.) Bl.	代用品	8	400
2	矮紫金牛		*Ardisia humilis* Vahl	主流品	4	200
3	艾叶	艾叶	*Artemisia argyi* Lévl. et Vant.	主流品	7.795 0	3 306 452
4	八角枫根		*Alangium chinense* (Lour.) Harms	主流品	5	500 000
5	八角莲		*Dysosma versipellis* (Hance) M. Cheng	主流品	27	550
6	八角茴香	八角	*Illicium verum* Hook. f.	主流品	35	50
7	八月瓜	八月札	*Holboellia latifolia* Wall.	主流品	11.50	3 100

续表

序号	药材名	商品名	种拉丁名	品种性质	平均收购价格(元/kg)	年收购量(kg)
8	巴戟天		*Morinda officinalis* How	代用品	12.50	3 500
9	白扁豆		*Dolichos lablab* L.	主流品	18.25	743
10	白附子	白附子	*Typhonium giganteum* Engl.	主流品	33	101 000
11	白果		*Ginkgo biloba* L.	主流品	23.167 0	15 822
12	白花蛇舌草		*Hedyotis diffusa* Willd.	主流品	24	1 153
13	白及		*Bletilla striata* (Thunb.) Reichb. f.	主流品	349.744 0	78 926
14	白僵菌		*Beauveria bassiana* (Bals. —Griv) Vuill.	主流品	70	200
15	白马骨		*Serissa serissoides* (DC.) Druce	主流品	1.20	15 000
16	白茅根	白茅根	*Imperata cylindrica* (L.) Beauv. var. major (Nees) C. E. Hubb. ex Hubb et Vaughan	主流品	15.278 0	74 394
17	白毛藤根		*Solanum lyratum* Thunb.	主流品	2.85	61 000
18	白前		*Cynanchum stauntonii* (Decne.) Schltr. ex Levl.	主流品	60	2 000
19	白芍	炒白芍	*Paeonia lactiflora* Pall.	代用品	36	134 253
20	白术		*Atractylodes macrocephala* Koidz.	主流品	30.31	101 431.99
21	白鲜皮		*Dictamnus dasycarpus* Turcz.	代用品	12	500
22	白芷	伤湿止痛膏	*Angelica dahurica* (Fisch. ex Hoffm.) Benth. et Hook. f. ex Franch. et Sav.	主流品	22	3 850
23	白敛		*Ampelopsis japonica* (Thunb.) Makino	主流品	23.364 0	144 600
24	柏子仁	柏子仁	*Platycladus orientalis* (L.) Franco	主流品	187.25	301
25	百部	百部	*Stemona japonica* (Bl.)Miq	主流品	11.556 0	111 861.5
26	百合		*Lilium brownii* F. E. Br. ex Miellez var. viridulum Baker	主流品	44.333 0	5 923
27	百蕊草		*Thesium chinense* Turcz.	主流品	24.667 0	1 735
28	板蓝根		*Isatis indigotica* Fort.	主流品	30.50	50 105

续表

序号	药材名	商品名	种拉丁名	品种性质	平均收购价格(元/kg)	年收购量(kg)
29	半边莲		*Lobelia chinensis* Lour.	主流品	25	3 500
30	半夏		*Pinellia ternata* (Thunb.) Breit.	主流品	59.706 0	575 550
31	半枝莲		*Scutellaria barbata* D. Don	主流品	22.833 0	5 005
32	薄荷		*Mentha haplocalyx* Briq.	主流品	19.617 0	40 033
33	北豆根		*Menispermum dauricum* DC.	主流品	16	10 000
34	北刘寄奴		*Siphonostegia chinensis* Benth.	主流品	10	10 000
35	北沙参		*Glehnia littoralis* Fr. Schmidt ex Miq.	主流品	80	5
36	笔管草	笔管草	*Equisetum ramosissimum* Desf. subsp. debile (Roxb. ex Vauch.) Hauke	主流品	8	20
37	补骨脂	补骨脂	*Psoralea corylifolia* L.	主流品	8	5 000
38	苍耳子	苍耳子	*Xanthium sibiricum* Patrin ex Widder	主流品	14.314 0	33 583
39	苍术		*Atractylodes japonica* Koidz. ex Kitam.	主流品	229	610 650
40	糙苏	糙苏	*Phlomis umbrosa* Turcz.	主流品	9	3 000
41	草乌	草乌	*Aconitum austroyunnanense* W. T. Wang	主流品	14	7 650
42	侧柏叶		*Platycladus orientalis* (L.) Franco	主流品	9.80	1 226
43	柴桂	桂皮	*Cinnamomum tamala* (Buch. —Ham.) Th. G. Fr. Nees	主流品	11	4000
44	柴胡		*Bupleurum chinense* DC.	主流品	70.042 0	83 708
45	常山		*Dichroa febrifuga* Lour.	主流品	1	500
46	长柄七叶树(滇缅七叶树)	娑罗子	*Aesculus assamica* Griff.	主流品	40	2 000
47	长柄鼠李		*Rhamnus longipes* Merr. et Chun	主流品	3	50 000
48	车前草	车前草	*Plantago depressa* Willd.	主流品	11.60	42 985
49	车前子		*Plantago depressa* Willd.	主流品	66	836

续表

序号	药材名	商品名	种拉丁名	品种性质	平均收购价格(元/kg)	年收购量(kg)
50	陈皮		*Citrus reticulata* Blanco	主流品	10.327 0	591 372
51	赤芍		*Paeonia lactiflora* Pall.	主流品	87.75	20 215
52	赤小豆	赤小豆	*Vigna umbeuagta* Ohwi et Ohashi	主流品	4	3 500
53	川北细辛		*Asarum chinense* Franch.	代用品	60	150
54	川桂	桂皮	*Cinnamomum wilsonii* Gamble	主流品	6.75	6 000
55	川桂皮	桂皮	*Cinnamomum mairei* Lévl.	主流品	10.75	11 600
56	川木通		*Clematis montana* Buch. —Ham. ex DC.	主流品	2.067 0	9 300
57	川木香		*Vladimiria souliei* (Franch.) Ling	主流品	6	50 000
58	川牛膝		*Cyathula officinalis* Kuan	主流品	7	70 000
59	川乌		*Aconitum carmichaelii* Debx.	主流品	18.20	67 100
60	川芎		*Ligusticum chuanxiong* Hort.	主流品	25.75	15 150
61	穿山龙	穿山龙	*Dioscorea nipponica* Makino	主流品	5.10	43 750
62	垂盆草		*Sedum sarmentosum* Bunge	主流品	6.286 0	10 857
63	春不见		*Botrychium virginianum* (L.) Sw.	主流品	22.25	175
64	椿皮	椿皮	*Ailanthus altissima* (Mill.) Swingle	主流品	2	1
65	刺梨		*Rosa roxburghii* Tratt.	主流品	4	15
66	刺楸树皮	刺楸	*Kalopanax septemlobus* (Thunb.) Koidz.	主流品	3.50	5 000
67	大百部(对叶百部)		*Stemona tuberosa* Lour.	主流品	2	1 000
68	大花万寿竹		*Disporum megalanthum* Wang et Tang	代用品	8	2 000
69	大黄		*Rheum officinale* Baill.	主流品	19.556 0	100 001
70	大蓟	大蓟	*Cirsium japonicum* Fisch. ex DC.	主流品	30	28

续表

序号	药材名	商品名	种拉丁名	品种性质	平均收购价格(元/kg)	年收购量(kg)
71	大木通		*Clematis argentilucida* (Lévl. et Vant.) W. T. Wang	主流品	1.667 0	128 000
72	大青叶		*Isatis indigotica* Fort.	主流品	8.30	5 000
73	大血藤		*Sargentodoxa cuneata* (Oliv.) Rehd. et Wils.	主流品	9.06	512 350
74	大叶骨碎补		*Davallia formosana* Hay.	主流品	22	4000
75	大枣		*Ziziphus jujuba* Mill.	主流品	45.25	30
76	大籽猕猴桃	猕猴桃	*Actinidia macrosperma* C. F. Liang	主流品	25	20 000
77	丹参	丹参	*Salvia miltiorrhiza* Bunge	主流品	17	552 359
78	淡竹叶	竹叶	*Lophatherum gracile* Brongn.	主流品	9.75	49 133
79	当归	十全大补膏	*Angelica sinensis* (Oliv.) Diels	主流品	62.647 0	9 6594
80	党参	党参	*Codonopsis pilosula* (Franch.) Nannf.	主流品	98.471 0	95 640.50
81	地枫皮		*Illicium difengpi* B. N. Chang et al.	主流品	8.50	5 000
82	地肤子	地肤子	*Kochia scoparia* (L.) Schrad.	主流品	29.813 0	150
83	地骨皮		*Lycium chinense* Mill.	主流品	16	1 000
84	地黄	地黄	*Rehmannia glutinosa* (Gaertn.) Libosch. ex Fisch. et Mey.	主流品	20	5 000
85	地锦草	地锦草	*Euphorbia humifusa* Willd.	主流品	8.75	52 330
86	地榆	地榆	*Sanguisorba officinalis* L.	主流品	30	5
87	独活		*Angelica pubescens* Maxim. f. biserrata Shan et Yuan	主流品	8.167 0	60 001
88	杜仲	杜仲	*Eucommia ulmoides* Oliv.	主流品	12.268 0	1 292 576
89	断血流		*Clinopodium chinense* (Benth.) Kuntze	主流品	3.643 0	215 000
90	翻白草	翻白草	*Potentilla discolor* Bunge	主流品	9	450
91	防风		*Saposhnikovia divaricata* (Turcz.) Schischk.	主流品	31.75	3 500

续表

序号	药材名	商品名	种拉丁名	品种性质	平均收购价格(元/kg)	年收购量(kg)
92	防己		*Stephania tetrandra* S. Moore	主流品	112.50	11 000
93	粉葛		*Pueraria phaseoloides* (Roxb.) Benth.	主流品	20	1 000
94	凤尾草		*Pteris longifolia* L.	主流品	3.067 0	27 000
95	覆盆子		*Rubus idaeus* L.	代用品	20	800
96	腹水草	腹水草	*Veronicastrum axillare* (Sieb. et Zucc.) Yamazaki	主流品	3.75	23 000
97	干姜	干姜	*Zingiber officinale* Rosc.	主流品	30.571 0	76 15
98	甘草	甘草片	*Glycyrrhiza uralensis* Fisch.	主流品	48	25 709
99	甘青黄芪(青海黄芪)	黄芪	*Astragalus tanguticus* Batal.	主流品	36	5 000
100	杠板归	杠板归	*Polygonum perfoliatum* L.	主流品	10	55
101	葛根		*Pueraria lobata* (Willd.) Ohwi	主流品	11.138 0	11 79 582
102	钩藤		*Uncaria rhynchophylla* (Miq.)Miq. ex Havil.	主流品	12	81 150
103	狗尾草		*Setaria viridis* (L.) Beauv.	主流品	4	50
104	骨碎补	骨碎补	*Drynaria fortunei* (Kunze) J. Sm.	主流品	7.563 0	115 850
105	瓜子金		*Polygala japonica* Houtt.	主流品	34.667 0	1 750
106	瓜蒌	瓜蒌	*Trichosanthes rosthornii* Harms	主流品	23.50	3 285
107	瓜蒌皮		*Trichosanthes rosthornii* Harms	主流品	10	1 010
108	瓜蒌子		*Trichosanthes rosthornii* Harms	主流品	15	1 100
109	关黄柏		*Phellodendron amurense* Rupr.	主流品	12.857 0	60 700
110	贯叶金丝桃	贯叶连翘	*Hypericum perforatum* L.	主流品	6	10 000
111	鬼箭羽		*Euonymus alatus* (Thunb.) Sieb	主流品	45	25

续表

序号	药材名	商品名	种拉丁名	品种性质	平均收购价格(元/kg)	年收购量(kg)
112	桂皮		*Cinnamomum japonicum* Sieb.	主流品	10	2 800
113	桂枝		*Cinnamomum cassia* Presl.	主流品	29.45	50 027
114	海金沙		*Lygodium japonicum* (Thunb.) Sw.	主流品	94.393 0	9 010
115	海桐皮		*Erythrina variegata* L.	主流品	3.375 0	55 000
116	荷叶		*Nelumbo nucifera* Gaertn.	主流品	7.30	30 453
117	何首乌	首乌	*Polygonum multiflorum* Thunb.	主流品	12.456 0	622 000
118	合欢花	合欢花	*Albizia julibrissin* Durazz.	主流品	121.667 0	5 066
119	合欢皮	合欢皮	*Albizia julibrissin* Durazz.	主流品	7.133 0	71 831
120	红花		*Carthamus tinctorius* L.	主流品	300	66
121	厚朴	厚朴	*Magnolia officinalis* Rehd. et wils.	主流品	11.829 0	293 808
122	湖北贝母		*Fritillaria hupehensis* Hsiao et K. C. Hsia	主流品	35.611 0	97 000
123	湖北络石		*Trachelospermum gracilipes* Hook. f. var. hupehense Tsiang et P. T. Li	主流品	0.80	60 000
124	湖北旋覆花		*Inula hupehensis* (Ling) Ling	主流品	6.50	28 000
125	虎耳草		*Saxifraga stolonifera* Meerb. (Curt.)	主流品	8	500
126	虎杖		*Polygonum cuspidatum* Sieb. et Zucc.	主流品	4.813 0	1 730 265
127	花椒	花椒	*Zanthoxylum bungeanum* Maxim.	主流品	47.50	6 527
128	华中枸骨(华中冬青)	中华冬青	*Ilex centrochinensis* S. Y. Hu	主流品	11	5
129	华重楼		*Paris polyphylla* Smith. var. chinensis (Franch.) Hara	主流品	900	30
130	槐花	槐米	*Sophora japonica* L.	主流品	23.563 0	20 800
131	黄柏	黄柏	*Phellodendron chinense* Schneid.	主流品	15.013 0	518 450

续表

序号	药材名	商品名	种拉丁名	品种性质	平均收购价格(元/kg)	年收购量(kg)
132	黄蝉		*Allamanda schottii* Pohl,	主流品	200	25
133	黄花白及		*Bletilla ochracea* Schltr.	主流品	400	2 200
134	黄姜	黄姜	*Zingiber montanum* (J.K?　nig) Link ex A.Dietr.	主流品	5.242 0	3 045 800
135	黄精	黄精	*Polygonatum sibiricum* Red.	主流品	22.667 0	134 287
136	黄连		*Coptis chinensis* Franch.	主流品	81.444 0	222 920
137	黄蜀葵根		*Abelmoschus manihot* (L.) Medicus	主流品	0.40	2 000 000
138	黄芩		*Scutellaria baicalensis* Georgi	主流品	29.125 0	3 320
139	黄芪	黄芪	*Astragalus membranaceus* (Fisch.) Bunge	主流品	62.875 0	75 948
140	火头根	黄姜	*Dioscorea zingiberensis* C. H. Wright	主流品	11.067 0	1 300
141	鸡冠花	鸡冠花	*Celosia cristata* L.	主流品	34.50	1
142	鸡屎藤		*Paederia scandens* (Lour.) Merr.	主流品	17.85	172
143	鸡血藤		*Spatholobus suberectus* Dunn	主流品	14.333 0	15 201
144	接骨木		*Sambucus williamsii* Hance	主流品	0.70	1 000 000
145	桔梗		*Platycodon grandiflorum* (Jacq.) A. DC.	主流品	27.04	86 608
146	金果榄	金果榄	*Tinospora capillipes* Gagnep.	主流品	180	165
147	金钱草		*Lysimachia christinae* Hance	主流品	10.075 0	39 596
148	金银花		*Lonicera hypoglauca* Miq.	主流品	23.50	730 378
149	金樱子		*Rosa laevigata* Michx.	主流品	13.679 0	333 323
150	金荞麦		*Fagopyrum dibotrys* (D. Don) Hara	主流品	1.983 0	6 400
151	锦鸡儿根		*Caragana sinica* (Buchoz) Rehd.	主流品	11	300
152	荆芥	荆芥	*Nepeta cataria* L.	主流品	8	3 000

续表

序号	药材名	商品名	种拉丁名	品种性质	平均收购价格(元/kg)	年收购量(kg)
153	韭菜子	韭菜子	*Allium tuberosum* Rottl. ex Spreng.	主流品	85	5
154	菊花	菊花	*Chrysanthemum morifolium* Ramat.	主流品	89.20	12 237
155	聚叶沙参	沙参	*Adenophora wilsonii* Nannf.	主流品	35	450
156	爵床	小青草	*Rostellularia procumbens* (L.) Nees	主流品	12	300
157	决明子	草决明	*Cassia tora* L.	主流品	8	3 070.5
158	空心柴胡		*Bupleurum longicaule* Wall. ex DC. var. franchetii de Boiss.	代用品	0.80	100
159	苦参	苦参	*Sophora flavescens* Ait.	主流品	32.60	5 192
160	苦地丁		*Corydalis bungeana* Turcz.	主流品	13.20	2 000
161	苦杏仁	苦杏仁	*Prunus armeniaca* L.	主流品	45.30	2 536
162	苦楝皮		*Melia azedarach* L.	主流品	24	65
163	款冬花		*Tussilago farfara* L.	主流品	88.333 0	20 001
164	莱菔子	莱菔子	*Raphanus sativus* L.	主流品	32	30
165	兰花参		*Wahlenbergia marginata* (Thunb.) A. DC.	主流品	6.50	500
166	老鹳草		*Geranium wifordii* Maxim.	主流品	2.50	300
167	莲房		*Nelumbo nucifera* Gaertn.	主流品	3	20
168	莲须		*Nelumbo nucifera* Gaertn.	主流品	75	500
169	莲子	莲子	*Nelumbo nucifera* Gaertn.	主流品	32.429 0	326 580
170	连钱草		*Glechoma longituba* (Nakai) Kupr.	主流品	5.50	500
171	连翘	连翘	*Forsythia suspensa* (Thunb.) Vahl	主流品	54.167 0	54 701.50
172	两面针		*Zanthoxylum nitidum* (Roxb.) DC.	主流品	32	5
173	灵芝		*Ganoderma lucidum* (Leyss. ex Fr.) Karst.	主流品	86.909 0	25 501

续表

序号	药材名	商品名	种拉丁名	品种性质	平均收购价格(元/kg)	年收购量(kg)
174	龙葵	龙葵	*Solanum nigrum* L.	主流品	3	35
175	龙眼肉	龙眼肉	*Dimocarpus longan* Lour.	主流品	39	60
176	芦根	芦根	*Phragmites communis* Trin.	主流品	47	20
177	路路通	路路通	*Liquidambar formosana* Hance	主流品	7	374 104
178	落新妇	红升麻	*Astilbe chinensis* (Maxim.)Franch.et Savat	主流品	2	500
179	络石藤	络石	*Trachelospermum jasminoides* (Lindl.) Lem.	主流品	7.70	51 238
180	马鞭草		*Verbena officinalis* L.	主流品	5.80	6 200
181	马齿苋	马齿苋	*Portulaca oleracea* L.	主流品	5	28
182	麦冬		*Ophiopogon japonicus* (L. f.) Ker—Gawl.	主流品	62.875 0	30 298
183	麦芽		*Hordeum vulgare* L.	主流品	49.333 0	76
184	蔓荆子		*Vitex trifolia* L.	主流品	140	1
185	猫爪草		*Ranunculus ternatus* Thunb.	主流品	120	500
186	没药		*Commiphora myrrha* Engl.	主流品	180	1
187	绵萆薢		*Dioscorea spongiosa* J. Q. Xi, M. Mizuno et W. L. Zhao	主流品	5	22 000
188	魔芋	魔芋	*Amorphophallus rivieri* Durieu	主流品	3.90	41 000
189	墨旱莲	墨旱莲	*Eclipta prostrata* (L.) L.	主流品	16.60	36 746
190	牡丹皮	丹皮	*Paeonia suffruticosa* Andr.	主流品	24.727 0	68 324
191	木瓜	木瓜	*Chaenomeles speciosa* (Sweet) Nakai	主流品	8.333 0	29 286
192	木蝴蝶	木蝴蝶	*Oroxylum indicum* (L.) Kurz	主流品	27	125
193	木通		*Akebia quinata* (Houtt.) Decne.	主流品	12.32	45 001
194	木香	木香	*Aucklandia lappa* Decne.	主流品	8.875 0	1 455 000

续表

序号	药材名	商品名	种拉丁名	品种性质	平均收购价格(元/kg)	年收购量(kg)
195	木贼		*Equisetum hyemale* L.	代用品	5	80
196	木槿花		*Hibiscus syriacus* L.	主流品	62.50	3 050
197	南方山荷叶	山荷叶	*Diphylleia sinensis* H. L. Li;Diphylleia grayi Fr. Schmidt	主流品	45	1 000
198	南沙参		*Adenophora stricta* Miq.	主流品	111.833 0	4 062
199	南五味子	南五味子	*Schisandra sphenanthera* Rehd. et Wils.	主流品	50	8 500
200	闹羊花	闹羊花	*Rhododendron molle* (Bl.) G. Don	主流品	120	20
201	牛筋草	牛筋草	*Eleusine indica* (L.) Gaertn.	主流品	11	50
202	牛奶子		*Elaeagnus umbellata* Thunb.	主流品	8	300
203	牛膝		*Achyranthes bidentata* Blume.	主流品	7	11 000
204	牛至		*Origanum vulgare* L.	主流品	3.792 0	96 460
205	牛蒡子	大力子	*Arctium lappa* L.	主流品	27.173 0	18 750
206	女贞子	女贞子	*Ligustrum lucidum* Ait. f.	主流品	6.028 0	101 720
207	藕节		*Nelumbo nucifera* Gaertn.	主流品	12	10
208	胖大海		*Sterculia lychnophora* Hance	主流品	180	3
209	瓶尔小草		*Ophioglossum vulgatum* L.	主流品	50	200
210	蒲公英		*Taraxacum mongolicum* Hand－Mazz.	主流品	14.86	196 123
211	蒲黄		*Typha orientalis* Presl	主流品	127	1 057
212	牵牛子	牵牛子	*Ipomoea nil* (Linnaeus) Roth	主流品	19	501
213	千层塔		*Huperzia serrata* (Thunb. ex Murray) Trev.	主流品	140	2 050
214	千里光		*Senecio scandens* Buch. －Ham. ex D. Don	主流品	4.067 0	1 315 310
215	前胡		*Peucedanum praeruptorum* Dunn	主流品	23.765 0	49 524

续表

序号	药材名	商品名	种拉丁名	品种性质	平均收购价格(元/kg)	年收购量(kg)
216	秦艽		*Gentiana macrophylla* Pall.	主流品	221	2
217	青风藤	青风藤	*Sinomenium acutum* (Thunb.) Rehd. et Wils.	主流品	3.50	3 000
218	青海当归	当归	*Angelica nitida* Wolff	主流品	60	2 000
219	青皮	青皮	*Citrus reticulata* Blanco	主流品	9.545 0	636 725
220	青檀		*Pteroceltis tatarinowii* Maxim.	主流品	3	2 000
221	青桐翠木		*Cordia dichotoma* Forst. f.	主流品	1.40	200 000
222	青葙子		*Celosia argentea* L.	主流品	16	35
223	青蒿	青蒿	*Artemisia carvifolia* Buch. —Ham. (+ec Roxb)	主流品	4.125 0	450 355
224	萹蓄	萹蓄	*Polygonum aviculare* L.	主流品	7.167 0	225
225	忍冬藤		*Lonicera japonica* Thunb.	主流品	16	65
226	肉豆蔻		*Myristica fragrans* Houtt.	主流品	75	5 000
227	肉桂	肉桂	*Cinnamomum cassia* Presl.	代用品	12	45 620
228	乳香	乳香	*Boswellia carterii* Birdw.	主流品	88.65	430
229	瑞连草	白菊花	*Aster subulatus* Michx.	主流品	210	10
230	三白草		*Saururus chinensis* (Lour.) Baill.	主流品	5	24 000
231	三加皮		*Acanthopanax trifoliatus* (L.) Merr.	主流品	12	500
232	三七		*Panax notoginseng* (Burk.) F. H. Chen ex C. Chow	主流品	556.667 0	346
233	桑白皮		*Morus alba* L.	主流品	19.658 0	220 204
234	桑根	桑皮	*Morus alba* L.	代用品	12	14 000
235	桑寄生	桑寄生	*Taxillus chinensis* (DC.) Danser	主流品	30.30	5 200

续表

序号	药材名	商品名	种拉丁名	品种性质	平均收购价格(元/kg)	年收购量(kg)
236	桑叶		*Morus alba* L.	主流品	14.713 0	11 857
237	桑枝	桑枝	*Morus alba* L.	主流品	8.757 0	3 611
238	桑葚	桑葚	*Morus alba* L.	主流品	36.30	395
239	沙参		*Adenophora stricta* Miq.	主流品	14	4 500
240	沙枣皮	枣皮	*Elaeagnus angustifolia* L.	主流品	20	2 000
241	山慈姑		*Cremastra appendiculata* (D. Don) Makino	主流品	250	2 110
242	山桂皮		*Cinnamomum appelianum* Schewe	代用品	10.50	2 000
243	山海螺		*Codonopsis lanceolata* (Sieb. et Zucc.) Trautv.	主流品	3.60	80
244	山槐(山合欢)		*Albizia kalkora* (Roxb.) Prain	主流品	3.50	6000
245	山麦冬	麦冬	*Liriope spicata* (Thunb.) Lour. var. prolifera Y. T. Ma	代用品	28	142 614
246	山木通	山木通	*Clematis finetiana* Lévl. et Vant.	主流品	7	10 000
247	山药	山药	*Dioscorea opposita* Thunb.	主流品	48.882 0	78 166
248	山银花		*Lonicera hypoglauca* Miq.	主流品	43.333 0	7 000
249	山茱萸	山茱萸	*Cornus officinalis* Sieb. et Zucc.	主流品	30.667 0	12 000
250	山楂	山楂	*Crataegus pinnatifida* Bunge.	主流品	10.364 0	22 831
251	商陆	商陆	*Phytolacca acinosa* Roxb.	主流品	9.40	201 650
252	蛇床子		*Cnidium monnieri* (L.) Cuss.	主流品	12.50	1 200
253	射干	射干	*Belamcanda chinensis* (L.) DC.	主流品	42.40	5 650
254	伸筋草		*Lycopodium japonicum* Thunb.	主流品	2.225 0	73 200
255	生姜	生姜	*Zingiber officinale* Rosc.	主流品	19.50	700
256	升麻	升麻	*Cimicifuga foetida* L.	主流品	41.333 0	907

续表

序号	药材名	商品名	种拉丁名	品种性质	平均收购价格(元/kg)	年收购量(kg)
257	石防风		*Peucedanum terebinthaceum* (Fisch. ex Trevir.) Fisch. ex Turcz.	主流品	21.40	3 800
258	石见穿		*Salvia chinensis* Benth.	主流品	4	23 000
259	石生蝇子草		*Silene tatarinowii* Regel	伪品	0.90	100
260	石韦		*Pyrrosia lingua* (Thunb.) Farwell	主流品	8	26 850
261	石菖蒲		*Acorus tatarinowii* Schott	主流品	27.167 0	128 050
262	石斛		*Dendrobium chrysanthum* Lindl.	主流品	210	3.50
263	柿蒂	柿蒂	*Diospyros kaki* Thunb.	主流品	36.25	100
264	首乌藤	首乌藤	*Polygonum multiflorum* Thunb.	主流品	8.125 0	369 185
265	熟地黄	熟地黄	*Rehmannia glutinosa* (Gaertn.) Libosch. ex Fisch. et Mey.	主流品	15	10 000
266	丝瓜络		*Luffa cylindrica* (L.) Roem.	主流品	44.20	2 830
267	酸枣仁	酸枣仁	*Ziziphus jujuba* Mill. var. spinosa (Bunge) Hu ex H. F. Chow	主流品	192	20 004
268	太子参		*Pseudostellaria heterophylla* (Miq.) Pax	主流品	162.50	202
269	桃仁		*Prunus davidiana* (Carr.) Franch.	主流品	160	1 023
270	天冬	天门冬	*Asparagus cochinchinensis* (Lour.) Merr.	主流品	48.633 0	13 176
271	天花粉	花粉	*Trichosanthes kirilowii* Maxim.	主流品	11.125 0	11 950
272	天葵子	天葵子	*Semiaquilegia adoxoides* (DC.) Makino	主流品	23.50	55 670
273	天麻	天麻	*Gastrodia elata* Bl.	主流品	166.973 0	649 114
274	天师栗		*Aesculus wilsonii* Rehd.	主流品	25	15 000
275	通草		*Tetrapanax papyrifer* (Hook.) K. Koch	主流品	103.667 0	48 040

续表

序号	药材名	商品名	种拉丁名	品种性质	平均收购价格(元/kg)	年收购量(kg)
276	土茯苓		*Smilax glabra* Roxb.	主流品	26.563 0	10 644
277	威灵仙	威灵仙	*Clematis chinensis* Osbeck	主流品	64.50	1 887
278	乌梅		*Prunus mume* (Sieb.) Sieb. et Zucc.	主流品	56	42
279	乌药		*Lindera aggregata* (Sims) Kosterm.	主流品	16.25	14 000
280	无患子	无患子	*Sapindus mukorossi* Gaertn.	主流品	23	200
281	吴茱萸		*Evodia rutaecarpa* (Juss.) Benth.	主流品	52.667 0	95 765.5
282	五倍子		*Rhus chinensis* Mill.	主流品	17.043 0	1 103 215
283	五加皮		*Acanthopanax sessiliflorus* (Rupr. et Maxim.) Seem.	主流品	10	200
284	五味子	五味子	*Schisandra chinensis* (Turcz.) Baill.	主流品	55.308 0	140 791
285	西南金刚藤		*Smilax bockii* Warb.	主流品	4	15 000
286	西洋参		*Panax quinquefolium* L.	主流品	1 275	4
287	细辛		*Asarum sieboldii* Miq.	主流品	44	1 125
288	夏枯草		*Prunella vulgaris* L.	主流品	10.75	121 315
289	夏枯草花	夏枯球	*Prunella vulgaris* L.	主流品	14.667 0	10 000
290	仙鹤草	仙鹤草	*Agrimonia pilosa* Ledeb.	主流品	8.863 0	155 756
291	仙茅		*Curculigo orchioides* Gaertn.	主流品	178	5.50
292	香附	香附	*Cyperus rotundus* L.	主流品	26.583 0	10 601
293	香桂皮		*Cinnamomum subavenium* Miq.	主流品	12.667 0	15 730
294	香蒲		*Typha orientalis* C. Presl	代用品	25	1 000
295	小白及		*Bletilla formosana* (Hayata) Schltr.	主流品	100	1 000
296	小蓟	小蓟	*Cirsium setosum* (Willd.) MB.	主流品	13	1

续表

序号	药材名	商品名	种拉丁名	品种性质	平均收购价格(元/kg)	年收购量(kg)
297	小通草	通草	*Stachyurus chinensis* Franch.	主流品	126.667 0	2 502
298	小茴香		*Foeniculum vulgare* Mill.	主流品	39.40	25
299	辛夷		*Magnolia liliflora* Desr.	主流品	39.667 0	10 586
300	续断	川续断	*Dipsacus asper* Wall. ex Henry	主流品	17.588 0	192 664
301	玄参		*Scrophularia ningpoensis* Hemsl.	主流品	28	562 586
302	延胡索	醋延胡索	*Corydalis yanhusuo* W. T. Wang ex Z. Y. Su & C. Y. Wu	主流品	77	24 206
303	野菊	野菊	*Chrysanthemum indicum* L.	主流品	17.667 0	48 900
304	野菊花	野菊	*Chrysanthemum indicum* L.	代用品	1	1 859 251.3
305	野三七		*Panax pseudoginseng* Wall. var. japonicus (C. A. Mey.) Hoo et Tseng	主流品	12	1 000
306	野山楂	野山楂	*Crataegus cuneata* Sieb.et Zucc.	主流品	9.15	3 720
307	益母草		*Leonurus japonicus* Houtt.	主流品	10.214 0	372 215
308	茵陈		*Artemisia capillaris* Thunb.	主流品	10.688 0	33 130
309	银杏叶		*Ginkgo biloba* L.	主流品	7.708 0	77 802
310	淫羊藿	淫羊藿	*Epimedium brevicornu* Maxim.	主流品	32.236 0	240 243.50
311	油松节		*Pinus massoniana* Lamb.	主流品	1.80	1 000
312	鱼腥草		*Houttuynia cordata* Thunb.	主流品	6.983 0	497 799
313	玉竹	玉竹	*Polygonatum odoratum* (Mill.) Druce	主流品	29.036 0	6 172
314	郁金		*Curcuma aromatica* Salisb.	主流品	71	36
315	预知子		*Akebia quinata* (Houtt.) Decne.	主流品	9.75	90 000
316	元宝草		*Hypericum sampsonii* Hance	主流品	4.80	640
317	远志		*Polygala tenuifolia* Willd.	主流品	161.667 0	69

续表

序号	药材名	商品名	种拉丁名	品种性质	平均收购价格(元/kg)	年收购量(kg)
318	云南石仙桃		*Pholidota yunnanensis* Rolfe	主流品	0.90	1 000
319	皂角刺		*Gleditsia sinensis* Lam.	主流品	62.815 0	33 022
320	泽兰		*Lycopus lucidus* Turcz. var. hirtus Regetl	主流品	24	3
321	泽泻		*Alisma orientalis* (Sam.) Juzep.	主流品	35.75	70
322	泽泻叶		*Alisma orientalis* (Sam.) Juzep.	主流品	151	1
323	知母		*Anemarrhena asphodeloides* Bunge	主流品	42.50	4 000 022
324	制何首乌		*Polygonum multiflorum* Thunb.	主流品	60.667 0	66
325	重楼	白蚤休	*Paris polyphylla* Smith var.yunnanensis (Franch.)Hand－Mazz.	主流品	363.438 0	27 530.45
326	珠子参	扣子七	*Panax japonicus* C. A. Mey. var. major (Burk.) C. Y. Wu et K. M. Feng	主流品	306.667 0	10 842
327	猪殃殃		*Galium aparine* L. var. tenerum (Gren. et Godr.) Reichb.	主流品	3.50	1 500
328	猪苓		*Polyporus umbellatus* (Pers.) Fr.	主流品	283.50	4 038
329	竹节参		*Panax japonicus* C. A. Mey.	主流品	143.333 0	6 200
330	紫草		*Arnebia euchroma* (Royle) Johnst.	主流品	306	3
331	紫花地丁	紫花地丁	*Viola yedoensis* Makino	主流品	32.52	3 303.02
332	紫花前胡	紫花前胡	*Peucedanum decursivum* (Miq.) Maxim.	主流品	24	30
333	紫苏梗		*Perilla frutescens* (L.) Britt.	主流品	24	105
334	紫苏叶		*Perilla frutescens* (L.) Britt.	主流品	40.857 0	5 286
335	紫苏子	苏子	*Perilla frutescens* (L.) Britt.	主流品	28.714 0	5 338
336	紫菀		*Aster tataricus* L. f.	主流品	68	9
337	棕榈		*Trachycarpus fortunei* (Hook.) H. Wendl.	主流品	2.65	33 000

续表

序号	药材名	商品名	种拉丁名	品种性质	平均收购价格(元/kg)	年收购量(kg)
338	豨莶草	豨莶草	*Siegesbeckia orientalis* L.	主流品	16.65	10 200
339	芫花		*Daphne genkwa* Sieb. et Zucc.	主流品	12	5 900
340	芡实		*Euryale ferox* Salisb. ex Konig & Sims	主流品	56.50	175 076
341	苘麻子	苘麻子	*Abutilon theophrasti* Medic.	主流品	5.50	260
342	茜草		*Rubia cordifolia* L.	主流品	119.417 0	341
343	茯苓	茯苓	*Poria cocos* (Schw.) Wolf.	主流品	25.654 0	369 770
344	茺蔚子	茺蔚子	*Leonurus japonicus* Houtt.	主流品	68.40	10
345	菝葜		*Smilax china* L.	主流品	6.25	12 000
346	菟丝子		*Cuscuta chinensis* Lam.	代用品	12	7 059
347	葶苈子		*Descurainia sophia* (L.) Webb ex Prantl	主流品	24	35
348	薤白	薤白	*Allium macrostemon* Bunge	主流品	25	100
349	薏苡仁	薏苡仁	*Coix lacrymajobi* L. var. mayuen (Roman.) Stapf	主流品	28.444 0	212 032
350	藁本		*Ligusticum sinense* Oliv.	主流品	10.833 0	66 000
351	枇杷叶	枇杷	*Eriobotrya japonica* (Thunb.) Lindl.	主流品	11.667 0	25 555
352	枳椇子		*Hovenia acerba* Lindl.	主流品	2	210 000
353	枳壳		*Citrus aurantium* L.	主流品	40.778 0	31 231.50
354	枳实		*Citrus aurantium* L.	主流品	52.556 0	191 515.50
355	栀子		*Gardenia jasminoides* Ellis	主流品	24.412 0	3 096 937
356	枸杞子	枸杞	*Lycium barbarum* L.	主流品	63.857 0	27 242
357	楮实子	白茅	*Broussonetia papyrifera* (L.) Vent.	主流品	48.50	17
358	槟榔	槟榔	*Areca catechu* L.	主流品	25	360

续表

序号	药材名	商品名	种拉丁名	品种性质	平均收购价格(元/kg)	年收购量(kg)
359	橘红		*Citrus reticulata* Blanco	主流品	10	17
360	瞿麦		*Dianthus superbus* L.	主流品	20	1
合计						4.55万吨

表2-2　湖北省企业品种

序号	药材名	种拉丁名	平均收购价格(元/kg)	年收购量(kg)	产品类型
1	艾叶	*Artemisia argyi* Lévl. et Vant.	18.481 0	2 305 711.7	饮片
2	扒地蜈蚣	*Tylophora renchangii* Tsiang	2	600	其他
3	八角茴香	*Illicium verum* Hook. f.	35.667 0	174	饮片
4	巴戟天	*Morinda officinalis* How	154.166 0	18 535	饮片
5	白扁豆	*Dolichos lablab* L.	26.491 0	2 325	饮片
6	白附子	*Typhonium giganteum* Engl.	51.67	305	饮片
7	白果	*Ginkgo biloba* L.	24.39	7 201	饮片
8	白花蛇舌草	*Hedyotis diffusa* Willd.	37.513 0	13 173	饮片
9	白及	*Bletilla striata* (Thunb.) Rchb. f.	490.364 0	14 899	饮片
10	白茅根	*Imperata cylindrica* (L.) Beauv. var. major (Nees) C. E. Hubb. ex Hubb et Vaughan	34.772 0	84 694	饮片
11	白前	*Cynanchum glaucescens* (Decne.) Hand. —Mazz.	70	823	饮片
12	白芍	*Paeonia lactiflora* Pall.	32.333 0	254 291	饮片
13	白术	*Atractylodes macrocephala* Koidz.	37.442 0	306 995	饮片
14	白头翁	*Pulsatilla chinensis* (Bge.)Regel	186	6211	饮片
15	白鲜皮	*Dictamnus dasycarpus* Turcz.	183.75	17 719	饮片

续表

序号	药材名	种拉丁名	平均收购价格(元/kg)	年收购量(kg)	产品类型
16	白芷	*Angelica dahurica* (Fisch. ex Hoffm.) Benth. et Hook. f. ex Franch. et Sav.	31.646 0	72 093	饮片
17	白敛	*Ampelopsis japonica* (Thunb.) Makino	39.723 0	257	饮片
18	柏子仁	*Platycladus orientalis* (L.) Franco	201.833 0	49 612	饮片
19	百部	*Stemona japonica* (Bl.) Miq.	49.50	62 414	饮片
20	百合	*Lilium brownii* F. E. Br. ex Miellez var. viridulum Baker	46.60	105 579	饮片
21	败酱	*Patrinia scabiosifolia* Fisch. ex Trevir.	20.833 0	140 430	饮片
22	板蓝根	*Isatis indigotica* Fort.	23.613 0	151 626	饮片
23	半边莲	*Lobelia chinensis* Lour.	66.50	5 318	饮片
24	半夏	*Pinellia ternata* (Thunb.) Breit.	113.571 0	1 622 950	饮片
25	半枝莲	*Scutellaria barbata* D. Don	35.835 0	41 784	饮片
26	薄荷	*Mentha haplocalyx* Briq.	15.417 0	14 890	饮片
27	薄荷油、薄荷脑	*Mentha haplocalyx* Briq.	487.50	1 000	饮片
28	北豆根	*Menispermum dauricum* DC.	26	5 080	饮片
29	北刘寄奴	*Siphonostegia chinensis* Benth.	30	23	饮片
30	北沙参	*Glehnia littoralis* Fr. Schmidt ex Miq.	63.693 0	5 659	饮片
31	贝母	*Fritillaria walujewii* var. shawanensis X. Z. Duan et X. J. Zheng.	316	66	饮片
32	补骨脂	*Psoralea corylifolia* L.	22	134	饮片
33	苍耳子	*Xanthium mongolicum* Kitag.	24.50	19 044	饮片
34	苍术	*Atractylodes lancea* (Thunb.) DC.	69.70	411 971	饮片
35	草果	*Amomum tsaoko* Crevost et Lemarie	90.50	19 000	饮片
36	草乌	*Aconitum kusnezoffii* Reichb.	35	1 000	饮片

续表

序号	药材名	种拉丁名	平均收购价格(元/kg)	年收购量(kg)	产品类型
37	侧柏叶	*Platycladus orientalis* (L.) Franco	15	362	饮片
38	柴胡	*Bupleurum chinense* DC.	101.476 0	1 298 511	饮片
39	蝉花	*Cordyceps sobolifera* (Hill. ex Watson) Berk. et Br.	460	203	饮片
40	炒瓜蒌子	*Trichosanthes kirilowii* Maxim.	35	247	饮片
41	车前草	*Plantago asiatica* L.	14.458 0	78 107.50	饮片
42	车前子	*Plantago asiatica* L.	39.537 0	37 062	饮片
43	沉香	*Aquilaria malaccensis* Lam.	5 000	300	饮片
44	陈皮	*Citrus reticulata* Blanco	14.691 0	1 980 781	饮片
45	赤芍	*Paeonia lactiflora* Pall.	93	272 508	饮片
46	赤小豆	*Vigna umbeuagta* Ohwi et Ohashi	26	2 331	饮片
47	川贝母	*Fritillaria cirrhosa* D. Don	650	2 000	饮片
48	川木通	*Clematis armandii* Franch.	31.96	121	饮片
49	川牛膝	*Cyathula officinalis* Kuan	51.25	86 505	饮片
50	川乌	*Aconitum carmichaelii* Debx.	51	10 347	饮片
51	川芎	*Ligusticum chuanxiong* Hort.	37.045 0	107 996	饮片
52	川楝子	*Melia toosendan* side. et Zucc.	17.67	4 309	饮片
53	穿山龙	*Dioscorea nipponica* Makino	30	39 000	饮片
54	穿心莲	*Andrographis Paniculata* (Burm. f.) Nees	16.50	230 687	饮片
55	垂盆草	*Sedum sarmentosum* Bunge	37.571 0	198	饮片
56	椿皮	*Ailanthus altissima* (Mill.) Swingle	24	41 000	饮片
57	刺五加	*Acanthopanax senticosus* (Rupr. et Maxim.) Harms.	22	42 000	饮片
58	大腹皮	*Areca catechu* L.	19.835 0	1 637	饮片

续表

序号	药材名	种拉丁名	平均收购价格(元/kg)	年收购量(kg)	产品类型
59	大黄	*Rheum officinale* Baill.	44.667 0	37 841	饮片
60	大蓟	*Cirsium japonicum* Fisch. ex DC.	16.40	1 927	饮片
61	大青叶	*Isatis indigotica* Fort.	13.234 0	6 606	饮片
62	大血藤	*Sargentodoxa cuneata* (Oliv.) Rehd. et Wils.	17.325 0	10 594	饮片
63	大枣	*Ziziphus jujuba* Mill.	26.417 0	30 737	饮片
64	丹参	*Salvia miltiorrhiza* Bunge	32.201 0	345 345	饮片
65	胆南星	*Arisaema erubescens* (Wall.) Schott.	64.085 0	68	饮片
66	淡豆豉	*Glycine max* (L.) Merr.	23.50	155	饮片
67	淡竹叶	*Lophatherum gracile* Brongn.	21.768 0	25 244.50	饮片
68	当归	*Angelica sinensis* (Oliv.) Diels	60.905 0	301 543	饮片
69	党参	*Codonopsis pilosula* (Franch.) Nannf.	101.36	336 896	饮片
70	稻芽	*Oryza sativa* L.	42	148	饮片
71	灯心草	*Juncus effuses* L.	258.50	57.50	饮片
72	灯盏细辛	*Erigeron breviscapus* (Vaniot) Hand. —Mazz.	1 783	5 000	饮片
73	地枫皮	*Illicium difengpi* B. N. Chang et al.	8.50	5 000	饮片
74	地肤子	*Kochia scoparia* (L.) Schrad.	32.812 0	17 777.50	饮片
75	地骨皮	*Lycium chinense* Mill.	144.667 0	3 429	饮片
76	地黄	*Rehmannia glutinosa* (Gaertn.) Libosch. ex Fisch. et Mey.	21.847 0	131 631.80	饮片
77	地锦草	*Euphorbia humifusa* Willd.	22	1 000	饮片
78	地榆	*Sanguisorba officinalis* L.	20.488 0	621.50	饮片
79	滇鸡血藤	*Kadsura interior* A. C. Smith	16	15 000	饮片

续表

序号	药材名	种拉丁名	平均收购价格(元/kg)	年收购量(kg)	产品类型
80	丁香	*Eugenia caryophyllata* Thunb.	97	250	饮片
81	东当归	*Angelica acutiloba* (Sieb. et Zucc.) Kitag.	17	300 000	其他
82	冬瓜子、冬瓜	*Benincasa hispida* (Thunb.) Cogn.	33	997	饮片
83	冬葵子	*Malva verticillata* L.	12	72	饮片
84	冬凌草	*Rabdosia rubescens* (Hemsl.) Hara	1 633	25	饮片
85	豆蔻	*Amomum kravanh* Pierre ex Gagnep.	137	3 368	饮片
86	独活	*Angelica pubescens* Maxim. f. biserrata Shan et Yuan	22.75	112 941	饮片
87	独一味	*Lamiophlomis rotata* (Benth.) Kudo	6 166.67	2.40	饮片
88	杜仲	*Eucommia ulmoides* Oliv.	19.627 0	2 170 344	饮片
89	杜仲叶	*Eucommia ulmoides* Oliv.	8	18 000	中成药
90	鹅不食草	*Centipeda minima* (L.) A. Br. et Aschers.	15.333 0	166	饮片
91	法半夏	*Pinellia ternata* (Thunb.) Breit.	168.333 0	137 065	饮片
92	番泻叶	*Cassia angustifolia* Vahl	26	4 830	饮片
93	翻白草	*Potentilla discolor* Bunge	13.50	59	饮片
94	防风	*Saposhnikovia divaricata* (Turcz.) Schischk.	108.85	88 917	饮片
95	防己	*Stephania tetrandra* S. Moore	137.666 0	10 414	饮片
96	粉葛	*Pueraria phaseoloides* (Roxb.) Benth.	28	700	饮片
97	佛手	*Citrus medica* L. var. sarcodactylis Swingle	141.50	1 773	饮片
98	浮萍	*Lemna minor* L.	12.813 0	17 617.5	饮片
99	覆盆子	*Rubus idaeus* L.	352.50	376	饮片
100	附子	*Aconitum carmichaelii* Debx.	66.667 0	710	饮片
101	干姜	*Zingiber officinale* Rosc.	42.20	225 842	饮片

续表

序号	药材名	种拉丁名	平均收购价格(元/kg)	年收购量(kg)	产品类型
102	甘草	*Glycyrrhiza uralensis* Fisch.	46.915 0	304 303	饮片
103	甘青黄芪(青海黄芪)	*Astragalus tanguticus* Batal.	34.50	5 000	饮片
104	甘松	*Nardostachys jatamansi* DC.	655	34	饮片
105	甘遂	*Euphorbia kansui* Liou ex S. B. Ho	116	24	饮片
106	高良姜	*Alpinia officinarum* Hance	25.667 0	741	饮片
107	葛根	*Pueraria lobata* (Willd.) Ohwi	17.333 0	7 607 540	饮片
108	钩藤	*Uncaria rhynchophylla* (Miq.) Miq. ex Havil.	150	22 930	饮片
109	狗脊	*Cibotium barometz* (L.) J. Smith	32.223 0	43 502	饮片
110	骨碎补	*Drynaria fortunei* (Kunze) J. Sm.	36	3 270	饮片
111	谷精草	*Eriocaulon buergerianum* Koern.	47	66	饮片
112	谷芽	*Setaria italica* (L.) Beauv.	13.458 0	33 415	饮片
113	瓜蒌	*Trichosanthes kirilowii* Maxim.	40	70 636	饮片
114	瓜蒌皮	*Trichosanthes kirilowii* Maxim.	35.75	12 962	饮片
115	瓜蒌子	*Trichosanthes kirilowii* Maxim.	40.50	1 560	饮片
116	关黄柏	*Phellodendron amurense* Rupr.	40.333 0	39 250	饮片
117	广藿香	*Pogostemon cablin* (Blanco) Benth.	32	58 010	饮片
118	鬼针草	*Bidens pilosa* L.	14	162	饮片
119	桂枝	*Cinnamomum cassia* Presl.	12.164 0	97 030	饮片
120	海风藤	*Piper kadsura* (Choisy) Ohwi	41.167 0	8 972	饮片
121	海金沙	*Lygodium japonicum* (Thunb.) Sw.	175.853 0	18 851	饮片
122	海桐皮	*Erythrina variegata* L.	21	1 927	饮片

续表

序号	药材名	种拉丁名	平均收购价格(元/kg)	年收购量(kg)	产品类型
123	海桐叶白英	*Solanum pittosporifolium* Hemsl.	5	20 000	饮片
124	海藻	*Sargassum fusiforme* (Harv.) Setch.	54.17	2 967	饮片
125	荷叶	*Nelumbo nucifera* Gaertn.	14.20	313.50	饮片
126	何首乌	*Polygonum multiflorum* Thunb.	19.60	502 521	饮片
127	合欢花	*Albizia julibrissin* Durazz.	97.50	78	饮片
128	合欢皮	*Albizia julibrissin* Durazz.	21.918 0	21 775	饮片
129	黑柴胡	*Bupleurum smithii* Wolff	50	400	饮片
130	黑豆	*Glycine max* (L.) Merr.	14	86	饮片
131	黑芝麻	*Sesamum indicum* L.	38	3 360	饮片
132	红参	*Panax ginseng* C. A. Mey.	765	3 928	饮片
133	红豆杉	*Taxus chinensis* (Pilger) Rehd. var. chinensis	3 534	312.48	饮片
134	红花	*Carthamus tinctorius* L.	229.615 0	43 646	饮片
135	红景天	*Rhodiola rosea* L.	104	25 094	饮片
136	红芪	*Hedysarum polybotrys* Hand. —Mazz.	1 625	8 000	饮片
137	厚朴	*Magnolia officinalis* Rehd. et Wils. var. biloba Rehd. et Wils.	12	272 558	饮片
138	胡黄连	*Picrorhiza scrophulariiflora* Pennell	352	540	饮片
139	湖北贝母	*Fritillaria hupehensis* Hsiao et K. C. Hsia	85	5 500	饮片
140	湖北海棠根	*Malus hupehensis* (Pamp.) Rehd.	1.80	500 000	其他
141	虎杖	*Polygonum cuspidatum* Sieb. et Zucc.	17.157 0	1 671 576	饮片
142	花椒	*Zanthoxylum bungeanum* Maxim.	152	1 435	饮片
143	华南皂荚	*Gleditsia fera* (Lour.) Merr.	74	96	饮片

续表

序号	药材名	种拉丁名	平均收购价格(元/kg)	年收购量(kg)	产品类型
144	化橘红	*Citrus grandis* (L.) Osbeck	29.50	204	饮片
145	槐花	*Sophora japonica* L.	29.934 0	58 590.5	饮片
146	槐角	*Sophora japonica* L.	18	57	饮片
147	黄柏	*Phellodendron chinense* Schneid.	36.202 0	19 042	饮片
148	黄姜	*Zingiber montanum* (J.K? nig) Link ex A.Dietr.	5.60	715 000 000	其他
149	黄精	*Polygonatum sibiricum* Red.	51.50	55 743	饮片
150	黄连	*Coptis chinensis* Franch.	176	1 543 139	饮片
151	黄药子	*Dioscorea bulbifera* L.	13	96	饮片
152	黄芩	*Scutellaria baicalensis* Georgi	58.555 0	209 828	饮片
153	黄芪	*Astragalus membranaceus* (Fisch.) Bunge	41.613 0	781 924	饮片
154	火麻仁	*Cannabis sativa* L.	22.488 0	4 280.50	饮片
155	火头根	*Dioscorea zingiberensis* C. H. Wright	10	200	饮片
156	鸡冠花	*Celosia cristata* L.	27.50	1	饮片
157	鸡血藤	*Spatholobus suberectus* Dunn	21.167 0	1 432	饮片
158	急性子	*Impatiens balsamina* L.	41	94	饮片
159	姜半夏	*Pinellia ternata* (Thunb.) Breit.	235	16 652	饮片
160	姜黄	*Curcuma longa* L.	28.50	1 537	饮片
161	姜皮	*Zingiber officinale* Rosc.	15	88	饮片
162	降香	*Dalbergia odorifera* T. Chen	451	817	饮片
163	绞股蓝	*Gynostemma pentaphyllum* (Thunb.) Makino	23.50	425	饮片
164	接骨木	*Sambucus williamsii* Hance	2 816.62	5.50	饮片
165	截叶栝楼	*Trichosanthes truncata* C. B. Clarke	30	1 000	饮片

续表

序号	药材名	种拉丁名	平均收购价格(元/kg)	年收购量(kg)	产品类型
166	桔梗	*Platycodon grandiflorum* (Jacq.) A. DC.	52.768 0	212 928.3	饮片
167	芥子	*Brassica juncea* (L.) Czern. et Coss.	31.085 0	9 375	饮片
168	金钱草	*Lysimachia christinae* Hance	37.443 0	47 899	饮片
169	金银花	*Lonicera japonica* Thunb.	90	1 120 011	保健品
170	金樱子	*Rosa laevigata* Michx.	34.714 0	817 241.20	饮片
171	金荞麦	*Fagopyrum dibotrys* (D. Don) Hara	24	82	饮片
172	荆芥	*Nepeta cataria* L.	18.72	20 818	饮片
173	韭菜子	*Allium tuberosum* Rottl. ex Spreng.	81.667 0	6 282	饮片
174	九节菖蒲	*Anemone altaica* Fisch. ex C. A. Mey.	360	181	饮片
175	菊花	*Chrysanthemum morifolium* Ramat.	75.269 0	172 929	饮片
176	菊花参	*Gentiana sarcorrhiza* Ling et Ma ex T. N. Ho	58	50	饮片
177	卷柏	*Selaginella tamariscina* (P. Beauv.) Spring	68	215	饮片
178	决明子	*Cassia obtusifolia* L.	14.557 0	20 219	饮片
179	苦参	*Sophora flavescens* Ait.	37.358 0	12 456	饮片
180	苦地丁	*Corydalis bungeana* Turcz.	13.20	2 000	饮片
181	苦杏仁	*Prunus armeniaca* L.	69.156 0	24 937	饮片
182	款冬花	*Tussilago farfara* L.	135.85	14 170	饮片
183	昆布	*Laminaria japonica* Aresch.	34.60	2 100	饮片
184	莱菔子	*Raphanus sativus* L.	24.175 0	11 629.50	饮片
185	老鹳草	*Geranium wilfordii* Maxim.	26	55	饮片
186	雷公藤	*Tripterygium wilfordii* Hook. f.	34.415 0	1 525	饮片
187	荔枝核	*Litchi chinensis* Sonn.	18.82	2 125	饮片

续表

序号	药材名	种拉丁名	平均收购价格(元/kg)	年收购量(kg)	产品类型
188	莲须	*Nelumbo nucifera* Gaertn.	130	20	饮片
189	莲子	*Nelumbo nucifera* Gaertn.	88.60	5 800	饮片
190	莲子心	*Nelumbo nucifera* Gaertn.	118.40	4 980	饮片
191	连翘	*Forsythia suspensa* (Thunb.) Vahl	69.439 0	79 477.50	饮片
192	凌霄花	*Campsis grandiflora* (Thunb.) K. Schumann	77.50	199	饮片
193	灵芝	*Ganoderma lucidum* (Leyss. ex Fr.) Karst.	54.20	2 032 545	饮片
194	刘寄奴	*Artemisia anomala* S. Moore	31.25	80	饮片
195	龙胆	*Gentiana scabra* Bge.	120	524	饮片
196	龙葵	*Solanum nigrum* L.	20.50	5 329	饮片
197	龙眼肉	*Dimocarpus longan* Lour.	85	13 651	饮片
198	漏芦	*Stemmacantha uniflora* (L.) Dittrich	14.40	1 000	饮片
199	芦根	*Phragmites communis* Trin.	32.213 0	15 095	饮片
200	路路通	*Liquidambar formosana* Hance	14.643 0	139 219	饮片
201	鹿衔草	*Pyrola calliantha* H. Andres	54	243	饮片
202	罗布麻叶	*Apocynum venetum* L.	29.165 0	73	饮片
203	罗汉果	*Siraitia grosvenorii* (Swingle) C. Jeffrey ex Lu et Z. Y. Zhang	1.90	420	饮片
204	络石藤	*Trachelospermum jasminoides* (Lindl.) Lem.	22	282	饮片
205	麻黄	*Ephedra intermedia* Schrenk ex Ney.	34.217 0	17 648	饮片
206	麻黄根	*Ephedra intermedia* Schrenk ex Ney.	32	307	饮片
207	马鞭草	*Verbena officinalis* L.	29	129	饮片
208	马勃	*Calvatia gigantea* (Batsch ex pers.) Lloyd	111.08	634.50	饮片

续表

序号	药材名	种拉丁名	平均收购价格(元/kg)	年收购量(kg)	产品类型
209	马齿苋	*Portulaca oleracea* L.	16.571 0	5 273	饮片
210	马兜铃	*Aristolochia debilis* Sieb. et Zucc.	40	20	饮片
211	麦冬	*Ophiopogon japonicus* (L. f.) Ker—Gawl.	131.854 0	557 093	饮片
212	麦芽	*Hordeum vulgare* L.	12.458 0	810	饮片
213	蔓荆子	*Vitex trifolia* L.	65	877	饮片
214	猫爪草	*Ranunculus ternatus* Thunb.	220	7 770	饮片
215	毛冬青	*Ilex pubescens* Hook. et Arn.	25	10 900	饮片
216	毛喉鞘蕊花	*Coleus forskohlii* (Willd.) Briq	120	5 000	中成药
217	玫瑰花	*Rosa rugosa* Thunb.	99.92	176	饮片
218	没药	*Commiphora myrrha* Engl.	144.49	237	饮片
219	密蒙花	*Buddleja officinalis* Maxim.	112	3 515.50	饮片
220	绵马贯众	*Dryopteris crassirhizoma* Nakai	32	322	饮片
221	绵萆薢	*Dioscorea spongiosa* J. Q. Xi, M. Mizuno et W. L. Zhao	45.25	3 312	饮片
222	墨旱莲	*Eclipta prostrata* (L.) L.	16.208 0	50 385	饮片
223	牡丹皮	*Paeonia suffruticosa* Andr.	63.862 0	59 147.30	饮片
224	木鳖子	*Momordica cochinchinensis* (Lour.) Spreng.	72	200	饮片
225	木耳	*Auricularia auricula* (L.) Underw.	53.333 0	503 000	其他
226	木瓜	*Chaenomeles speciosa* (Sweet) Nakai	43	40 813	饮片
227	木蝴蝶	*Oroxylum indicum* (L.) Kurz	54.72	1 193.50	饮片
228	木通	*Akebia quinata* (Houtt.) Decne.	21.533 0	31 850	饮片
229	木香	*Aucklandia lappa* Decne.	38.494 0	115 543	饮片

续表

序号	药材名	种拉丁名	平均收购价格(元/kg)	年收购量(kg)	产品类型
230	木贼	*Equisetum hyemale* L.	27.777 0	113.80	饮片
231	南沙参	*Adenophora stricta* Miq.	94.50	22 600	饮片
232	牛膝	*Achyranthes bidentata* Blume.	38.266 0	16 636	饮片
233	牛至	*Origanum vulgare* L.	60	1 000	中成药
234	牛蒡子	*Arctium lappa* L.	38.597 0	40 480	饮片
235	女贞子	*Ligustrum lucidum* Ait. f.	10.867 0	2 066 974	饮片
236	藕节	*Nelumbo nucifera* Gaertn.	23	2 010	饮片
237	胖大海	*Sterculia lychnophora* Hance	205	1 874	饮片
238	炮姜	*Zingiber officinale* Rosc.	48	2 290	饮片
239	佩兰	*Eupatorium fortunei* Turcz.	31.057 0	15 240	饮片
240	萍蓬草根	*Nuphar pumila*(Timm) DC.	47.50	3 200	其他
241	平贝母	*Fritillaria ussuriensis* Maxim.	405	49 400	饮片
242	蒲公英	*Taraxacum mongolicum* Hard.—Mazz.	17.75	2 511 302	饮片
243	蒲黄	*Typha angustifolia* L.	138.855 0	5 058	饮片
244	掐不齐	*Lespedeza virgata*(Thunb.) DC.	6	695 000	中成药
245	牵牛子	*Ipomoea nil*(Linnaeus) Roth	25	100	饮片
246	千里光	*Senecio scandens* Buch. —Ham. ex D. Don	2.40	4 800 000	饮片
247	千年健	*Homalomena occulta*(Lour.) Schott	31	246	饮片
248	前胡	*Peucedanum praeruptorum* Dunn	85.063 0	16 037	饮片
249	羌活	*Notopterygium incisum* C. T. Ting ex H. T. Chang	300.20	20 250	饮片
250	秦皮	*Fraxinus chinensis* Roxb.	19.777 0	8 126	饮片
251	秦艽	*Gentiana macrophylla* Pall.	174	5 838	饮片

续表

序号	药材名	种拉丁名	平均收购价格(元/kg)	年收购量(kg)	产品类型
252	青风藤	*Sinomenium acutum* (Thunb.) Rehd. et Wils.	15	5 000	饮片
253	青皮	*Citrus reticulata* Blanco	22.506 0	1 658	饮片
254	青葙子	*Celosia argentea* L.	46	6 697	饮片
255	青蒿	*Artemisia annua* L.	16	4 789	饮片
256	青黛	*Strobilanthes cusia* (Nees) O. Kuntze	140	18	饮片
257	萹蓄	*Polygonum aviculare* L.	12.167 0	3 166	饮片
258	拳参	*Polygonum bistorta* L.	100	14	饮片
259	人参	*Panax ginseng* C. A. Mey.	6 980	37.54	饮片
260	忍冬藤	*Lonicera hypoglauca* Miq.	10	6 796	饮片
261	肉豆蔻	*Myristica fragrans* Houtt.	128.667 0	5 296	饮片
262	肉桂	*Cinnamomum cassia* Presl.	47.518 0	189 548	饮片
263	肉苁蓉	*Cistanche deserticola* Y. C. Ma	313.777 0	10 873	饮片
264	乳香	*Boswellia carterii* Birdw.	38.79	299	饮片
265	三棱	*Sparganium fallax* Graebn.	22	8 260	饮片
266	三七	*Panax notoginseng* (Burk.) F. H. Chen ex C. Chow	612.555 0	33 278	饮片
267	桑白皮	*Morus alba* L.	35.458 0	31 738	饮片
268	桑寄生	*Taxillus chinensis* (DC.) Danser	23.47	53 777	饮片
269	桑叶	*Morus alba* L.	24.625 0	171 669	饮片
270	桑枝	*Morus alba* L.	14.429 0	4 161	饮片
271	桑葚	*Morus alba* L.	43.646 0	6 562.50	饮片
272	砂仁	*Amomum villosum* Lour.	420	33 606	饮片
273	沙参	*Adenophora stricta* Miq.	97.50	1 000	饮片

续表

序号	药材名	种拉丁名	平均收购价格(元/kg)	年收购量(kg)	产品类型
274	沙旋覆花	*Inula salsolides* (Turcz.) Ostenf.	29	369	饮片
275	沙苑子	*Astragalus complanatus* R. Br.	57.50	462	饮片
276	山慈姑	*Lphigenia indica* Kunth	726.667 0	5 272.3	饮片
277	山豆根	*Euchresta japonica* Hook.f.ex.Regel	206	881.10	饮片
278	山麦冬	*Liriope spicata* (Thunb.) Lour.	80.30	163 543	饮片
279	山香圆叶	*Turpinia arguta* (Lindl.) Seem.	1 717	19	饮片
280	山药	*Dioscorea opposita* Thunb.	62.007 0	203 256	饮片
281	山银花	*Lonicera confusa* (Sweet) DC.	180	10 416	饮片
282	山茱萸	*Cornus officinalis* Sieb. et Zucc.	22.40	209 100	饮片
283	山柰	*Kaempferia galanga* L.	80	204	饮片
284	山楂	*Crataegus pinnatifida* Bunge.	24.989 0	58 868	饮片
285	蛇床子	*Cnidium monnieri* (L.) Cuss.	60	8 312	饮片
286	射干	*Belamcanda chinensis* (L.) DC.	71.634 0	21 908	饮片
287	伸筋草	*Lycopodium japonicum* Thunb.	15.833 0	700	饮片
288	生姜	*Zingiber officinale* Rosc.	28	500	饮片
289	升麻	*Cimicifuga foetida* L.	76.333 0	2 230	饮片
290	石见穿	*Salvia chinensis* Benth.	34	3 700	饮片
291	石榴皮	*Punica granatum* L.	29.25	1 560	饮片
292	石上柏	*Selaginella doederleinii* Hieron.	33.50	507	饮片
293	石韦	*Pyrrosia lingua* (Thunb.) Farwell	32	197 318	饮片
294	石菖蒲	*Acorus tatarinowii* Schott	91	27 867	饮片
295	石蜈蚣	*Chirita fimbrisepala* Hand. —Mazz.	2	500 000	其他

续表

序号	药材名	种拉丁名	平均收购价格(元/kg)	年收购量(kg)	产品类型
296	石斛	*Dendrobium chrysanthum* Lindl.	55	44	饮片
297	柿蒂	*Diospyros kaki* Thunb.	32.583 0	4 472.50	饮片
298	首乌藤	*Polygonum multiflorum* Thunb.	21.516 0	137 829	饮片
299	熟地黄	*Rehmannia glutinosa* (Gaertn.) Libosch. ex Fisch. et Mey.	37.50	74 402	饮片
300	树舌	*Ganoderma applanatum* (Pers. ex Wall.) Pat.	2.60	1 200	饮片
301	丝瓜络	*Luffa acutangula* (L.) Roxb.	73	642	饮片
302	四季青	*Ilex chinensis* Sims	1 733.32	120	饮片
303	松花粉	*Pinus massoniana* Lamb.	4 951.38	1.80	饮片
304	松萝	*Usnea diffracta* Vain.	36	67	饮片
305	苏木	*Caesalpinia sappan* L.	25	250	饮片
306	酸模	*Rumex acetosa* L.	150	20 000	中成药
307	酸枣仁	*Ziziphus jujuba* Mill. var. spinosa (Bunge) Hu ex H. F. Chow	384.89	53 705	饮片
308	锁阳	*Cynomorium songaricum* Rupr.	85	5 043	饮片
309	太子参	*Pseudostellaria heterophylla* (Miq.) Pax	294.667 0	113 288	饮片
310	桃仁	*Prunus davidiana* (Carr.) Franch.	40.633 0	33 719	饮片
311	天冬	*Asparagus cochinchinensis* (Lour.) Merr.	121.667 0	51 606	饮片
312	天花粉	*Trichosanthes kirilowii* Maxim.	38	8 419	饮片
313	天葵子	*Semiaquilegia adoxoides* (DC.) Makino	136.50	2 727	饮片
314	天麻	*Gastrodia elata* Bl.	222.222 0	2 078 165	饮片
315	天南星	*Arisaema erubescens* (Wall.) Schott.	75	500	饮片
316	天然冰片	*Cinnamomum camphora* (L.) Presl.	310.883 0	203	饮片

续表

序号	药材名	种拉丁名	平均收购价格(元/kg)	年收购量(kg)	产品类型
317	田基黄	*Grangea maderaspatana* (L.) Poir.	80	3 420	饮片
318	铁皮石斛	*Dendrobium officinale* Kimura et Migo	800	6 000	保健品
319	通草	*Tetrapanax papyrifer* (Hook.) K. Koch	253.667 0	65 320	饮片
320	透骨草	*Phryma Leptostachya* (Subsp.) asiatica(Hara) Kitamura	31.833 0	476	饮片
321	土茯苓	*Smilax glabra* Roxb.	41.442 0	32 966	饮片
322	王不留行	*Vaccaria segetalis* (Neck.) Garcke	24	7 767	饮片
323	威灵仙	*Clematis chinensis* Osbeck	91.04	33 332	饮片
324	巫山淫羊藿	*Epimedium wushanense* Ying	2 175.56	6.30	饮片
325	乌梅	*Prunus mume* (Sieb.) Sieb. et Zucc.	48.036 0	3 335	饮片
326	乌药	*Lindera aggregata* (Sims) Kosterm.	37.25	32 928	饮片
327	吴茱萸	*Tetradium ruticarpum* (A. Jussieu) T. G. Hartley	19.667 0	4 100	饮片
328	五倍子	*Rhus chinensis* Mill.	33.3330	35 773	饮片
329	五加皮	*Acanthopanax gracilistylus* W. W. Smith	75.48	1 810.5	饮片
330	五味子	*Schisandra chinensis* (Turcz.) Baill.	194	177 171	饮片
331	西青果	*Terminalia chebula* Retz.	32	130	饮片
332	西洋参	*Panax quinquefolium* L.	2 200	5 770	饮片
333	细辛	*Asarum heterotropoides* Fr. Schmidt	144	16 483	饮片
334	夏枯草	*Prunella vulgaris* L.	10	1 139 512	饮片
335	夏天无	*Corydalis decumbens* (Thunb.) Pers.	11 400	0.2	饮片
336	仙鹤草	*Agrimonia pilosa* Ledeb.	24.929 0	85 874	饮片
337	仙茅	*Curculigo orchioides* Gaertn.	177.50	6 382	饮片

续表

序号	药材名	种拉丁名	平均收购价格(元/kg)	年收购量(kg)	产品类型
338	香附	*Cyperus rotundus* L.	23.287 0	35 413	饮片
339	香菇	*Lentinus edodes* (Berk.) Sing.	28	350 275	饮片
340	香加皮	*Periploca sepium* Bunge	26	233	饮片
341	香橼根	*Citrus medica* L.	20	234	饮片
342	小蓟	*Cirsium setosum* (Willd.) MB.	19.50	5 769	饮片
343	小茴香	*Foeniculum vulgare* Mill.	32.50	275	饮片
344	辛夷	*Magnolia biondii* Pamp.	50	13 339	饮片
345	徐长卿	*Cynanchum paniculatum* (Bunge) Kitag.	125	550	饮片
346	续断	*Dipsacus asper* Wall. ex Henry	34.793 0	98 615	饮片
347	旋覆花	*Inula japonica* Thunb.	62.223 0	10	饮片
348	玄参	*Scrophularia ningpoensis* Hemsl.	23.875 0	11 944 595	饮片
349	寻骨风	*Aristolochia mollissima* Hance	18	218	饮片
350	鸦胆子	*Brucea javanica* (L.) Merr.	22	19	饮片
351	延胡索	*Corydalis yanhusuo* W. T. Wang ex Z. Y. Su & C. Y. Wu	82.71	25 524.50	饮片
352	野菊花	*Chrysanthemum indicum* L.	66.535 0	951 027	饮片
353	叶下珠	*Phyllanthus urinaria* L.	26	444	饮片
354	益母草	*Leonurus japonicus* Houtt.	9.99	712 676.50	饮片
355	益智	*Alpinia oxyphylla* Miq.	142	8 330	饮片
356	茵陈	*Artemisia capillaris* Thunb.	21.376 0	23 891	饮片
357	茵陈蒿	*Artemisia capillaris* Thunb.	47.50	700	其他
358	银柴胡	*Stellaria dichotoma* L. var. lanceolata Bunge	60.50	1 276	饮片

续表

序号	药材名	种拉丁名	平均收购价格(元/kg)	年收购量(kg)	产品类型
359	银耳	*Tremella fuciformis* Berk.	20	100 000	其他
360	银杏叶	*Ginkgo biloba* L.	12.25	2 070 044	饮片
361	淫羊藿	*Epimedium brevicornu* Maxim.	89.50	42 352	饮片
362	鱼腥草	*Houttuynia cordata* Thunb.	18.224 0	1 169 563	饮片
363	玉米须	*Zea mays* L.	26	38	饮片
364	玉竹	*Polygonatum odoratum* (Mill.) Druce	43	14 110	饮片
365	郁金	*Curcuma aromatica* Salisb	56	21 317	饮片
366	郁李仁	*Prunus humilis* (Bunge) Sok.	173	645	饮片
367	预知子	*Akebia quinata* (Houtt.) Decne.	25	5 102	饮片
368	远志	*Polygala sibirica* L.	206	84 302	饮片
369	月季花	*Rosa chinensis* Jacq.	70	340	饮片
370	皂角刺	*Gleditsia sinensis* Lam.	128.237 0	21 063	饮片
371	泽兰	*Lycopus lucidus* Turcz. var. hirtus Regetl	17	200	饮片
372	泽泻	*Alisma orientalis* (Sam.) Juzep.	29.695 0	217 682	饮片
373	浙贝母	*Fritillaria thunbergii* Miq.	109.50	42 380	饮片
374	蜘蛛香	*Valeriana jatamansi* Jones	23	700	饮片
375	知母	*Anemarrhena asphodeloides* Bunge	39.50	98 119	饮片
376	制草乌	*Aconitum kusnezoffii* Reichb.	187.33	64.50	饮片
377	制川乌	*Aconitum carmichaelii* Debx.	131.44	81	饮片
378	制何首乌	*Polygonum multiflorum* Thunb.	33	228	饮片
379	制天南星	*Arisaema erubescens* (Wall.) Schott.	80	70	饮片
380	炙甘草	*Glycyrrhiza uralensis* Fisch.	68.777 0	35 470	饮片

续表

序号	药材名	种拉丁名	平均收购价格(元/kg)	年收购量(kg)	产品类型
381	中华白及	*Bletilla sinensis* (Rolfe) Schltr.	100	100	饮片
382	中华槲蕨	*Drynaria baronii* (Christ) Diels	26	50	饮片
383	重楼	*Paris polyphylla* Smith	1 130	7 052	饮片
384	猪殃殃	*Galium aparine* L. var. tenerum (Gren. et Godr.) Reichb.	14	1 300	饮片
385	猪苓	*Polyporus umbellatus* (Pers.) Fr.	260	9 264	饮片
386	竹节参	*Panax japonicus* C. A. Mey.	80	3 000	其他
387	竹茹	*Bambusa tuldoides* Munro	17	5 920	饮片
388	紫草	*Arnebia euchroma* (Royle) Johnst.	490	1 704	饮片
389	紫花地丁	*Viola yedoensis* Makino	32.556 0	2 002 543	饮片
390	紫苏梗	*Perilla frutescens* (L.) Britt.	15.063 0	2 074	饮片
391	紫苏叶	*Perilla frutescens* (L.) Britt.	33.778 0	9 144	饮片
392	紫苏子	*Perilla frutescens* (L.) Britt.	33.833 0	25 025	饮片
393	紫萁贯众	*Osmunda japonica* Thunb.	27.50	38 800	饮片
394	紫菀	*Aster tataricus* L. f.	41.667 0	1 051	饮片
395	豨莶草	*Siegesbeckia glabrescens* Makino	10	116	饮片
396	诃子	*Terminalia chebula* Retz. var. tomentella (Kurz) C. B. Clarke	16	68	饮片
397	芡实	*Euryale ferox* Salisb. ex Konig & Sims	83	11 510	饮片
398	茜草	*Rubia cordifolia* L.	249.06	11 774	饮片
399	荜茇	*Piper longum* L.	66.50	146	饮片
400	茯苓	*Poria cocos* (Schw.) Wolf.	32.042 0	11 077 393	饮片
401	茯苓皮	*Poria cocos* (Schw.) Wolf.	20.11	1 226	饮片

续表

序号	药材名	种拉丁名	平均收购价格(元/kg)	年收购量(kg)	产品类型
402	茺蔚子	*Leonurus japonicus* Houtt.	57.767 0	272	饮片
403	荭草	*Polygonum orientale* L.	1	20 000	饮片
404	莪术	*Curcuma phaeocaulis* Valeton	40.307 0	7 904	饮片
405	菝葜	*Smilax china* L.	20	2 501 264	饮片
406	菟丝子	*Cuscuta chinensis* Lam.	41	22 692.5	饮片
407	葶苈子	*Descurainia sophia* (L.) Webb ex Prantl	15	12 460	饮片
408	蒺藜	*Tribulus terrestris* L.	30.60	178.50	饮片
409	薤白	*Allium macrostemon* Bge.	81	16 668	饮片
410	薏苡仁	*Coix lacrymajobi* L. var. mayuen (Roman.) Stapf	27.375 0	201 843	饮片
411	藁本	*Ligusticum sinense* Oliv.	91	193	饮片
412	藿香	*Agastache rugosa* (Fisch. et Mev.) O. Kuntze	15	600	饮片
413	枇杷叶	*Eriobotrya japonica* (Thunb.) Lindl.	15.929 0	14 830	饮片
414	枳椇子	*Hovenia acerba* Lindl.	6.50	300 000	其他
415	枳壳	*Citrus aurantium* L.	57.37	58 828	饮片
416	枳实	*Citrus aurantium* L.	130	39 797	饮片
417	栀子	*Gardenia jasminoides* Ellis	24.264 0	540 412	饮片
418	枸杞子	*Lycium barbarum* L.	78.505 0	90 571	饮片
419	楮实子	*Broussonetia papyrifera* (L.) Vent.	31	1 200	饮片
420	槟榔	*Areca catechu* L.	34.489 0	1 490.50	饮片
421	槲寄生	*Viscum coloratum* (Kom.) Nakai	43	1 261	饮片
422	橘核	*Citrus reticulata* Blanco	58.50	1 161	饮片

续表

序号	药材名	种拉丁名	平均收购价格(元/kg)	年收购量(kg)	产品类型
423	橘红	*Citrus reticulata* Blanco	20	300	饮片
424	橘络	*Citrus reticulata* Blanco	560	208	饮片
425	瞿麦	*Dianthus superbus* L.	18	16 400	饮片
合计				80.14万吨	—

表2-3 湖北省部分出口品种

序号	药材名	种拉丁名	出口量(kg)	出口国	产品类型
1	艾叶	*Artemisia argyi* Lévl. et Vant.	218 000	乌克兰、韩国	保健品
2	扒地蜈蚣	*Tylophora renchangii* Tsiang	12 000	韩国	其他
3	白及	*Bletilla striata* (Thunb.) Rchb. f.	451 000	泰国、朝鲜	保健品
4	白术	*Atractylodes macrocephala* Koidz.	702 000	巴哈马、韩国、日本	饮片
5	半夏	*Pinellia ternata* (Thunb.) Breit.	336 000	日本、韩国、朝鲜	饮片
6	薄荷	*Mentha haplocalyx* Briq.	8 000	日本	其他
7	苍术	*Atractylodes lancea* (Thunb.) DC.	65 000	日本	饮片
8	柴胡	*Bupleurum chinense* DC.	553 752	日本、韩国、朝鲜	其他
9	陈皮	*Citrus reticulata* Blanco	35 000	日本、泰国	其他
10	丹参	*Salvia miltiorrhiza* Bunge	460 000	韩国、美国、日本	饮片
11	当归	*Angelica sinensis* (Oliv.) Diels	37 000	日本	其他
12	独活	*Angelica pubescens* Maxim. f. biserrata Shan et Yuan	20 000	韩国、日本	饮片

续表

序号	药材名	种拉丁名	出口量(kg)	出口国	产品类型
13	杜仲	*Eucommia ulmoides* Oliv.	55 000	泰国、阿根廷	其他
14	防风	*Saposhnikovia divaricata* (Turcz.) Schischk.	20 000	英国	饮片
15	葛根	*Pueraria lobata* (Willd.) Ohwi	2 100 000	朝鲜、韩国	其他
16	钩藤	*Uncaria rhynchophylla* (Miq.) ex. Havil.	34 000	安道尔	饮片
17	何首乌	*Polygonum multiflorum* Thunb.	500 000	韩国	饮片
18	厚朴	*Magnolia officinalis* Rehd. et Wils. var. biloba Rehd. et Wils.	20 500	日本	饮片
19	花椒	*Zanthoxylum bungeanum* Maxim.	42 000	泰国、澳大利亚	其他
20	黄精	*Polygonatum sibiricum* Red.	28 443	阿尔巴尼亚、日本	饮片
21	黄连	*Coptis chinensis* Franch.	1 350 000	日本、泰国、朝鲜、韩国	其他
22	桔梗	*Platycodon grandiflorum* (Jacq.) A. DC.	510 000	韩国	饮片
23	景天三七	*Phedimus aizoon* (Linnaeus) 't Hart	500	日本	其他
24	菊花	*Chrysanthemum morifolium* Ramat.	500 000	韩国	保健品
25	决明子	*Cassia obtusifolia* L.	30 000	朝鲜、印度尼西亚	中成药
26	莲子	*Nelumbo nucifera* Gaertn.	7 000	澳大利亚、菲律宾	保健品
27	灵芝	*Ganoderma lucidum* (Leyss. ex Fr.) Karst.	300	韩国	保健品
28	麦冬	*Ophiopogon japonicus* (L. f.) Ker-Gawl.	500 000	韩国	饮片
29	绵萆薢	*Dioscorea spongiosa* J. Q. Xi, M. Mizuno et W. L. Zhao	10 000	日本	饮片
30	木瓜	*Chaenomeles sinensis* (Thouin) Koehne	325 000	朝鲜、泰国	其他

续表

序号	药材名	种拉丁名	出口量(kg)	出口国	产品类型
31	南五味子	*Schisandra sphenanthera* Rehd. et Wils.	1 800	日本	保健品
32	山麦冬	*Liriope spicata* (Thunb.) Lour.	800 000	韩国	其他
33	山楂	*Crataegus pinnatifida* Bunge.	120 340	阿尔及利亚	饮片
34	升麻	*Cimicifuga foetida* L.	2 000	日本	其他
35	石斛	*Dendrobium nobile* Lindl.	2 000	韩国	保健品
36	熟地黄	*Rehmannia glutinosa* (Gaertn.) Libosch. ex Fisch. et Mey.	500 000	韩国	饮片
37	棠梨	*Pyrus betulifolia* Bunge	23 447	日本	饮片
38	天麻	*Gastrodia elata* Bl.	1 383 000	朝鲜、韩国、日本	保健品
39	土茯苓	*Smilax glabra* Roxb.	4 000	阿尔及利亚	饮片
40	吴茱萸	*Tetradium ruticarpum* (A. Jussieu) T. G. Hartley	11 000	日本、韩国	饮片
41	夏枯草	*Prunella vulgaris* L.	100 000	美国	其他
42	玄参	*Scrophularia ningpoensis* Hemsl.	20 000	日本	其他
43	益母草	*Leonurus japonicus* Houtt.	56 000	日本、安哥拉	其他
44	玉竹	*Polygonatum odoratum* (Mill.) Druce	3 000	日本	饮片
45	知母	*Anemarrhena asphodeloides* Bunge	200 000	朝鲜	饮片
46	重楼	*Paris polyphylla* Smith	1 100 000	韩国、日本	保健品
47	紫菜	*Porphyra dentata* Kjellm.	1 123	日本	饮片
48	茯苓	*Poria cocos* (Schw.) Wolf.	107 244	日本、新加坡	饮片
49	薏苡仁	*Coix lacrymajobi* L. var. mayuen (Roman.) Stapf	150 000	阿尔巴尼亚	饮片
50	枳椇子	*Hovenia acerba* Lindl.	850 000	韩国	其他

续表

序号	药材名	种拉丁名	出口量(kg)	出口国	产品类型
51	枳壳	*Citrus aurantium* L.	5 000	美国	饮片
52	栀子	*Gardenia jasminoides* Ellis	6 600	泰国、日本	其他
53	箬叶	*Indocalamus latifolius* (Keng) McClure	15 000	日本	保健品

表 2-4　湖北省部分进口品种

序号	药材名	种拉丁名	进口量(kg)	进口国	产品类型
1	没药	*Commiphora myrrha* Engl.	1 242	埃塞俄比亚、柬埔寨	饮片
2	肉桂	*Cinnamomum cassia* Presl.	50 000	越南	其他
3	乳香	*Boswellia carterii* Birdw.	517	埃塞俄比亚、索马里	饮片
4	西洋参	*Panax quinquefolium* L.	635	加拿大、美国	保健品
5	血竭	*Dracaena angustifolia* Roxb.	140	柬埔寨、印度尼西亚	饮片

第三章 湖北省中医药传统知识调查概况

一、调查背景

调查中医药传统知识，是全国第四次中药资源普查四大任务之一，根据国家第四次中药资源普查办公室的要求，湖北省组织并全面开展了对全省各地有关中医药传统知识的调查，具体情况如下。

中医药传统知识是基于中华民族传统创造的，在维护健康及预防、诊断、改善或治疗身心疾病方面使用的以中国传统文化所特有的理论、信仰和经验为基础的知识、技能和实践，是具有现实或潜在社会和经济价值的医药卫生知识。在中国五千年的历史长河中，中医药对人民健康、国运昌盛起到不可估量的作用，在如何对待自然、认识生命现象、防病治病的实践中形成了系统完整的理论与丰富的实践经验，流传至今，构成了人类社会的一大笔财富。

随着经济的发展和全球化的进程，知识产权越来越重要，但多年来所施行的知识产权体系，对于中医药传统知识的保护，针对性并不强。近些年来，我国宝贵的中医药传统知识不断流失，并且受现代医学多年的影响，中医药处于比较尴尬的境地。这种中医药传统知识的流逝和边缘化愈演愈烈，对我国中医药的发展带来负面影响。

湖北省乃荆楚大地，在悠久的历史进程中，积淀下了丰富绚烂的中医药传统知识。民间中医药主要以家传和“师带徒”的方式进行传承，既有口口相传，也有文字相传，是一个巨大的中医药资源宝库，也是中医药传统知识的重要组成部分。但现今尚有不少散落在民间的中医药传统知识亟待发掘和保护。2013年底，国家启动了“中医药传统知识保护技术研究项目”，在全国31个省(市、区)范围内开展中医药传统知识调查，旨在推动中医药传统知识保护专门制度建立，重点围绕分布在基层、民间的中医药传统知识进行抢救性调查、挖掘和整理，全面掌握中医药传统知识资源状况；有计划地分期、分批建立中医药传统知识保护名录和数据库，对有代表性的中医药传统知识建立档案，实现对中医药传统知识的防御性保护，为中医药传统知识保护利用与惠益分享提供技术基础。其中一个重要的环节是“保护什么”，即明确专门制度所保护的具体对象。为此，湖北省在国家中医药管理局中医药传统知识保护研究中心的部署下，在2014—2016年开展了全省范围内的调查工作，对湖北省民间的中医药传统知识进行了大规模抢救性调查、挖掘和整理。

二、调查过程

1. 调查对象

湖北省的医疗机构、家族、师承群体、学派、中医药老字号企业、特定地区(民族聚集地、村落等)中传承应用的具有活态性的中医药传统诊疗技术、医疗器具、经验方、中药炮制方法、制剂方法等中医药传统知识。

2. 纳入及排除标准

纳入标准:植根于中华民族文化传统;在特定地域应用与传承超过三代人或50年;至今仍在传承应用,具有活态性;不同于公知公用的中医药传统知识,具有独特性;具有较高的医疗技术或经济价值的中医药传统知识项目。

排除标准:采用中西医结合方法;使用经典方剂加减应用的申报项目。

3. 调查及信息采集方法

(1) 湖北省地理和资源情况。

湖北省有13个地级行政区、4个省直辖县级行政单位,合计103个县级行政区(39个市辖区、26个县级市、35个县、2个自治县、1个林区),是全国8个既有自治州又有自治县的省份之一。现有1个自治州即恩施土家族苗族自治州,2个自治县即长阳土家族自治县和五峰土家族自治县,12个民族乡(镇),民族医药资源较为丰富。

(2) 获得持有人信息。

① 通过成立调查队开展调查与持有人自行申报相结合。② 查阅各县(市、区)政府、中医药院校、企业、医院、民间团体掌握的资料,以及已有的文献、各级非物质文化遗产名录、档案、地方志记载的情况。③ 采用雪球抽样法,由被调查的持有人介绍所知的当地其他持有人情况,符合标准的加入调查,如此反复。

(3) 调查内容。

调查中医药传统知识的名称、类别、持有人信息、应用地区、传承时间、传承情况、主要内容、相关文献与实物、主要特征、重要价值等。

(4) 调查方法。

按照国家中医药管理局“工作和项目结合、行政技术两线并行”的要求,以湖北省各市、州、林区、县卫生行政管理部门为抓手,采取“省中医药行政管理部门—市、州、林区中医药行政管理部门—各县级行政区划”的工作架构,成立各地调查组并进行培训。由调查队员携调查表开展调查。具有填表能力的持有人在调查人员的指导下自行填写调查表,并提供合乎规范的文件、图片、视频资料。不具备填表能力的持有人由调查人员按调查内容开展半结构化访谈,并参与到调查对象的日常诊疗活动中,全面收集信息,填写调查表。调查表经持有人和调查单位确认签章后完成。

三、调查结果

2014年11月至2016年6月,共收集上报湖北省中医药传统知识项目366项,经湖北省初审、华南分中心复审及国家中心评审，最终188项通过国家中心评审。

1. 湖北省中医药传统知识申报项目与入选项目情况

此次中医药传统知识调查，各地申报与评审后入选项目情况，如表3-1和表3-2所示。

表3-1　湖北省中医药传统知识申报项目情况

地区	收集项目数	占比
宜昌市	133	36.24%
恩施土家族苗族自治州	57	15.53%
荆门市	40	10.90%
襄阳市	35	9.54%
荆州市	24	6.54%
随州市	19	5.18%
黄冈市	19	5.18%
武汉市	11	3.00%
咸宁市	11	3.00%
潜江市	9	2.45%
孝感市	5	1.36%
神农架林区	4	1.09%

表3-2　湖北省中医药传统知识入选项目情况

地区	申报项目数	通过分中心评审项目数	通过比例
荆门市	40	31	77.50%
随州市	19	14	73.68%
武汉市	10	6	60.00%
黄冈市	19	11	57.89%
恩施土家族苗族自治州	57	29	50.88%
宜昌市	133	65	48.87%
荆州市	24	11	45.83%
襄阳市	35	16	45.71%
孝感市	5	2	40.00%
咸宁市	11	3	27.27%
潜江市	9	1	11.11%

2. 湖北省中医药传统知识申报项目与入选项目类别

如表3-3和表3-4所示。

表3-3　湖北省中医药传统知识申报项目类别

类别	项目数	占比
中药炮制技艺	10	2.72%
单验方	207	56.40%
传统诊疗技术	100	27.25%
传统制剂方法	43	11.72%
养生方法	5	1.36%
其他	2	0.54%

表3-4　湖北省中医药传统知识入选项目类别

类别	申报项目数	通过分中心评审项目数	通过比例
传统诊疗技术	99	65	65.66%
传统制剂方法	43	28	65.12%
中药炮制技艺	10	6	60.00%
单验方	207	88	42.51%
养生方法	5	2	40.00%

四、调查工作讨论

本次中医药传统知识调查结果，表现出如下特点：

(1) 少数民族地区的申报较多。

湖北省少数民族呈大分散、小聚居的分布格局，除土家族、苗族、侗族主要聚居在民族自治地方外，约有36万少数民族散居在全省各地，其中回族主要散(杂)居在武汉、襄阳等大中城市及鄂西北和江汉平原的一些乡镇，大部分少数民族人口集中在鄂西地区。本次调查项目数集中在宜昌市、恩施土家族苗族自治州、荆门市、襄阳市、荆州市等地，达289项，占全省调查项目数的78.96%，与湖北省少数民族分布情况基本相符。此现象说明少数民族在防治疾病方面具有独特之处，是难得的宝贵遗产。

(2) 与非遗项目集中地区分布相近。

湖北省非遗项目数前两位分布地区为鄂西南(152项)、江汉平原(146项)，占全省非遗项目数的69.63%，本次湖北省中医药传统知识调查项目中传统诊疗技术和单验方前两位分布地区亦为鄂西南(分别为45项和122项)、江汉平原(分别为24项和48项)，分别占全省申报数的69%和82.13%。此现象说明中医药传统知识与非遗文化紧密相连，均为我国实践的传统文化，应加强传承，发扬光大。

(3) 中医临床传统诊疗技术和单验方项目多,中药传统知识项目次之,其他项目更次。

湖北特色的荆楚文化蕴涵丰富且多元化的养生与长寿文化,如炎帝神农氏养生文化,李时珍、万密斋等湖北名医名人的养生与长寿思想,武当山道教养生文化,鄂西少数民族养生文化,钟祥长寿养生文化等,但本次调查申报养生项目数仅5项。原因是本次调查尚属首次,且含有探索性质,故有很大深入挖掘的潜力。

第四章　湖北省中药资源普查新发现

本次资源普查发现新属1个(征镒麻属),新种13个,新纪录科1个,新纪录属4个,新纪录种20个,发现灭绝100余年的植物陕西羽叶报春、毛白饭树,并重新确立了模式标本。

一、新属

征镒麻属(*Zhengyia* T. Deng, D. G. Zhang & H. Sun)隶属于荨麻科(Urticeae),于2011年神农架地区调查工作中由中国科学院昆明植物研究所邓涛、孙航等人首次发现,2013年首次发表,以我国著名植物学家吴征镒院士的名字命名。

该属植物主要特征:高大草本,具珠芽。叶互生,托叶生于叶腋,基部抱茎。花序成对;花被4深裂,其中一对较大;柱头短棒状。瘦果不对称,长方形球状或近球形,不压扁,表面有密集的乳头状突起。染色体数目2n=24,核型2n = 6m + 16sm + 2st。

二、新种

1. **征镒麻**(*Zhengyia shennongensis* T. Deng, D.G. Zhang & H. Sun)

多年生高大草本,被长刺毛。根状茎匍匐,长可达2m。茎直立,高1～3m,圆柱状,不具纵棱;基部稍木质,直径约2cm。不育的叶腋通常具13个木质珠芽,浅褐色,球状或卵球形,直径3～6mm,常生不定根。上部茎和叶柄密被刺毛和白色短柔毛。托叶绿色,草质,宿存,单生于叶腋,与茎在基部合生;托叶心形或三角形,3～4cm,边缘近全缘或微具小稀疏圆齿,基部耳形抱茎,先端长尾状渐尖,浅2半裂,基出3脉。叶互生;叶片宽卵形,长13～27cm,宽10～26cm,基部浅心形至心形,边缘具牙齿或浅裂;裂片三角形,具小齿,稍镰刀形;先端短渐尖;钟乳体细小点状;侧脉达中部裂片,4～6对,具刺和刺刚毛,背面密被刚毛。叶柄12～16cm。圆锥花序生于叶腋,单性,具多数分枝;雄花序腋生,直立,15～25cm;雌花序顶生或在近顶生叶腋内,下垂,20～30cm,花序梗长2～4cm。雄花约1.5mm,具短花梗或近无柄;花被裂片在中部以下合生,先端不具角状突起;雄蕊4枚,花丝弯曲,长于花被,花药盾形;退化雌蕊圆柱状,约0.3mm。雌花约1.3mm,近无柄;花被裂片4枚,在基部合生,不等大,背腹2个较大,包围子房,椭圆形至卵形,具刚毛,与瘦果等长;侧面的裂片较小,卵状披针形,约为背裂片的1/2。子房约1.1mm,具短柄,不对称卵球形;柱头螺旋缠绕,短棍棒状,约0.4mm。瘦果淡黄绿色,长圆形球状或近球形,1.2～1.5mm,明显倾斜,表面有密集的乳头状突起,为宿存背腹侧花被裂片包被;柄长约0.1mm。

调查发现,征镒麻仅分布于神农架林区武山湖一带的溪沟或山坡凹沟,已知植株仅500余株,处于极度濒危状态。

2. **武陵酢浆草**(*Oxalis wulingensis* T.Deng, D.G.Zhang & Z.L.Nie)

多年生草本,根茎匍匐,密被深棕色鳞片状残留物。叶基生,具3枚小叶,侧生小叶近180°排列,叶柄5~7cm,密被棕色长柔毛;小叶长钝三角形,(2.2~3.1)cm×(1.6~2.5)cm(长宽比为1.3~1.6),两面密被棕色长柔毛,先端凹缺,基部楔形。花1朵,花下垂;花梗长10~12cm,长于叶;花梗中部苞片宽三角形,中脉和边缘密被毛茸。萼片长圆状披针形,约(5.0+2.0) mm,绿色,表面和边缘带有毛,宿存;花瓣粉红色具淡紫色脉,长圆形,约2.5cm×1.0cm,先端钝或具3~5不规则齿;雄蕊10枚,长1.0~1.5cm,全部基部合生,花丝紫红色,无毛,花药白色;雌蕊长约2.0cm,子房无毛,5室,每室具1枚胚珠,花柱5个,分离,柱头绿色。蒴果椭圆形,长5.0~7.0mm,下垂,具5翼缘;种子卵球形,深棕色,长约2.1mm,具4~5条纵肋。

本新种由中国科学院昆明植物研究所邓涛、聂泽龙及吉首大学张代贵等人首次发现并报道,主要分布于我国湖北省西南部和湖南省西北部的武陵山区。

3. **竹溪风毛菊**(*Saussurea zhuxiensis* Y.S.Chen & Q.L.Gan.)

多年生草本,高30~50cm。根状茎粗短,横走。茎单一或3~5条簇生,直立。基生叶和茎生叶均稠密,基生叶和茎下部叶倒卵状披针形或线状倒披针形,长5~15cm,宽1~2cm,顶端渐尖,边缘有稀疏三角状粗齿或缺刻状大齿,齿端有尖突,茎生叶倒卵状狭披针形或披针形,全缘或有短齿突。全部叶上面绿色,被稀疏短毛,下面淡绿色,无毛或有稀疏短毛。头状花序多数,在茎及上部枝顶排列成伞房状;总苞片5层,披针形,长5~12mm,宽1~2mm,顶端渐尖,中外层被短毛,绿色,内层无毛,白色,顶端有软骨质小尖头;小花紫红色,长1.4cm,细管部与檐部各长7mm。瘦果褐黄色,长3mm;冠毛1层,灰黄色,长1cm,羽毛状。

本新种为竹溪县中药资源普查办公室甘啟良于2006年首次在湖北省竹溪县十八里长峡自然保护区发现,2011年与中国科学院华南植物园陈又生共同发表。目前分布区仅有竹溪县,生长在海拔约900m的岩石裂缝或溪流沙地。

4. **竹溪繁缕**(*Stellaria zhuxiensis* Q.L.Gan & X.W.Li)

多年生草本。茎匍匐,直径1~2mm,长30~100cm,基部有分枝,分枝处着地常生根;中上部有3~5个分枝或无分枝,被较密的白色星状毛或弯曲毛。叶绿色或带紫红色,对生,卵形或卵状披针形,长0.6~3.9cm,宽0.5~3.5cm,顶端急尖,基部圆形或近心形,略下延;主脉在上面下陷、下面凸起,侧脉4~5对,有时沿近边缘处上延,与上一侧脉相汇,形成边缘脉纹;叶两面密被短毛,幼时更明显,边缘有缘毛;叶柄长1~3mm,被毛。聚伞花序顶生,疏散,有花3~12朵;苞片卵形,先端钝尖,被毛;花梗细,长3~6.5cm,密被短毛;萼片5枚,披针形,长6~7mm,宽1.5mm,渐尖,背面被毛,边缘白色,膜质;花瓣5片,白色,倒卵形,深裂达基部,裂片长于萼片2~4mm (2/3~1),无毛。雄蕊10枚,短于花瓣,花丝白色,线形,无毛,花药橙黄色;花柱3个,粗线形,略弯,叉开,不反勾,有时顶端靠拢。蒴果长卵形,长7~8mm,种子肾形,细小。

本新种为竹溪县中药资源普查办公室甘啟良在2014年与中国科学院武汉植物园李新伟共同发表。目前已知的分布区为竹溪县蒋家堰镇和龙坝乡,主要生境为山路旁的草地和山坡。

5. **征镒橐吾**（*Ligularia zhengyiana* X. W. Li，Q. Luo & Q. L. Gan）

多年生草本。块茎扁球状，底部平截或圆形，四周生多数肉质须根。茎单一或2～3条簇生，高70～120cm，基部直径1～1.5cm，下部常有一枚长、宽1～3cm的耳状叶片；小叶片边缘具粗齿，有时蜕化；茎生叶柄苞片状，卵状披针形，长2.5～3.5cm，宽1～2.5cm，基部抱茎，先端渐尖，全缘，密被柔毛，上部有2～3枚叶片完全蜕化的苞片状叶柄，长2～3.5cm，宽1～2.5cm，基部抱茎或半抱茎，卵状披针形，全缘，毛被与下部小叶柄同；茎皮紫红色或带紫红色，密被紫红色节状粗毛，毛长约1.5mm，顶端细化成白色蛛丝状长毛。基生叶1枚，有时2～3枚，长14～30cm，宽16～46cm，上面密被糙毛，下面初密被白色蛛丝状毛，老时蛛丝状毛脱落，仅有基部短糙毛，边缘具宽大齿裂，裂片中下部有粗锯齿，两侧耳裂片宽大，耳垂长8～18cm；叶脉掌状，5出，两侧一对基出脉上部再行分支，上面棱状凸起或下陷，下面凸起，被腺毛。花序由头状花序集成总状，长15～55cm，被紫色粗毛及蛛丝状绵毛；苞片卵状披针形，下部长3～4cm，宽1.5～2cm，向上渐小，全缘，密被柔毛；头状花序多数，辐射状或向一侧偏斜，花序梗长1～2cm，有2～3枚小苞片，小苞片长0.8～1.5cm、宽1～2.3mm；总苞圆筒状，长1.4～1.7cm，直径5～7mm，总苞片7～9枚，2层，外层3(4)枚，长1.6cm，宽2～2.5mm，内层4(5)枚，长1.6cm，宽4～5mm，中间绿色，边缘白膜质。舌状花5～8朵，舌片长圆形，长2cm，宽6mm，先端齿裂或钝圆。管状花多数，高出总苞，管部长1～1.1cm。冠毛白色，与管部略短或等长。瘦果白色，无毛。花期8—9月，果期9—10月。

本新种为竹溪县中药资源普查办公室甘啟良在2014年与中国科学院武汉植物园李新伟共同发表。目前已知仅分布在竹溪县丰溪镇，主要生境为林下山坡与山谷。

6. **竹溪山萮菜**（*Eutrema zhuxiense* Q.L.Gan & X.W.Li）

多年生或二年生草本植物，根粗壮，近肉质，3～5分叉。茎单一或自基生叶腋生茎1～5条至多数，无毛，中空，外被粉霜。叶基生及茎生，基生叶5～16枚，长、宽均5～16cm，先端圆钝，顶端微凹，基部深心形，边缘具波状圆齿或上部有3浅裂，两面无毛，鲜叶质脆，易折断破裂，揉碎有油菜叶气味，上面绿色，下面紫红色、紫色或绿色，干后纸质；叶脉掌状，主脉及侧脉均在叶边缘凹入中部凸出一短尖；叶柄长7～19cm，紫色或绿色，下面圆形，上面有纵沟，无毛；茎生叶2～3枚或更多，在茎上排列稀疏，与基生叶明显见小，基部深心形，先端钝尖或三角状渐尖，边缘有粗锯齿，叶脉于齿端呈短尖突状，上面绿色，背面绿色或略带紫色。总状花序，生茎顶或枝顶，光滑无毛，花期延长，有花10～30朵，花盘直径8～12mm；萼片卵匙形，长2.8～3mm，宽约2.5mm，白色或背面中部绿黄色边缘白色，幼果时即脱落；花瓣白色，倒卵形，长6～7mm，宽4～5.5mm，中脉下陷，侧脉明显可见，先端2裂，少有3裂，3裂者裂片中部又常有浅裂，基部圆形，骤缩成短柄，柄长2mm；雄蕊6枚，花丝长2.2mm，相对2枚略短，花药黄色，长约1.5mm，子房长椭圆柱形，长2mm，花柱近无，柱头圆平，瘤凸状；花梗细，长1～3cm，无毛，果期斜升，不反折。角果短棒状，圆柱形或略扁，长0.5～1.2cm，直径2～3mm，直伸或微镰刀状弯曲，不呈念珠状；果瓣舟形，无中脉，成熟后2裂，罕见3裂；隔膜膜质，白色，种子坐落在荚果隔膜两侧棱脊内侧，交错排列成1行或不明显2行，每室有种子3～10粒或更多；种子细小，菱形，直径近1mm。

本新种为竹溪县中药资源普查办公室甘啟良在2014年与中国科学院武汉植物园李新伟共同发表。目前已知仅分布在竹溪县丰溪镇，主要生境为海拔700～1 500m的山地森林阴湿处或石缝中。

7. **保康凤仙花**(*Impatiens baokangensis* Q.L.Gan & X.W.Li)

一年生草本，高50～230cm，全株无毛。茎直立，粗壮，直径1～3cm，基部直径可达4cm，节部膨大，中上部多分枝。叶互生，叶片膜质，卵形或卵状长圆形，长5～12.5cm，宽4～8.4cm，顶端钝尖或圆尖，基部宽楔形，边缘具圆齿，齿端凹入，基部两侧各具4～5个腺体状齿，齿长1～3mm，侧脉5～9对，上面绿色，下面浅绿色，叶柄长0.3～6cm。总花梗生于茎枝上部叶腋，长1～2.5cm，具1～3朵花，少有5朵花；花梗细，长1～2cm，中上部具小苞片，小苞片线形，长约2mm，宽约1mm，绿色，宿存；花大，长3.5～5cm，多数；侧生萼片2枚，圆形或卵状圆形，长7～9mm，宽6～8mm，顶端突尖，不等侧，中部具5～7条主脉，侧脉网状，上面黄色，具褐色斑点；旗瓣偏圆形，长9～11mm，宽15～17mm，中肋背部略增厚，中上部具鸡冠状突起，冠部高3～5mm，绿色；翼瓣无柄，下部伸长，近直角膝状弯曲，基部宽楔形，2裂，裂片圆形，长5～6mm，宽4.5～5mm，中部黄色，边缘白色，上部裂片自膝曲部以下伸长，披针状斧形，近膝曲部白色，以上淡蓝色，背部中上具1～2枚侧生裂片，具2枚裂片时，下部裂片较短，披针形，中部裂片较长，常呈线形；唇瓣伸长，斜口杯状，长2～2.5cm，口部上下不等伸展，形成上下唇，上唇长3～5mm，先端圆钝，下唇长7～10mm，先端急尖，口部直径9～13mm，囊部上侧黄色，具紫褐色斑点，下侧淡黄白色，基部平截内凹，并骤缩成7～9mm内弯的短距，距端浅2裂或钝尖；花丝粗壮，扁圆柱形，长约1mm，直径1～1.5mm，花药成熟后伸长，向内拳曲；花药长卵形，顶端渐尖，长3～4mm，宽2.5～3mm，黄色，成熟后相互黏合。子房纺锤状，直立，短尖，长约3mm，直径约1mm，具绿色脉纹。蒴果线形，长4～6cm，直径4～5mm，具绿色纵棱，顶短急尖或渐尖；种子5～9粒，卵圆形，成熟时黄绿色，干后黑褐色，有3～4条棱。

本新种为竹溪县中药资源普查办公室甘啟良在2016年与中国科学院武汉植物园李新伟共同发表。目前已知仅分布在保康县龙坪镇，主要生境为林缘。

8. **竹溪凤仙花**(*Impatiens zhuxiensis* Q.L.Gan & X.W.Li)

一年生草本。主根长4～5cm，有的很短或不明显，须根多数。茎直立，高40～140cm，粗壮，下部有纵裂纹，略具白粉，中部直径0.5～1.5cm，基部直径可达2.2cm，节部膨大，中部以上多分支。叶互生，叶片膜质，卵形或卵状披针形，叶片长5～9.2cm，宽2～4.5cm，边缘具粗大圆齿，齿端凹入，顶端钝尖或圆尖，基部圆形，明显偏斜，两侧各具0～2个腺齿，齿长约1mm，侧脉5～9对，叶片上面绿色，下面粉绿色，叶柄长1～3cm。花单生，生于茎、枝上部叶片或叶状苞片腋内；叶状苞片基部心形，抱花梗基部；花柄细，长1～3.5cm，具2朵花时，总花梗长1.5～2.5cm，小花梗长1～2cm，花梗上部具2枚小苞片，小苞片线形，长1～2mm，宽约0.5mm，绿紫色，宿存；花大，长4～5cm(不含距)；侧生萼片2枚，卵状披针形，上面黄色，无或具少量斑点，长8～10mm，宽6～8mm，顶端长尾尖，不等侧，具5条脉，主脉明显，绿色，侧脉不明显；旗瓣肾形，黄色，长10～12mm，宽20～22mm，先端圆钝，具上弯的短尖突，中肋背部增厚，并延长成紫绿色尖刺状长喙，喙长7～15mm，直立；翼瓣无柄，下部伸长，近直角膝状弯曲，基部宽楔形，2裂，基部裂片倒卵圆形，长8～12mm，宽6～7mm，黄色，内面具褐色斑点，上部裂片长32～36mm，宽10～12mm，自膝部以上伸长，卵状披针形，先端长尾尖，近膝部白色，以上淡黄色，网脉明显，背部中上具2枚侧生裂片，下部侧生裂片粗齿状，上部侧生小裂片长线形；唇瓣囊状，长28～37mm（不含距），上侧橙黄色，下侧淡黄色，内面具紫褐色斑点，口部斜口杯状，直径7～11mm，上唇略突出，下唇披针形延伸，长12～15mm，基部钝圆，骤缩成长7～10mm内弯的距，距端浅2裂；花丝粗壮，扁线形，长1.5～3.5mm，下部2对拳曲；花药三角状卵形，顶端急尖，长2～3mm，宽约2.5mm，成熟后相互黏合；子房纺锤状，直立，短尖，长约3mm，直径约1mm，具绿色脉纹。蒴果线形，长3.5～4.5cm，直径3～4mm，具绿色纵棱，顶端急尖或渐尖。种子3～6粒，矩圆形，成熟时黄绿色，干后黑褐色；种子具4条棱，三面具瘤状突起，一面无瘤突。

本新种为竹溪县中药资源普查办公室甘啟良在2020年与中国科学院武汉植物园李新伟共同发表。目前已知分布在竹溪县丰溪镇、泉溪镇，主要生境为700～1 500m的林缘、路旁或沟渠。

9. **盛兰凤仙花**（*Impatiens shenglanii* Q.L.Gan & X.W.Li）

一年生高大草本。植株高50～325cm，全株无毛。茎直立，粗壮，被白粉及紫褐色斑点，中部直径0.5～3cm，基部直径可达4cm，上部或自基部2～3节以上分枝，节部及分枝基部膨大如膝状，下部叶花期常枯死脱落。叶互生，膜质，卵形或卵状长圆形，上面略呈白粉状，主脉两侧及侧脉基部有时有紫色斑，长3.5～20.5cm，宽2.5～12.5cm，基部心形，偏斜，内侧成耳状相交，边缘具粗大圆齿，齿端凹入，有白色腺体，主脉上面略下陷，下面凸起，侧脉7～11对，叶柄长1～7cm。总花梗生于茎、枝上部，长2～2.5cm，具1～3朵花，基部有1枚叶状苞片，苞片无柄，耳状抱茎，长5～11cm，宽3～5cm；花梗细，长1～3cm，中下部有1～2枚小苞片，小苞片线形，长2～3mm，宽1～1.5mm，紫绿色，宿存。花大，多数；侧生萼片2枚，卵状圆形，长10～12mm，宽7～11mm，顶端长尾尖，不等侧，中部具5～7条主脉，中脉粗壮，凸起，侧脉网状，上面紫绿色或黄绿色，无斑点；旗瓣扁球形，上面白色，下面粉蓝色，少有蓝紫色，长10～17mm，宽16～20mm，先端具翘起的短尖突，中部增厚，突起成长喙状，喙扁形，挺直斜立，长2～2.8cm，紫绿色；翼瓣长30～36mm，无柄，下部伸长，近直角弯曲，基部宽楔形，2裂，基部裂片圆形，长、宽均8～10mm，中部黄色，具橙黄色斑点，边缘白色，上部裂片自膝曲部以下伸长，披针状斧形，长26～30mm，最宽处10～16mm，下部白色，以上淡粉蓝色，背部中上无或具1～2枚侧生线形裂片；唇瓣伸长，斜口杯状，上唇略前凸或平截，下唇显著伸长约1cm，先端渐尖，口部直径10～13mm；囊部除腹部白色外均为橙黄色，长20～28mm（不含距），内具紫褐色或橙黄色斑点；基部圆形或宽楔形，骤缩成长10～13mm内弯的短距，距端略宽扁钝尖，短2裂；花丝粗壮，扁圆柱形，长1～5mm，粗1～1.5mm，上部一花丝紧贴子房，下部2对花药成熟后伸长，向内拳曲；花药三角状卵形，顶端渐尖，长3～4mm，宽2.5～3mm，黄色，成熟后相互黏合。子房纺锤形，直立，短尖，长约5mm，直径约1mm，上部具3条绿色脉纹。蒴果线形，长3～5cm，直径6～7mm，具3条粗壮的绿色纵棱，顶端急尖或渐尖；种子1～4粒，长卵形，长约6mm，成熟时绿黑色，干后黑色，有4条棱。

本新种为竹溪县中药资源普查办公室甘啟良在2020年与中国科学院武汉植物园李新伟共同发表，目前已知分布在竹溪县天宝乡、丰溪镇。

10. **丽花翠雀草**(*Delphinium callichromum* Q. L. Gan & X. W. Li)

一年生草本。株高12～75cm，茎密生长柔毛，上部有分枝。叶片菱状卵形或三角状卵形，长5～15cm，宽8～28cm，三至四回羽状全裂，一回裂片斜卵形，长渐尖，二至三回裂片羽裂或羽状浅裂，或不分裂而呈狭卵形或披针形，宽2～4mm。柄长15～30cm，被长柔毛。总状花序花多数，常有花12～30朵或更多；花序下部苞片叶状，上部无叶状苞片；花序轴和花梗有反曲的微柔毛；小苞片3枚，生花梗中部，条形，长3～5mm；萼片5枚，深紫黑带蓝色，长1.4～1.6cm，上部卵圆形，下部骤缩成细柄状爪，上部卵圆形部分长8～9mm，宽4～9mm，先端急尖，背面疏生柔毛，下部爪状部分长5～7mm，宽1mm，被短毛；下面两个萼片呈钝角叉开，花丝下勾。距钻形，长达1.2cm；花瓣2片，瓣片不等3裂；雄蕊49～53枚，花丝白色，长5～9mm，下半部扁线形，中上部丝状，无毛，大部分向下弯折；花药紫红色，椭圆状卵形，长1.3mm，宽1mm，中部有纵向沟槽；退化雄蕊椭圆状卵形，长2～2.3cm，宽8～9mm，顶端钝尖、圆形或微凹缺，无毛；心皮3枚，绿色，长卵形，长约4mm，直径1.1mm，被白色短毛，柱头线状钻形，长约2mm，向下呈直角弯钩；蓇葖果长1.1～2cm，3裂。种子圆形，黑色，上部略有一点螺旋状褶皱，以下至顶端有4个同心圆褶皱。

11. **假圆萼紫堇**(*Corydalis pseudoamplisepala* D.Wang)

二年生草本植物，高30～55cm。根茎短，具纤维状须根和残存的叶柄基部。茎1条或多条，分枝。基生叶数枚，叶柄长10～12cm，具鞘，早枯。茎生叶3～4枚，叶柄长2～12cm（上部短，下部的较长），叶柄基部具耳状叶鞘；叶片二回三出，长3～7 cm，宽3～6cm，三角状卵形。总状花序具7～11朵花，下部苞片叶状，长1.9～4.5cm，叶柄长0.2～1cm，基部有耳片；上部苞片菱形至倒披针形，长6～1cm，具齿。花梗直，下部花梗长1.5～3cm，上部花梗长1～1.5cm，在果期伸长。萼片长1.5～2mm，宽1～1.5mm，宿存或脱落；花淡紫色或白色，外花瓣无鸡冠状突起，瓣片宽，先端近尖；上花瓣瓣片向上弯曲，长22～25mm；距渐细至钝尖，长14～16mm；蜜腺约占距长的1/4；下花瓣长15～17mm，近基部具囊；内花瓣长8～9mm，爪与瓣片近等长。柱头长方形，顶端中部微凹，边缘具6～8(10)个单生乳头，边缘内侧和基部各具1对无柄的并生乳。蒴果宽倒卵形，长1～1.5cm，宽4～5mm，具2列种子。种子近圆形，小，黑色，表面具不明显的突起，种阜白色。

12. **啟良重楼**(*Paris qiliangiana* H.Li，J.Yang & Y.H.Wang)

多年生草本。根状茎粗壮，圆柱形，斜或水平，外黄褐色，内白色淀粉状，长3～8 cm，直径0.8～2 cm，须根生于3个或4个新节上。茎1条或2条，绿色或紫红色，高18～62 cm，直径0.3～0.5 cm，基部被3枚长1～2 cm 的暗色膜鳞片包裹，鳞片在根茎上枯萎时留下3个不明显的瘢痕。叶(4～)5～6(～7)～8枚轮生茎顶，叶柄绿色或深紫色，长0.8～4cm，直径0.1～0.3cm；叶片卵形、倒卵形或倒披针形，长7～13cm，宽3.5～6cm，正面绿色，背面浅绿色，先端渐尖，基部近心形或楔形；离基主脉3～5条，正面下凹，背面突出，侧脉网状。花单生，花梗长7.5～24cm，直径0.2～0.4cm，绿色或紫红色；萼片(3～)4～5(～6)枚，正面绿色，背面浅绿色，卵形或披针形，长4～8cm，宽1.5～3.5cm，基部楔形或圆形，先端渐尖，宿存；花瓣(3～)4～5(～6)片，与萼片和柱头同数，线形，长3～6cm，宽约0.1cm，与萼片等长或稍短，宿存，直立，下部3/4浅绿色、黄绿色或紫黑色，上部1/3稍加宽；雄蕊(6～)8～10(～12)枚，两轮，通常等于萼片数的2倍，宽1.8～2cm，长5cm，花丝黄绿色，长0.3～0.5cm，花药黄色，长1～2cm，离生部分药隔仅0.1～0.2cm长，黄绿色或紫色，先端圆形；子房卵球形，绿色，具(3～)4～5(～6)条纵棱，心皮(3～)4～5(～6)枚，很少2枚，侧生胎座，胚珠倒卵形，白色，透明，多数，沿着每胎座两纵行；花柱基部通常为白色，偶尔为淡紫色，膨大，在子房顶部形成一个金字塔状，花柱长0.2～0.6 cm，淡黄色至橙色，柱头(3～)4～5(～6)个，极少2个，离生，柱头长0.1～0.3cm，浅黄色到紫色，在花期外卷。蒴果成熟时黄绿色，球状，具(3～)4～5(～6)条纵棱，直径2～3cm，棱间不规则开裂。种子近球形，直径约0.3cm，白色，被红色肉质种皮包围。

13. **宜昌景天**(*Sedum ichangensis* Y. B. Wang)

多年生草本。茎平卧，二叉分枝，直径1～2mm，长可达35cm，散生红点。叶4～6枚轮生，全缘，无梗，狭椭圆形，长5～12mm，宽1.5～2.5mm，基部渐狭，先端锐尖。花5朵，单生于上部叶腋，5～8mm；花梗长1.5～2.5cm；萼片5，披针形，长1.5～2mm，先端锐尖；花瓣5片，白色，内面先端粉红色，披针形，长4～5mm，宽1～2mm，先端锐尖；雄蕊10枚，排成2轮，稍短于花瓣，对萼的长约4mm，对瓣的长约3mm，着生在花瓣基部上方约1mm；花丝白色，长1.6～2.4mm；花药长约0.4mm，略带红色；花蜜鳞片匙形，长约0.4mm；心皮5枚，白色，近直立，正面具微小乳突，宽卵球形，长约2mm，基部合生约0.2mm；花柱长约1.5mm。蓇葖果叉开，长0.8～1.1mm，具散在的红点。种子多数，棕色，长0.5～1mm，具乳突。

三、新发现灭绝植物

1. **陕西羽叶报春**(*Primula filchnerae* Knuth)

多年生草本，全株被柔毛。叶多枚簇生，叶片轮廓卵形至卵状矩圆形，羽状全裂，羽片3～4对，边缘具粗锯齿或再作羽状分裂，小裂片近线形，具锯齿，质地薄，淡绿色；叶柄约与叶片等长，基部宽扁。花葶3～6个，伞形花序3～8朵花，偶见第2轮花序；花萼钟状，分裂约达全长的2/5，裂片三角状披针形，先端锐尖；花冠紫色，冠筒稍长于花萼，冠檐直径1.8～2.5cm，裂片阔倒卵形，先端具深凹缺。

2. **毛白饭树**[*Flueggea acicularis* (Croiz.) Webster]

灌木；茎皮淡棕色；枝条具棱，皮孔明显，侧枝基部有下弯的硬刺或短枝缢缩呈枝刺；茎上部、枝条、叶、叶柄、花梗、子房及果均被短柔毛。叶片纸质，倒卵形，顶端有小尖头；侧脉4～5条；托叶披针形。雌雄异株；雄花单朵腋生或数朵簇生于短枝上，花梗纤细；萼片6枚，长圆形或椭圆形，边缘有不整齐的细齿；雄蕊6枚；花盘腺体6个，连生；退化雌蕊3裂至中部，裂片顶端尖，外弯。雌花着生于叶腋；萼片5枚，倒卵形或椭圆形；子房卵圆形。蒴果浆果状，圆球形，3室。

四、新纪录

1. 新纪录科

星叶草科(Circaeasteraceae):一年生草本,子叶宿存。叶莲座状,生于延长的下胚轴上;分叉脉序。花簇生于上部叶的叶腋,两性。萼片2或3枚,宿存。花瓣无;雄蕊1~2(~3)枚,与萼片互生;花药2室,内向。心皮1~3枚,离生;子房上位,无花柱;柱头顶生,具乳突。每子房具一倒生胚珠。瘦果,常被钩状毛。种子胚乳丰富;胚圆柱状,子叶短。

2. 新纪录属

(1) 星叶草属(Circaeaster)。

属星叶草科Circaeasteraceae,形态学特征与星叶草科的相同。

(2) 双果荠属(Megadenia)。

属十字花科(Brassicaceae)。一年生矮小草本,全株无毛。叶基生,紧密莲座状排列,心状圆形,除具3~7个角外,全缘;具叶柄。花小,单生于叶腋,或成顶生或腋生具少数花的总状花序;萼片宽卵形,开展,具3条脉;花瓣白色,匙状倒卵形,比萼片长,具爪;在短雄蕊基部有2个四角形长大蜜腺;子房横长,压扁,有2个矩形室。每室有1个胚珠,花柱短,柱头小,近2裂。短角果横卵形,不裂,侧壁加厚。种子球形,坚硬;子叶缘倚胚根。

(3) 念珠芥属(Neotorularia)。

属十字花科(Brassicaceae)。一年生、二年生或多年生草本,具分枝毛或单毛。叶长圆形,具齿。萼片近直立,展开,基部不成囊状;花瓣白色、黄色或淡蓝色;雄蕊花丝细,分离,无齿;侧蜜腺半球形或半卵形,位于短雄蕊两侧,不汇合,中蜜腺无;雌蕊子房无柄,花柱短或近无。长角果柱状,在种子间缢缩成念珠状,直或略弯曲,或扭曲如"之"字状;子房2室,每室种子1行;果瓣中脉清楚;子叶背倚或斜背倚胚根。

(4) 异药花属 (Fordiophyton)。

草本或亚灌木,直立或匍匐状;茎四棱形,有时呈肉质。叶片薄,膜质或纸质,(3~)5~7(~9)条基出脉,边缘常具细齿或细锯齿,侧脉平行,细脉通常网状,不明显。伞形花序或由聚伞花序组成的圆锥花序,顶生,伞梗基部具明显的苞片,或具花葶;花4朵,花萼倒圆锥形或漏斗形,膜质,具8条脉,裂片膜质,早落;花瓣粉红色、红色或紫色,稀白色,长圆形或倒卵形,上部偏斜;雄蕊8枚,4长4短,长者通常粉红色或紫红色,花药线形,较花丝长,基部伸长呈羊角状,药隔有时基部微突起,短者通常淡黄色或白色,花药长圆形,长约为花丝的1/3或1/2,基部通常不呈羊角状;子房下位,通常为倒圆锥形,近顶部具膜质冠,冠有时4裂。蒴果倒圆锥形,顶端平截,顶孔4裂,冠露出或不露出宿存萼,4裂;宿存萼与果同形,贴生,具8条纵肋,种子长三棱形,长约1mm,极多,有数行小突起。

3. 新纪录种

(1) 星叶草(*Circaeaster agrestis* Maxim.)。

一年生小草本。2宿存子叶与叶簇生,子叶线形或披针状线形,无毛;叶菱状倒卵形、匙形或楔形,基部渐狭,边缘上部有小牙齿,齿顶端有刺状短尖,无毛。花小,萼片2~3枚,狭卵形,无毛;雄蕊1~2(~3)枚,无毛,花药椭圆球形;心皮1~3枚,比雄蕊稍长,无毛,子房长圆形，无花柱，柱头近椭圆球形。瘦果狭长圆形或近纺锤形，有密或疏的钩状毛。

（2）双果荠（*Megadenia pygmaea* Maxim.）。

一年生草本，无毛。叶心状圆形，顶端圆钝，基部心形，全缘，有3～7个棱角，具羽状脉；叶柄长1.5～10cm。花直径约1mm；花梗细，长4～10mm，花期直立，果期外折；萼片宽卵形，边缘白色；花瓣白色，匙状倒卵形，基部具爪。短角果横卵形，中间2深裂，宿存花柱生凹裂中，室壁坚硬，具网脉。种子球形，坚硬，褐色。

（3）蚓果芥[*Neotorularia humilis*（C. A. Meyer）O. E. Schulz]。

多年生草本，被2叉毛，并杂有3叉毛，毛的分枝弯曲；茎自基部分枝，有的基部有残存叶柄。基生叶窄卵形，早枯；下部茎生叶变化大，叶片宽匙形至窄长卵形，顶端钝圆，基部渐窄，近无柄，全缘或具钝齿；中、上部叶条形；最上部数叶常入花序而成苞片。花序呈紧密伞房状，果期伸长；萼片长圆形，有膜质边缘；花瓣倒卵形或宽楔形，白色，顶端近截形或微缺，基部渐窄成爪；子房有毛。长角果筒状，略呈念珠状，两端渐细，直或略曲，或作"之"字形弯曲；花柱短，柱头2浅裂；果瓣被2叉毛。种子长圆形，橘红色。

（4）异药花（*Fordiophyton faberi* Stapf）。

草本或亚灌木；茎四棱形，无毛，不分枝。叶片膜质，通常在一个节上的叶，大小差别较大，广披针形至卵形，顶端渐尖，基部浅心形，边缘具不甚明显的细锯齿，5条基出脉，叶面被紧贴的微柔毛，基出脉微凸，侧脉不明显；叶柄常被白色小腺点，仅顶端与叶片连接处具短刺毛。不明显的聚伞花序或伞形花序，顶生，基部有1对叶，常早落；伞梗基部具1圈覆瓦状排列的透明紫红色苞片；花萼长漏斗形，具四棱，被腺毛及白色小腺点，具8条脉；花瓣红色或紫红色，长圆形，顶端偏斜，具腺毛状小尖头，外面被紧贴的疏糙伏毛及白色小腺点；雄蕊长者花药基部呈羊角状伸长，短者花药基部不呈羊角状；子房顶端具膜质冠，冠檐具缘毛。蒴果倒圆锥形，顶孔4裂；宿存萼与蒴果同形，具不明显的8条纵肋，无毛，膜质冠伸出萼外，4裂。

（5）梵净肋毛蕨（*Ctenitis wantsingshanica* Ching et Hsing ex Ching et C. H. Wang）。

多年生草本，根状茎直立，顶部密被鳞片；鳞片披针形，全缘，膜质，褐棕色。叶簇生；叶柄深禾秆色，上面有浅沟；叶片长圆披针形，先端渐尖，向基部渐变狭，二回深羽裂；羽片18～20对，互生，近平展，下部几对略短并斜向下，无柄，披针形，先端渐尖并有浅圆齿，基部截形，深羽裂；小羽片10～12对，平展，长方形，圆钝头或近截头，并有细而密的钝齿，基部与羽轴合生，其下侧稍下延，边缘有钝锯齿。叶脉羽状，小脉4～6对，上面和主脉疏被有关节的淡棕色长毛。叶纸质，干后褐色；叶轴禾秆色，上面有浅沟并被有关节的淡棕色毛，下面被阔披针形的深棕色鳞片；羽轴禾秆色，上面被有关节的淡棕色毛，下面疏被平直的仅基部偶为泡状的棕色披针形小鳞片。孢子囊群圆形，每小羽片有3～5对，生于上侧小脉近顶部，位于主脉与叶缘之间；囊群盖圆形，膜质，棕色，宿存。

（6）梵净报春（*Primula fangingensis* Chen et C. M. Hu）。

多年生草本，根状茎粗短，具成丛之长根。叶丛基部外围有少数舌状膜质苞片；叶倒卵形至矩圆状倒卵形，先端圆形或钝，基部渐狭窄，边缘具啮蚀状小牙齿，上面近于秃净，下面疏被小腺体；叶柄甚短或与叶近等长，具狭翅。花葶稍粗壮，近顶端被乳白色粉；伞形花序12～16朵花;苞片披针形,背面被粉质小腺体;花梗被乳白色粉;花萼钟状,外面密被小腺体,下部被乳白色粉,分裂达中部;花冠紫红色或淡蓝色,冠筒口周围黄色;长花柱花雄蕊着生于冠筒中部,花柱长达冠筒口;短花柱花雄蕊着生于冠筒上部,花药顶端平冠筒口,花柱长约2mm。蒴果未见。

(7) 台湾剑蕨(*Loxogramme formosana* Nakai)。

根状茎短,直立,密被鳞片;鳞片淡棕色,阔卵形,头渐尖,全缘,网眼细密。叶簇生;叶柄短而粗,压扁,基部亮褐色;叶片倒披针形,上部2/3处较宽,向下渐狭长下延;叶纸质,绿色,光滑无毛,中肋两面明显,略凸起。孢子囊群只分布于叶上半部,从靠近中肋不远处伸展到距叶边1/3处;无隔丝。孢子肾形,单裂缝。

(8) 绒叶木姜子(*Litsea wilsonii* Gamble)。

常绿乔木,树皮褐灰色,光滑。小枝褐色,有灰白色绒毛。顶芽卵圆形,鳞片外被丝状黄色柔毛。叶互生,倒卵形,先端短突尖,基部渐尖或楔形,革质,幼叶刚发时两面具绒毛,老叶上面深绿色,无毛,下面黄褐色,有灰白色绒毛,羽状脉,侧脉每边6~10条,弯曲斜升至边缘处连结,小脉横走而平行,在叶下面明显,叶柄被灰白色绒毛,后毛渐脱落变无毛。伞形花序单生或2~3个集生于叶腋;苞片4~6枚;每一雄花序有花6朵;花被裂片6枚,外面有柔毛;能育雄蕊9枚,第3轮基部腺体黄色。果椭圆形,成熟时由红色变深紫黑色,果托杯状,边缘有不规则裂片。

(9) 腺地榆[*Sanguisorba officinalis var. glandulosa* (Kom.) Worosch.]。

多年生草本,根粗壮,多呈纺锤形,表面棕褐色或紫褐色,有纵皱及横裂纹,横切面黄白或紫红色。茎、叶柄及花序梗或多或少有柔毛和腺毛。茎直立,有棱。叶下面散生短柔毛;基生叶为羽状复叶,有小叶4~6对;小叶片有短柄,卵形或长圆状卵形,顶端圆钝、稀急尖,基部心形至浅心形,边缘有多数粗大圆钝、稀急尖的锯齿,无毛;茎生叶较少,小叶片有短柄至几无柄,长圆形至长圆披针形,狭长,基部微心形至圆形,顶端急尖;基生叶托叶膜质,褐色,茎生叶托叶大,草质,半卵形,外侧边缘有尖锐锯齿。穗状花序椭圆形,直立,从花序顶端向下开放;萼片4枚,紫红色,椭圆形至宽卵形,背面被疏柔毛;雄蕊4枚;子房外面无毛或基部微被毛,柱头顶端扩大,盘形,边缘具流苏状乳头。果实包藏在宿存萼筒内。

(10) 矮地榆[*Sanguisorba filiformis* (Hook. f.) Hand.-Mazz.]。

多年生草本,根圆柱形,表面棕褐色。茎纤细,无毛。基生叶为羽状复叶,有小叶3~5对,叶柄光滑,小叶片宽卵形或近圆形,顶端圆钝,基部圆形至微心形,边缘有圆钝锯齿,两面均无毛,茎生叶1~3枚,与基生叶相似,惟向上小叶对数逐渐减少;基生叶托叶褐色,膜质,外面无毛,茎生叶托叶草质,绿色,全缘或有齿。花单性,雌雄同株,花序头状,周围为雄花,中央为雌花;苞片细小;萼片4枚,白色;雄蕊7~8枚,花丝比萼片长约1倍;花柱丝状,比萼片长1/2~1倍。果有4条棱,成熟时萼片脱落。

(11) 东北薄荷[*Mentha sachalinensis* (Briq. ex Miyaabe et Miyake) Kudo]。

多年生草本。茎直立,下部数节具纤细的须根及水平匍匐根茎,钝四棱形,具条纹,不分枝或稍分枝。叶片椭圆状披针形,先端变锐尖,基部渐狭,边缘有规则的具胼胝尖的浅锯齿,侧脉5~6对,两面沿脉上被微柔毛,余部具腺点,叶柄上面具槽,被微柔毛。轮伞花序腋生,多花密集；花萼钟形，外密被长疏柔毛及黄色腺点，内面在萼口及齿上被长疏柔毛；花冠淡紫或浅紫红色，冠檐具4枚裂片；雄蕊4枚，前对略长，伸出花冠很多；花柱略超出雄蕊，先端相等2浅裂；花盘平顶。小坚果长圆形，黄褐色。

(12) 叉叶蓝(*Deinanthe caerulea* Stapf.)。

多年生草本，地下茎粗壮，地上茎单生，于近基部节上有对生或近对生的膜质苞片。叶膜质，大，通常4枚聚集于茎顶部，近轮生，阔椭圆形、卵形或倒卵形，先端具尾状尖头，不分裂或2裂，裂片较大，基部钝圆或狭楔形，边缘具粗锐尖齿，上面被疏糙伏毛。伞房状聚伞花序顶生；不育花花梗纤细；萼片3～4枚，蓝色，圆形或卵圆形；孕性花常下垂；花梗粗壮；花萼和花冠蓝色或稍带红色；萼筒宽陀螺状，萼齿5枚，大，卵圆形；花瓣6～8片，卵圆形或扁圆形，内凹；雄蕊极多数，花丝和花药浅蓝色，花药长圆形；子房半下位，花柱合生。蒴果扁球形。

(13) 灰岩润楠(*Machilus calcicola* C. J. Qi)。

小乔木。小枝红棕色，无毛。顶芽卵球形，芽鳞红棕色被绢毛。叶片倒卵状长圆形或长圆状椭圆形，革质，两面无毛，侧脉9～11对，中脉背面突起，基部楔形，先端渐尖或短骤尖。圆锥花序生于新生小枝基部，花绿白色。果蓝黑色，球状，稍粉质。

(14) 短果升麻(*Cimicifuga brachycarpa* Hsiao)。

根状茎粗壮，带木质。茎下部叶有长柄，二回三出复叶；叶片纸质，三角形，长达26cm；顶生小叶菱形，顶端急尖，基部宽楔形，边缘有锯齿，侧生小叶卵状椭圆形；叶柄基部具鞘，近无毛；茎上部叶通常为一回三出复叶。花序具4～6个分枝；轴及花梗密被灰色贴伏的腺毛和柔毛；苞片钻形；萼片、退化雄蕊及雄蕊未见；心皮(1)2～3(4)枚，花柱与子房近等长。蓇葖果近圆形，具2～3条凸起的横脉，种子2～3粒，卵状椭圆形，背腹两面均被膜质横向的鳞翅。

(15) 蔓孩儿参[*Pseudostellaria davidii* (Franch.) Pax]。

多年生草本，块根纺锤形。茎匍匐，细弱，稀疏分枝，被2列毛。叶片卵形或卵状披针形，顶端急尖，基部圆形，具极短柄，边缘具缘毛。开花受精花单生于茎中部以上叶腋；花梗细，被1列毛；萼片5枚，披针形；花瓣5片，白色，长倒卵形，全缘，是萼片长度的1倍；雄蕊10枚，花药紫色，比花瓣短；花柱3个。闭花受精花通常1～2朵，腋生；萼片4枚，狭披针形，被柔毛；雄蕊退化；花柱2个。蒴果宽卵圆形，稍长于宿存萼；种子圆肾形或近球形，表面具棘凸。

(16) 秦岭金腰(*Chrysosplenium biondianum* Engl.)。

多年生草本；不育枝出自叶腋，其叶对生，叶片近扇形、阔卵形至近扁圆形，先端钝圆，边缘具10～16个钝齿(齿先端微凹)，基部楔形。花茎无毛。茎生叶对生，近扇形，先端钝圆，边缘具8～12个钝齿(齿先端微凹)，基部渐狭呈柄，两面疏生褐色乳头突起。聚伞花序分枝无毛；苞叶近倒阔卵形至近扇形；雌雄异株；雌花黄绿色，萼片在花期开展，宽卵形至近扁圆形；子房近下位；花盘8裂，周围疏生褐色乳头突起；雄花雌蕊退化，花盘8裂，周围无褐色乳头突起。蒴果先端近平截而微凹；种子黑褐色，卵球形，具纵肋。

(17) 纤细金腰(*Chrysosplenium giraldianum* Engl.)。

多年生草本，无明显单宁质斑纹；地下具1鳞茎；鞭匐枝在地上，无毛。叶片肾形，具7～17个圆齿(齿先端微凹且具1个小疣点)，基部心形。聚伞花序具6～15朵花；苞叶肾形至阔卵形，具5～13个圆齿（齿先端微凹且具1个小疣点），基部浅心形，苞腋具褐色乳头突起；花绿色；萼片在花期直立，阔卵形；雄蕊8枚；子房半下位。蒴果先端平截而微凹，2片果瓣近等大；种子黑褐色，近卵球形，光滑且有光泽。

(18) 舌叶金腰（*Chrysosplenium glossophyllum* Hara）。

多年生草本，茎疏生褐色柔毛。基生叶具长柄，叶片近椭圆形，先端钝圆，边缘具20～36个圆齿，基部圆形，腹面被褐色糙毛。多歧聚伞花序，疏散；花序分枝下部疏生褐色柔毛；苞叶下部者近卵形，边缘具15个圆齿，基部宽楔形，腹面与边缘具褐色糙毛，上部者卵形至倒阔卵形，边缘具5～9个圆齿（齿先端具1个褐色小疣点），无毛；萼片近扁圆形，先端钝圆；雄蕊8枚，低于萼片；子房半下位。蒴果先端近平截而微凹，两果瓣近等大且水平状叉开；种子黑棕色，近卵球形，表面具乳头突起，有光泽。

(19) 芹叶牻牛儿苗［*Erodium cicutarium* (L.) L'Herit. ex Ait.］。

一年生或二年生草本。茎多数，直立、斜升或蔓生，被灰白色柔毛叶对生或互生；托叶三角状披针形或卵形，干膜质，棕黄色，先端渐尖；基生叶具长柄，茎生叶具短柄或无柄，叶片矩圆形或披针形，二回羽状深裂，裂片7～11对，具短柄或几无柄。伞形花序腋生，明显长于叶，总花梗被白色早落长腺毛，每梗通常具2～10朵花；花梗与总花梗相似，长为花的3～4倍，花期直立，果期下折；苞片多数，卵形或三角形，合生至中部；萼片卵形，3～5条脉，先端锐尖，被腺毛或具枯胶质糙长毛；花瓣紫红色，稍长干萼片，被糙毛；雄蕊稍长于萼片，花丝紫红色；雌蕊密被白色柔毛。蒴果被短伏毛，种子卵状矩圆形。

(20) 太平洋蓼（*Polygonum pacificum* V. Petr. ex Kom.）。

多年生草本，根状茎肥厚，黑褐色。茎直立，不分枝，无毛，具细条棱。基生叶长卵形，顶端急尖，基部近心形或圆形，沿叶柄下沿成翅，边缘近全缘；茎生叶卵形或披针形卵形，基部心形，抱茎，最上部的叶狭窄，线状；托叶鞘筒状，膜质，下部绿色，上部褐色，开裂，无缘毛。总状花序呈穗状，顶生，花排列紧密；苞片宽椭圆形，顶端具尾尖，每苞具1～3朵花；花梗细弱，比苞片稍长；花被5深裂，花被片淡红色，椭圆形；雄蕊8枚，比花被长。瘦果卵形，具3条锐棱，有光泽，稍长于宿存花被。

第五章　湖北省中药重点品种

第一节　第一批中药重点品种

艾　叶

Aiye

ARTEMISIAE ARGYI FOLIUM

【别名】冰台、医草、灸草、艾蒿。

【来源】为菊科植物艾*Artemisia argyi* Levl.et Vant.的干燥叶。

【原植物】多年生草本。单叶互生，下部叶在花期枯萎；中部叶卵状三角形或椭圆形，长6～9cm，宽4～8cm，基部急狭或渐狭，成短或稍长的柄或稍扩大而成托叶状；叶片呈卵状椭圆形，羽状深裂，裂片椭圆状披针形，边缘有不规则的粗锯齿，上表面灰绿色或深黄绿色，有稀疏的柔毛和腺点；下表面密生灰白色绒毛；上部叶渐小，三裂或不分裂，无柄。多数头状花序，排列成复总状，长约3mm，直径2～3mm，总苞片4～5层，外层较小，卵状披针形，中层及内层较大，广椭圆形，边缘膜质，密被绵毛；花托扁平，半球形，上生雌花及两性花10余朵；雌花不甚发育，长约1cm，无明显的花冠；两性花与雌花等长，花冠筒状，红色，顶端5裂；雄蕊5枚，聚药，花丝短，着生于花冠基部；花柱细长，顶端2分叉，子房下位，1室。瘦果约1mm，长卵形或长圆形。花期7—10月。

【主产地】全国大部分地区多有生产，如黑龙江、吉林、辽宁、河北、山东、安徽、江苏、浙江、广东、广西、江西、湖南、湖北、四川、贵州、云南、陕西、甘肃等地。以湖北蕲春产地著名，名“蕲艾”。

【功能主治】温经止血，散寒止痛；外用祛湿止痒。用于吐血，衄血，崩漏，月经过多，胎漏下血，少腹冷痛，经寒不调，宫冷不孕；外治皮肤瘙痒。

【优势与特色】

1. 道地性考证

秦汉时期《神农本草经》未收载艾，但记载了与艾同属的近缘植物“白蒿”：“味甘、平。主五脏邪气，风寒温痹·····生中山川泽。”当时艾与白蒿混用，至梁代“白蒿”之名逐渐被“艾”取代。汉末《名医别录》分别将“艾叶”和“白蒿”分开记载：“(艾叶)生田野。三月三日采，(白蒿)生中山，二月采。”唐宋时期《新修本草》记载：“一名冰台，一名医草，生田野，三月三采，曝干。”后在李时珍《本草纲目》、卢之颐《本草乘雅半偈》等历代本草均有收载。关于艾叶的产地，宋代《本草图经》中最早记载并明确指出其道地产区有复道、四明和明州，并附有“明州艾叶”图，该书记载:“旧不著所出州土,但云生田野。今处处有之,以复道者为佳,云此种灸病尤胜,初春布地生苗,茎类蒿,而叶背白,以苗短者为佳。”其中的“复道”又名“扶道”,位于河南汤阴复道;明州和四明现今位于浙江宁波及其下辖的鄞州。可见,在宋代艾叶的道地产区为复道和明州,并一直延续至明代。明代,《本草品汇精要》首次将蕲州作为艾叶的道地产区,曰“【道地】蕲州、明州”,其中的“蕲州”即是现今湖北蕲春。李时珍在《本草纲目》中对艾叶的道地产区进行详细记载,并首次提出“蕲艾”:“艾叶,本草不著土产,但云生田野,宋时以汤阴复道者为佳,四明者图形,近代惟汤阴者谓之北艾,四明者谓之海艾。自成化以来,则以蕲州者为胜,用充方物,天下重之,谓之蕲艾。”可见,李时珍认为当时艾叶的道地产区已逐渐由复道、明州转变为蕲州,自此蕲艾之名广为传播。近代,大多认为湖北蕲春产的艾叶质量较好。《中国药物学》对艾叶产地的记载:“产于我国各处,以湖北蕲春所产者最佳,故又名‘蕲艾’。”《新编中药志》也认为“药用艾叶以蕲艾为佳,蕲州即今湖北蕲春,为李时珍家乡所在地”。由此可看出,宋以前以浙江四明(今浙江宁波一带)和河南复道(今河南安阳汤阴)为道地产区,明代“蕲州”(今湖北蕲春)已作为艾叶道地产区,并一直延续至今。

2. 品质特色

本品多皱缩、破碎,有短柄。质柔软,气清香,味苦。

3. 产业化

目前,全国主要河南南阳和湖北蕲春两大艾叶产业集聚区,据统计艾叶在河南种植面积、对外贸易值和加工产值均居全国首位。河南南阳也由此成为蜚声国内外的“艾草之乡”在宛城、淅川、南召等地,艾草种植面积超过20万亩,90%以上经营艾制品的商户都在南阳,经济效益80亿元。自2010年蕲艾获地理标志产品保护,蕲春的艾产业发展迅速,全县蕲艾种植面积达20万亩,涉艾企业1 850家,相关产业产值达到60亿元。

白　前

Baiqian

CYNANCHI STAUNTONII RHIZOMA ET RADIX

【别名】鹅管白前。

【来源】为萝藦科植物柳叶白前 *Cynanchum stauntonii*(Decne.)Schltr.ex Lévl. 或芫花叶白前 *Cynanchum glaucescens*(Decne.)Hand.-Mazz. 干燥根和根茎。

【原植物】

1. 柳叶白前

多年生直立半灌木,高0.5~1m。根茎横生或斜生,中空如鹅管状,根茎呈细长圆柱形,有分枝,稍弯曲,长4~15cm,直径1.5~4mm。表面黄白色或黄棕色,节明显,节间长1.5~4.5cm,顶端有残茎。质脆,断面中空。节处簇生纤细弯曲的根,长可达10cm,直径不及1mm,有多次分枝呈毛须状,常盘曲成团。叶对生,具短柄;叶片纸质,披针形或线状披针形,长3~12cm,宽0.3~1.4cm,先端渐尖,基部渐窄,全缘,中脉在叶背明显,侧脉约6对。伞形聚伞花序腋生,有花3~8朵,小苞片多数;花萼5深裂,内面基部腺体不多;花冠辐状,5深裂,裂片线形,紫红色,内面具长柔毛;副花冠裂片盾状,肥厚,较花药为短;雄蕊5枚,与雌蕊合生成蕊柱，花药2室，每室具一淡黄色下垂的花粉块；柱头微突，包在花药的薄膜内。蓇葖果单生，窄长披针形，黄棕色，先端具白色丝状绢毛。花期5—8月，果期9—10月。

2. 芫花叶白前

根茎较短小或略呈块状；表面灰绿色或灰黄色，节间长1～2cm。质较硬。根稍弯曲，直径约1mm，分枝少。

【主产地】主产于湖北、湖南、浙江、安徽、福建、江西、广西等地。湖北省内白前主产于武汉新洲、黄冈团风等地。

【功能主治】降气，消痰，止咳。用于肺气壅实，咳嗽痰多，胸满喘急。

【优势与特色】

1. 道地性考证

白前始载于《雷公炮制论》，始载于《名医别录》，列为中品。《新修本草》载白前“俗名石蓝，又名嗽药”。以后历代本草均有收载，如《本草经集注》《植物名实图考》《本草纲目拾遗》《本草图经》《本草纲目》等。关于白前的产地，《本草经集注》云“此药出近道”，此处的“近道”指的是江苏、安徽、浙江一带。《本草图经》曰“白前，旧不载所出州土，陶隐居云出近道，今蜀中及淮、浙州郡皆有之”。其中，宋之“蜀中”即今之四川，宋之“淮州、浙州”即今之江苏、浙江一带。《本草图经》称“舒州白前”，古舒州为今之安徽安庆。到了民国时期，民国《药物出产辨》载“白前以广东江北清远一带产者为最，三水南沙等处亦有出，江苏镇江府亦有出”。可见，历代本草中白前的确切产地主要在四川、浙江、安徽、江苏一带，后在长江下游江苏镇江及三江流域广州南沙、广州清远附近皆有发现。现代，《中药材手册》《金世元中药材传统经验鉴别》等认为安徽、湖北、浙江等为主产地，陈宏康等研究（1995年）显示，湖北是柳叶白前的主要产区，产量居全国首位。

2. 品质特色

根茎呈长圆柱形，略弯曲，有分枝，长达22cm，较野生品粗，直径2～4.5mm；表面黄白色，较平滑或略有细纵纹；节明显，节间长1.5～4cm，节上密生扭曲状细根；顶端残留灰绿色地上茎；质硬脆，折断面白色，中空。根细而多，长达20cm，直径0.5～1.1mm，其上再分出更细的须根，相互交织成团；表面黄白色，平滑或略有纵纹，质硬脆，断面白色。

3. 产业化

目前，湖北是柳叶白前的主要产区，产量居全国首位。规模较大的白前种植基地有黄冈团风县田生中药材合作社、武汉市白前堂药材种植专业合作社，上述两个地区的柳叶白前种植面积达10万余亩，湖北其他地区如英山县温泉镇龙潭畈村也有白前种植基地。市场调研显示，市场上流通的大多为湖北产柳叶白前。

白　术

Baizhu

ATRACTYLODIS MACROCEPHALAE RHIZOMA

【别名】山蓟、冬白术、浙术、于术。

【来源】为菊科植物白术*Atractylodes macrocephala* Koidz.的干燥根茎。

【原植物】多年生草本，高30～80cm，根茎肥厚，略呈拳状。茎直立。叶互生，3深裂或羽状5深裂，顶端裂片最大，裂片椭圆形至卵状披针形，长5～8cm，宽1.5～3cm，边缘有刺齿，有长柄；茎上部分狭披针形，不分裂。头状花序单生枝顶，总苞钟状，总苞片7～8层，基部被一轮羽状深裂的叶状苞片包围；全为管状花，花冠紫色，先端5裂；雄蕊5枚；子房下位，表面密被绒毛。瘦果密生柔毛，冠毛羽状分裂。花期9—10月，果期10—11月。

【主产地】主产于浙江、安徽、湖北、湖南等省。湖北省内白术主产于黄冈、咸丰、黄梅、英山、蕲春、武穴等地，其中恩施咸丰县为道地产区，咸丰县的"鸡腿白术"国家地理标志保护产品。

【功能主治】健脾益气，燥湿利水，止汗，安胎。用于脾虚食少，腹胀泄泻，痰饮眩悸，水肿，自汗，胎动不安。

【优势与特色】

1. 道地性考证

白术始载于《神农本草经》，被列为上品，没有苍术和白术之分。在《伤寒论》中开始有提及苍术和白术的区别，之后陶弘景明确地指出了苍术和白术的不同，到宋代之后各医家才将苍术和白术分开使用。白术在历代本草中均有收载，如《本草经集注》《本草图经》《妇人大全良方》《医学起源》《本草纲目》等。关于白术的产地，《神农本草经》言"生郑山山谷、汉中、南郑"。《本草经集注》云："今处处有，以蒋山、白山、茅山者为胜。"《本草图经》曰："今白术生杭、越、舒（安徽省安庆市）、宣州（今安徽宣城市一带）高山岗上。"《本草品汇精要》言："杭州于潜佳。"由此可看出，古代白术主要产于浙江、安徽、四川等地。现代，《中药大辞典》等认为白术主产于浙江、安徽、湖南、湖北、四川、福建等地。

白术分为潜白术、浙白术、歙术、祁术、舒州术、江西术和平江术。其中浙江磐安产的白术为著名浙白术，为"浙八味"之一。

2. 品质特色

呈不规则肥厚团块或拳状团块，长3～13cm，直径1.5～7cm。表面灰黄色或灰棕色，有不规则的瘤状突起和断续的纵皱和沟纹，并有须根痕，顶端有残留茎基和芽痕。质坚硬，不易折断，断面不平坦，生晒术断面淡黄白色至淡棕色，略有菊花纹及分散的棕黄色棕黄色油点；烘术断面角质样，色较深，有裂隙。气清香，味甘微辛，嚼之略带黏性。

3. 产业化

白术现广为栽培品。湖北省恩施咸丰县是白术的道地主产区之一，主产的"鸡腿白术"为国家地理标志性保护产品，其种植面积达3万亩，年产量达1.05万吨，约占全国白术常年产量的55%。

百　合

Baihe

BULBUS LILII

【别名】野百合、山百合、龙牙百合。

【来源】为百合科百合属植物卷丹 *Lilium lancifolium* Thunb.、百合 *Lilium nrownii* F. E. brown、细叶百合 *Lilium pumilum* DC. 的干燥肉质鳞茎。以上3种植物在湖北省均有分布，

目前湖北省内主要商品药材的基原为卷丹和百合,较少用细叶百合。

【原植物】

1. 卷丹

多年生草本,高1～1.5m。鳞茎卵圆状扁球形,高4～7cm,直径5～8cm。茎直立,淡紫色,被白色绵毛。叶互生,无柄;叶片披针形或线状披针形,长5～20cm,宽0.5～2cm,向上渐小成苞片状,上部叶腋内常有紫黑色珠芽。花3～6朵或更多,生于近顶端处;花下垂,橘红色,花蕾时被白色绵毛,花被片6枚,长5.7～10cm,宽1.3～2cm,向外反卷,内面密生紫黑色斑点;雄蕊6枚,短于花被,花药紫色;子房长约1.5cm,柱头3裂,紫色。蒴果长圆形至倒卵形,长3～4cm。种子多数。花期6—7月,果期8—10月。

2. 百合

草本,高达1.5m,鳞茎近球形,高3.5～5cm,直径5cm,其暴露部分带紫色,鳞叶广展如荷花状。茎无毛,常有紫色条纹。叶有短柄;叶片披针形或窄披针形,长2～10cm,宽0.5～1.5cm。花1朵至数朵生于茎端;花被片6枚,乳白色,微黄,长约15cm,背面中肋带淡黄色,顶端向外张开或稍反卷。蒴果长圆形,长约5cm。花期5—7月,果期8—10月。

3. 细叶百合

草本,高30～60cm。鳞茎圆锥形或长卵形,高2.5～4cm。直径1.8～3.5cm。叶线性,长3～10cm,宽1～3mm。花1～3朵,下垂,鲜红色或紫红色,花被片长3～4.5cm,宽5～7mm,反卷,无斑毛或有少数斑点;花药具红色花粉。蒴果近球形,直径1.7～2.2cm。花期6—8月,果期8—9月。

【主产地】主产于湖北、湖南、浙江、江苏等地。湖北省内百合主产于鄂西山区及大别山区,以来凤县、宣恩县、英山县、罗田县产量最大。

【功能主治】养阴润肺,清心安神。主治阴虚久咳,痰中带血,热病后期,余热未清,或虚烦惊悸、失眠多梦、精神恍惚,痈肿,湿疮。

【优势与特色】

1. 道地性考证

百合始载于《神农本草经》,列为中品,以后历代本草均有收载,如《吴普本草》《名医别录》《新修本草》《本草品汇精要》《本草乘雅半偈》等。关于百合的产地,《吴普本草》曰:“生宛朐(今山东菏泽西南)及荆山(今湖北南漳县西部)。”《名医别录》曰:“生荆州(今湖北荆州地区)。”《新修本草》曰:“生荆州(今湖北荆州地区)川谷。”《本草品汇精要》曰:“(道地)滁州(今安徽省滁州市)成州(今甘肃成县)。”《本草乘雅半偈》曰:“近道虽有,唯荆州(今湖北荆州地区)山谷者良。”由此可见,古代百合产区主要有山东菏泽西南一带、安徽省滁州市、湖北南漳县西部一带、甘肃成县一带、湖北荆州等长江中游一带,其中以湖北荆州一带地区的资源较为常见,应为这个时期百合的主要产区。现代,《药材资料汇编》《新编中药志》《中国药材学》认为,百合在全国大部分地区多有生产,主产于湖北、湖南、浙江、甘肃、江苏等地。其中以湖北、湖南所产品质最好,江浙产量最大。

2. 品质特色

鳞叶呈长椭圆形,长2～5cm,宽1～2cm,中部厚1.3～4mm,表面类白色、淡棕黄色或微带紫色,有数条纵直平行的白色维管束。顶端稍尖,略向内弯曲、质硬而脆,断面较平坦,角质样。无臭,味微苦。

3. 产业化

目前,湖北省恩施土家族苗族自治州部分地区及黄冈市英山县等地有栽培,种植总面积约为2万亩,年产药材约2 000吨。

半　夏

Banxia

PINELLIAE RHIZOMA

【别名】三叶半夏、三步跳、三步倒。

【来源】为天南星科植物半夏*Pinellia ternata*(Thunb.) Breit.的干燥块茎。

【原植物】块茎圆球形,直径1～2cm,具须根。叶2～5枚,有时1枚。幼叶卵状心形或戟形,为全缘单叶,长2～3cm,宽2～2.5cm;老株叶3全裂,裂片绿色,背淡,长圆状椭圆形或披针形,两头锐尖,中裂片长3～10cm,宽1～3cm;侧裂片稍短,全缘或具不明显浅波状圆齿;侧脉8～10对,细弱,细脉网状,密集,集合脉2圈。叶柄长15～20cm,基部具鞘,鞘内、鞘部以上或叶片基部(叶柄顶端)有径3～5mm的珠芽,珠芽在母株上萌发或落地后萌发;花序柄长25～30(～35)cm,长于叶柄。佛焰苞绿色或绿白色,管部狭圆柱形,长1.5～2cm;檐部长圆形,绿色,有时边缘青紫色,长4～5cm,宽1.5cm,钝或锐尖。肉穗花序:雌花序长2cm,雄花序长5～7mm,其中间隔3mm;附属器绿色变青紫色,长6～10cm,直立,有时"S"形弯曲。浆果卵圆形,黄绿色,先端渐狭为明显的花柱。花期5—7月,果8月成熟。

【主产地】主产于四川、湖北、安徽、江苏、河南、浙江等地。湖北省江汉平原所产半夏习称"荆半夏",为享誉海内外的湖北道地药材。

【功能主治】燥湿化痰,降逆止呕,消痞散结。用于湿痰寒痰,咳喘痰多,痰饮眩悸,风痰眩晕,痰厥头痛,呕吐反胃,胸脘痞闷,梅核气;外治痈肿痰核。

【优势与特色】

1. 道地性考证

《神农本草经》首次记载"半夏,生微丘或生野中",但无植物产地及形态描述。《名医别录》记载半夏产地"生槐里川谷",陶弘景曰:"槐里属扶风,今第一出青州,吴中亦有,以肉白者为佳,不厌陈久。"槐里,今陕西省兴平市东南,青州在山东省中部;吴中,今江苏、上海大部及安徽、浙江两者部分地区。可知半夏的主产地在陕西、山东一带,江苏、安徽等地亦产,然而质量最好的是山东中部半夏,以肉白者为佳。《千金翼方》记载半夏者产河南道谷州、江南东道润州、江南西道宣州三处。《本草图经》曰:"今在处有之,以齐州者为佳。"《本草品汇精要》记载:"道地:齐州者为佳。"《植物名实图考》曰:"半夏,所在皆有,……乃以鹊山为佳。"鹊山位于今山东济南市北。可见,宋、明时期,半夏以山东济南一带所产者为最上,但是在清朝时安徽半夏质量也较优。近代陈仁山《药物出产辨》载半夏"产湖北荆州为最"。荆州辖今江陵县、京山、钟祥、天门、潜江等地,该书明确指出半夏的产地在湖北。现今,阜南、颍上所产的半夏,誉称之"颍半夏",贵池殷汇所产半夏,誉称之"汇半夏",舒城所产半夏，誉称之“舒半夏”，均闻名于世，特别是阜南焦坡集的半夏，誉称之“焦半夏”。以上诸地均归属于安徽省。

从本草考证看来，魏晋时半夏的主产地在陕西、山东一带，以山东中部半夏质量最好，此外江苏、安徽等地亦产。唐代半夏的产地主要分布在河南、江苏、安徽一带。自宋、明、清来，半夏以山东济南一带所产者为最上，此外安徽半夏质量也较好。常用中药道地产区变迁十分普遍，产生变迁的原因除了自然环境、经济原因之外，与人文背景关系也相当密切。半夏主产区和道地产区出现了较大变迁，半夏主要产地或道地产区先后有陕西、山东、河南、江苏、安徽、湖北等地。

2. 品质特色

本品呈类球形，有的稍偏斜，直径0.7～1.6cm。表面白色或浅黄色，顶端有凹陷的茎痕，周围密布麻点状根痕；下面钝圆，较光滑。质坚实，断面洁白，富粉性。气微，味辛辣、麻舌而刺喉。

3. 产业化

湖北省为半夏的道地产区之一。2018年12月农业农村部会同国家药品监督管理局、国家中医药管理局发布了《全国道地药材生产基地建设规划（2018—2025年）》，荆半夏被列为华中道地药材产区的主要品种、主攻方向。2018年以来，荆半夏主产区成立了大量的半夏种植专业合作社，专门从事半夏的种植。

苍　术

Cangzhu

ATRACTYLODIS RHIZOMA

【别名】赤术、山精、山蓟。

【来源】为菊科植物茅苍术*Atractylodes lancea*（Thunb.）DC. 或北苍术*Atractylodes chinensis*（DC.）Koidz 的干燥根茎。

【原植物】

1. 茅苍术

多年生草本，根状茎粗长或疙瘩状。茎直立，30～100cm，不分枝或上部分枝。中下部茎叶不分裂或3～5（7～9）羽状深裂或半裂，基部楔形，几无柄，扩大半抱茎；中部以上茎叶不分裂，倒长卵形、倒卵状长椭圆形或长椭圆形。全部叶质地硬，硬纸质，两面绿色，无毛，边缘或裂片边缘有针刺状缘毛或三角形刺齿或重刺齿。头状花序多数或少数（2～5个），单生茎枝顶端，总苞钟状，苞叶针刺状羽状全裂或深裂，总苞片5～7层，覆瓦状排列，顶端钝或圆形，边缘有稀疏蛛丝毛，中内层或内层苞片上部有时变红紫色。小花白色，瘦果倒卵圆状，被稠密的顺向贴伏的白色长直毛，冠毛褐色或污白色，羽毛状，基部连合成环。

2. 北苍术

与茅苍术的主要区别：叶片稍宽，卵形或长卵形，茎中下部叶常羽状5深裂，上部叶不裂或3～5羽状浅裂，叶缘具不规则刺齿，常无叶柄。头状花序稍宽。

【主产地】主产于内蒙古、黑龙江、吉林、辽宁、河北、陕西、河南、湖北等地。湖北省内主要为茅苍术，主产于大别山区、武陵山区、大洪山区的黄冈、十堰、孝感、随州等地。黄冈市罗田县及英山县为道地产区,“罗田苍术”已于2011年获国家地理标志保护产品,英山县苍术种植基地已于2012年通过国家GAP认证。

【功能主治】燥湿健脾,祛风散寒,明目。用于湿阻中焦,脘腹胀满,泄泻,水肿,脚气痿躄,风湿痹痛,风寒感冒,夜盲,眼目昏涩。

【优势与特色】

1. 道地性考证

苍术用药历史悠久,南北朝之前的本草文献未分“苍术”和“白术”,均称“术”。术最早记载于西汉《五十二病方》和东汉《武威汉代医简》,收载有多个方剂。《神农本草经》将苍术列为上品,记载了术的性味、主治及异名,未说明具体产地:“味苦温,主风寒湿痹死肌,痉、疸、止汗除热,消食;作煎饵,久服可轻身延年不肌。一名山蓟,生山谷。”汉末《名医别录》记载了术的性味、主治、别名、产地及采收加工:“味甘……一名山姜,一名山蓟。生郑山、汉中、南郑。二月、三月、八月、九月采根,曝干。”《本草经集注》对“术”的产地、采收期、形态、功效、品质等均有注解,并将“术”分为“赤术”和“白术”:“郑山,即南郑也。今处处有,以蒋山、白山、茅山者为胜。十一月、十二月、正月、二月采好,多脂膏而甘……术乃有两种:白术叶大有毛而作桠,根甜而少膏,可作丸散用,赤术叶细无桠,根小苦而多膏,可作煎用。”其中,蒋山为现今南京市钟山,白山为现今南京市东部(一说为现今陕西眉县和太白县交界处的太白山,为秦岭山脉的主峰所在地),茅山现今位于江苏省句容市茅山风景区,与金坛区交界。可见,此时认为蒋山(今江苏南京市钟山)、白山(今南京市东部,一说为今陕西眉县和太白县交界处的太白山)、茅山(今江苏茅山地区)所产术品质最好。唐代本草学著作,如《新修本草》,多总结汇集前人成果,在产地和品质上并未出现新阐释。宋代苏颂、林亿等的《本草图经》记载:“术,生郑山山谷、汉中、南郑,今处处有之,以嵩山、茅山者为佳。”与前人相比,此时术的产地增加了嵩山,即为现今河南省西部登封市的嵩山。苏轼在《东坡杂记》中记载:“黄州山中苍术甚多”,黄州为今湖北黄冈市辖区。可见宋代认为术的产地主要是陕西汉中地区、江苏南京地区、河南嵩山地区和湖北黄冈地区。

民国时期《药物出产辨》记载苍术“产湖北襄阳、郧阳、马山口、紫荆关、京山县、米河等处。俱由汉口运来。名内行双术,身细味香辛。有产河南直隶东西北山”。马山口位于河南南阳,紫荆关位于河北省易县,京山县位于湖北,米河位于河南巩义市。此时汉口已作为苍术药材的重要集散地。目前位于武汉市汉口繁华街区之中的硚口区仍保留有药帮巷、药王庙等名称,见证了那段明末清初汉口药帮的辉煌历史。1959年出版的《药材资料汇编》是以上海老药工的实践经验为主编撰的,其中记载“苍术产于湖北钟祥、京山、咸宁、通山及江西武宁、修水等地,集散于汉口,故名汉苍术”。2010年出版的《金世元中药材传统鉴别经验》记载:“主产江苏句容(茅山)、镇江、溧水,湖北襄阳、南漳,河南桐柏、唐河等地……湖北产量大,但较江苏产品个大质松,多集散在汉口,故称汉苍术。”由此可见,民国以后“汉苍术”已作为苍术药材交易的重要名片。

从上述历代本草著作可以看出,苍术分布区域较广,最早记载的产地为陕西汉中地区,逐步扩展到江苏南京地区、河南嵩山地区、湖北黄冈地区,后因汉口为苍术药材集散地而得名“汉苍术”。

二十世纪七八十年代，茅山苍术野生资源受到掠夺性采挖而枯竭，导致数量锐减，至今已无法提供商品药材货源。近二十年来，地处湖北省东部大别山地区的英山、罗田等地人工规模化种植茅苍术，加上当地丰富的野生资源，已成为目前市场商品茅苍术主要产区。罗田县产的“罗田苍术”和英山县产的“英山苍术”已获国家地理标志产品保护。

2. 品质特色

呈不规则连珠状或疙瘩块状，略弯曲，偶有分枝，长3～10cm，直径1～2cm。表面灰棕色，有皱纹、横曲纹及残留须根，顶端具茎痕或残留茎基。质坚实，断面黄白色或灰白色，散有多数橙黄色或棕红色油室，暴露稍久，可析出白色细针状结晶。气香特异，味微甘、辛、苦。

3. 产业化

湖北省苍术人工栽培主要集中在大别山南部罗田、英山等县市，大洪山区及武陵山区也有出产，如京山、大悟、保康、房县等地，总种植面积约20 000亩。茅苍术主要出口至日本、韩国等国家，国内主要销往药材市场、制药企业、医院。

柴　胡

Chaihu

BUPLEURI RADIX

【别名】茈胡、地熏、柴草。

【来源】为伞形科植物柴胡 *Bupleurum chinense* DC. 或狭叶柴胡 *Bupleurum scorzonerifolium* Willd. 的干燥根。

【原植物】

1. 柴胡

多年生草本，高50～85cm。主根较粗大，棕褐色，质坚硬。茎单一或数个，表面有细纵槽纹，实心，上部多回分枝，微作“之”字形曲折。基生叶倒披针形或狭椭圆形，顶端渐尖，基部收缩成柄，早枯落；茎中部叶倒披针形或广线状披针形，顶端渐尖或急尖，有短芒尖头，基部收缩成叶鞘抱茎，脉7～9条，叶表面鲜绿色，背面淡绿色，常有白霜；茎顶部叶同形，但更小。复伞形花序较多，呈疏松的圆锥状；伞辐3～8条，纤细，不等长；总苞片5枚，披针形，3条脉，向叶背凸出；小伞有花5～10朵，花瓣鲜黄色，上部向内折，中肋隆起，小舌片矩圆形，顶端2浅裂；花柱基深黄色，宽于子房。双悬果广椭圆形，棕色，两侧略扁，棱狭翼状，淡棕色，每棱槽油管常3条，合生面4条。

2. 狭叶柴胡

与柴胡的主要区别：主根外皮红褐色，质疏松而脆。茎基部密覆黑棕色叶柄残余纤维。叶细线形，顶端长渐尖，基部稍变窄抱茎，质厚，稍硬挺，常对折或内卷，叶缘白色，骨质。伞形花序自叶腋间抽出；子房主棱明显，表面常有白霜。双悬果深褐色，棱浅褐色，粗钝凸出，油管每棱槽中5～6个，合生面4～6个。

【主产地】主产于东北三省、河北、陕西、河南、内蒙古等地。湖北省柴胡主产于十堰市房县。

【功能主治】疏散退热，疏肝解郁，升举阳气。用于感冒发热，寒热往来，胸胁胀痛，月经不调，子宫脱垂，脱肛。

【优势与特色】

1.道地性考证

柴胡以“此胡”之名首载于东汉《神农本草经》。汉代至南北朝时期柴胡的基原难以明确，为伞形科柴胡属或前胡属植物混杂入药。宋代正品基原为狭叶柴胡及其近缘种银州柴胡，且明确柴胡的道地产区为银州。明代及清代北柴胡逐渐成为主流，并逐渐将石竹科银柴胡与伞形科柴胡属植物区分开。历代记载柴胡的主要产区为陕西、河南，道地产区为陕西省榆林市，后柴胡产区逐渐扩大至华东、华北、江南一带。湖北省房县北柴胡种植基地已于2012年通过国家GAP认证，“房县北柴胡”已于2015年获国家地理标志保护产品。

2.品质特色

呈圆柱形或长圆锥形，长6～15cm，直径0.3～0.8cm。根头膨大，顶端残留3～15个茎基或短纤维状叶基，下部分枝。表面黑褐色或浅棕色，具纵皱纹、支根痕及皮孔。质硬而韧，不易折断，断面显纤维性，皮部浅棕色，木部黄白色。气微香，味微苦。

3.产业化

湖北省苍术人工栽培主要集中在十堰市房县等地，总种植面积约5万亩，年产值达2亿元。当地种植企业与湖北中医药大学、湖北医药学院建立“产、学、研”协作机制，推行北柴胡规范化种植模式，带动农户年均增收5 000元以上，成为助力乡村振兴和精准脱贫的重点。

重　楼

Chonglou

PARIDIS RHIZOMA

【别名】灯台七、铁灯台、蚤休、白蚤休、草河车。

【来源】为百合科植物云南重楼 *Paris polyphylla Smith* var. Y unnanensis（Franch.）Hand •—Mazz •或七叶一枝花Paris polyphylla Smithvar. chinensis（Franch.）Hara的干燥根茎。湖北产重楼基原主要为七叶一枝花。

【原植物】

1.云南重楼

多年生草本；根茎横走，粗壮，逐年生节。茎直立，单一，高50～100cm.叶5～9枚(多为7枚)轮生于茎顶，叶片倒卵形，长5～15cm，宽4～8cm，先端尖，基部楔形，全缘，上面绿色，下面粉绿色；叶柄长1～2cm，常染紫红色。花单生于茎顶，花梗长5～15cm；萼片叶状，5～9枚，绿色，无柄；花瓣线形，长于萼柄与萼同数，宽2～4mm，黄绿色。浆果状蒴果近球形，熟后暗紫色，室背开裂，种子多数。花期4—5月，果期9—10月。

2.七叶一枝花

与云南重楼不同的是茎较矮，高4～21cm；根状茎粗短：叶常7枚，叶狭卵形，边缘不整齐或呈波齿状。萼片披针形或狭卵状披针形，花瓣狭丝形，浅绿色，上部紫色，比花短。蒴果不规则球形，果实成熟时仍为绿色；种子少数，2～4枚，外种皮橙红色。花期3—4月，果期9月。

【主产地】云南重楼主要分布于云南、四川、贵州；七叶一枝花主要分布于江西、福建、湖北、湖南、广西、四川、贵州、云南。湖北省重楼主产于神农架、恩施、宜昌、十堰和黄冈地区，其中神农架是七叶一枝花最重要的道地产区。

【功能主治】清热解毒，消肿止痛，凉肝定惊。用于疔疮痈肿，咽喉肿痛，蛇虫咬伤，跌扑伤痛，惊风抽搐。

【优势与特色】

1. 道地性考证

重楼原名蚤休，在秦汉时期的《神农本草经》中被列为下品，《滇南本草》首次以“重楼”（“虫楼”）作为正式药名记载。《本草纲目》记载“重楼金线，处处有之。生于深山阴之地……”《常用中药材品种整理和质量研究》记载：“云南重楼主要分布在云南、四川、贵州；七叶一枝花主要分布于江苏、浙江……湖北、广东、湖南、广西、四川、贵州、云南。”《中药大辞典》记载：“七叶一枝花主产于四川盆地及长江以南广大区域，以四川、云南、贵州、广西、江西、湖北、湖南等地为主。”湖北是重楼（七叶一枝花）的重要道地产区。

2. 品质特色

以根条肥大，质坚实，断面白色，粉性足者为佳。通常认为，七叶一枝花优于云南重楼。质量好的重楼商品外部特征一般为：身干，根茎粗壮、质坚实、断面色白、粉性足。无须根、杂质、霉变。

3. 产业化

目前，湖北省神农架及周边地区、黄冈市的大部分县均有栽培，尤其神农架及周边地区是七叶一枝花的道地产区。七叶一枝花是神农架四大名药之首，目前神农架林区中药材种植面积7万多亩，主要品种包括天麻、重楼等。近年来，全省多地开展人工种植，但面积均不大，产量有限。

党　参

Dangshen

RADIX CODONOPSIS

【别名】板党、板桥党参。

【来源】为桔梗科植物党参 *Codonopsis pilosula* (Franch.) Nannf.、素花党参 *Codonopsis pilosula* Nannf.var.modesta(Nannf.)L.T.Shen或川党参 *Codonopsis tangshen* Oliv.的干燥根。

【原植物】湖北省主产的党参基原为川党参。川党参为多年生草本植物，根常肥大肉质，呈长圆柱形，少分枝或中部以下略有分枝，表面灰黄色。茎缠绕多分枝。叶在主茎及侧枝上的互生，在小枝上的近于对生；叶片卵形、窄卵形或披针形，顶端钝或急尖，基部楔形或较圆钝，稀心形，上面绿色，下面灰绿色，边缘浅钝锯齿。花单生于枝端，与叶柄互生或近于对生；有花梗，花萼5深裂，仅基部与子房合生，长圆状披针形，先端急尖，微波状或近于全缘；花冠钟状，淡黄绿色内有紫斑，5浅裂，裂片近于正三角形；花丝基部微扩大；子房下位。种子多数，椭圆形，细小，棕黄色。花、果期7—10月。

【主产地】主产于湖北、山西、四川等地。湖北省党参主产于恩施、宜昌、十堰及神农架林区，尤其以恩施板桥镇及其周边地区产量大、品质优，所产药材习称“板桥党参”。

【功能主治】健脾益肺，养血生津。用于脾肺气虚，食少倦怠，咳嗽虚喘，气血不足，面色萎黄,心悸气短,津伤口渴,内热消渴。

【优势与特色】

1. 道地性考证

党参之名始见于清代的《百草镜》。《百草镜》云:"党参,一名黄参,黄润者良,出山西潞安、太原等处,有白色者,总以净软壮实味甜者佳,嫩而小枝者名上党参,老而大者名黄党参。"《本经逢原》曰:"产山西太行者名上党人参,虽无甘温峻补之功,却有甘平清肺之力,亦不似沙参之性寒专泄肺气也。"《施南府志》载:"板桥嵩坝百余家,大半药师兼药户,刀砍火种笑人忙,抛却农书翻药谱……"详细记述了当时板桥党参由野生转为广泛栽种,成为中国党参传统道地产区。1984年,中国国家外经贸部将板桥党参定名为"中国板党"。2001年,湖北省科技厅将板桥列为湖北地道药材板桥镇党参基地。

2. 品质特色

圆柱形,末端较细,有的分枝,长10~45cm,直径0.5~2cm。表面灰黄色至黄棕色,根头部有多数疣状突起的茎痕和芽,习称"狮子盘头",根头下部有环状横纹,全体有明显不规则的纵沟及散在横长皮孔;支根断落处有黑褐色胶状物,习称"豆豉尾"。质较软而结实,断面稍有裂隙,皮部黄白色,木部淡黄色。气香特异,味甜。

3. 产业化

板桥党参简称板党,因其产于湖北省西南部恩施土家族苗族自治州恩施市板桥镇而得名,为湖北省的特产,国家地理标志认证产品。恩施市峰岚板桥党参有限公司联合多家科研机构,开展板桥党参药材规范化种植研究及GAP基地建设。2006年,板桥镇有板桥党参留存面积3.2万亩,年产量1 000余吨。据2009年统计,国内有20多个省市100多个县的流动客商云集板桥镇收购板党,恩施市每年都在板桥镇举办"中国板党节",加大外销力度。板党年采挖8 000多亩,年产量1 000余吨。

独　活

Duhuo

Angelicae Pubescentis Radix

【别名】香独活、川独活、玉活、大活。

【来源】为伞形科植物重齿毛当归*Angelica pubescens* Maxim.f.biserrata Shan et Yuan.的干燥根。

【原植物】多年生高大草本。茎直立,粗壮,中空,常带紫色,有纵沟纹,上部有短糙毛。叶二回三出羽状全裂,叶片宽卵形;茎生叶柄基部膨大成兜状叶鞘,鞘背面无毛或稍被短柔毛。边缘有不整齐的尖锯齿,或重锯齿,齿端有内曲的短尖头,顶生小叶片3裂,边缘常带软骨质。复伞形花序顶生或侧生,花序梗密被短糙毛;总苞片1枚,长钻形,有缘毛,常早落;伞幅10~25条,密被短糙毛,伞形花序有花17~28(36)朵;小苞片5~10枚,阔披针形。花白色,无萼齿,花瓣倒卵形,顶端内凹。果实椭圆形,侧翅与果体等宽或略狭,背棱线形,隆起。花期8—9月,果期9—10月。

【主产地】主产于湖北、四川、重庆、陕西等地。湖北、重庆产者为道地药材。湖北省独活主产于恩施、宜昌、十堰及神农架林区。其中，巴东县、五峰县、长阳县为全国主要道地产区之一。长阳产的“资丘独活”和“巴东独活”获国家注册商标保护，“巴东独活”亦获国家地理标志产品保护。

【功能主治】祛风除湿、通痹止痛。用于风寒湿痹，腰膝疼痛，少阴伏风头痛，风寒挟湿头痛。

【优势与特色】

1. 道地性考证

独活始载于《神农本草经》，列为上品，曰：“出益州北部、西川为独活，色微白，形虚大，为用亦相似，而小不如。”《名医别录》云：“生雍州（今西安市西北）或陇西南安（今甘肃南部洮河流域及天水一带）。”《中华本草》曰：“独活别名独摇草，又名巴东独活、肉独活。”由此可知，独活的主要道地产区为四川、陕西、甘肃及湖北。

2. 品质特色

主根粗短，略呈圆柱形，下部2～3分枝或较多，长10～30cm。根头膨大，有横皱纹，直径1.5～3cm，顶端有茎、叶的残基或凹陷。表面灰褐色或棕褐色，具纵皱纹，有横长皮孔样突起及稍突起的细根痕。质较硬，受潮则变软，断面皮部灰白色，有多数散在的棕色油室，木部灰黄色至黄棕色，形成层环棕色。有特异香气，味苦、辛、微麻舌。

3. 产业化

湖北省恩施土家族苗族自治州巴东县具有悠久的独活栽培历史，为中药市场上独活药材的主产区之一。巴东独活香气浓郁、品质独特，2011年被国家列为地理标志保护品种。随着独活药材药用需求的增加，巴东县开始了“公司＋基地＋农户”的种植生产模式。目前，今大药业有限公司通过GAP研究与示范基地建设，已在巴东县建有中药材独活种源及规范化GAP种植基地，同时进行了道地中药材的收储、加工与经营。据统计，2016年巴东县独活种植面积为7 950～10 005亩，产量可达300～500吨。宜昌市长阳县现有独活种植面积500余亩，并且建有规范化种植模范基地。

杜　仲

Duzhong

EUCOMMIAE CORTEX

【别名】扯丝皮、丝棉皮、丝连皮。

【来源】为杜仲科植物杜仲*Eucommia ulmoides* Oliv.的干燥树皮。

【原植物】落叶乔木，高可达20m。枝、叶、树皮、果皮均含橡胶，折断拉开有银白色细丝。树皮灰褐色，小枝具明显的皮孔。叶互生，椭圆形、卵形，长6～15cm，宽3～7cm；基部圆形或阔楔形，先端渐尖，叶脉羽状，边缘有锯齿；叶柄长1～2cm。花单性，雌雄异株，无花被；雄花苞片倒卵状匙形，早落，雄蕊6～10枚，花药条形，花丝极短；雌花具短梗，苞片倒卵形，雌蕊扁而长，顶端有2叉状花柱，子房上位，1室。翅果扁平，长椭圆形，长3～3.5cm，宽1～1.5cm。种子1粒。花期4—5月，果期9—10月。

【主产地】主产于湖北、陕西、四川、贵州、重庆、河南等地。湖北省杜仲主产于襄阳、十堰、恩施等地，“襄阳杜仲”获国家地理标志产品保护，“郧西杜仲”为全国农产品地理标志登记产品。

【功能主治】补肝肾，强筋骨，安胎。用于肝肾不足，腰膝酸痛，筋骨无力，头晕目眩，妊娠漏血，胎动不安。

【优势与特色】

1. 道地性考证：始载于《神农本草经》，列为上品。《名医别录》记载：“杜仲生上虞（今河南虞城县）及上党（今山西长治县）、汉中（今陕西南郑区）。”宋代《本草图经》记载杜仲产地为“建平（今四川省巫山县）、宜都（今湖北省宜都市）、商州（今陕西商州区）、成州（今河南淮阳）、峡州（今湖北省宜昌市）近处大山中”。《宋史·地理志》记载：杜仲出“金州（陕西安康）”。清代《本草求真》记载：“出汉中（今陕西南郑区）厚润者良。”《中药大辞典》记载：“长江中游及南部各省，河南，陕西，甘肃。”现今，湖北杜仲、川杜仲被认为品质为佳。

2. 品质特色

呈板片状或两边稍向内卷，大小不一，厚3～7mm。外表面淡棕色或灰褐色，有明显的皱纹或纵裂槽纹，有的树皮较薄，未去粗皮，可见明显的皮孔。内表面暗紫色，光滑。质脆，易折断，断面有细密、银白色、富弹性的橡胶 丝相连。气微，味稍苦。

3. 产业化

杜仲为我国传统名贵滋补药材，药用价值极高，在食品开发、制胶工业、家具用材、城乡绿化、绿色饲料等方面亦有巨大的应用价值和开发潜力。近年来，杜仲叶茶、杜仲籽油、杜仲雄花茶、杜仲饲料、杜仲橡胶等系列产品不断拓展，杜仲的药用保健价值及杜仲胶的工业价值受到了社会各界的广泛关注，需求量也逐年上升。2016年，国家林业局（现为国家林业和草原局，下同）发布《全国杜仲产业发展规划（2016—2030年）》，标志着我国杜仲产业发展上升为国家层级的战略规划，将大力推动杜仲产业未来发展。

湖北襄阳谷城、南漳、保康等地是杜仲的传统产地，襄阳杜仲产业已形成集研发、种植、深加工、销售等为一体的完整产业链，建有湖北省唯一的杜仲胶生产线，年产量可达500吨，杜仲胶在医学康复、高铁制造、航天航海、国防军事等领域均得到广泛应用。

茯　苓

Fuling

PORIA

【别名】茯菟、茯灵、松腴。

【来源】为多孔菌科真菌茯苓*Poria cocos*（Schw.）Wolf的干燥菌核。

【原植物】寄生或腐生于马尾松、黄山松、赤松等松属植物。菌核生于地下，由菌丝体扭结而成，有特殊气味，新鲜时较软，干后坚硬如石；菌核球形、卵形、椭圆形至不规则团块状，大小不等，重量几十克至几十千克；表面粗糙多皱褶，深棕色至黑褐色，内部白色，肉质，近皮部略带粉红色。子实体小不规则，蜂窝状，平伏于菌核表面，幼时白色，老时变浅褐色，菌管密，管口为多角形后不规则，空缘裂为齿状。菌管内着生有担子及担孢子。

【主产地】主产于湖北、安徽、云南等地。湖北省黄冈市罗田县、英山县等地为道地产区，罗田县九资河镇被誉为“中国茯苓之乡”，“九资河茯苓”获国家地理标志保护产品，“英山茯苓”获农产品地理标志认证。湖北罗田九资河镇、英山石头咀镇两个茯苓基地于2014年通过原国家食品药品监督管理总局中药材基地GAP认证。

【功能主治】利水渗湿，健脾，宁心。用于水肿尿少，痰饮眩悸，脾虚食少，便溏泄泻，心神不安，惊悸失眠。

【优势与特色】

1. 道地性考证

茯苓始载于《神农本草经》“生川谷”，汉末《名医别录》记载：“生太山（今山东省泰安县）大松下。”《本草经集注》记载：“今出郁州（今江苏连云港一带）。”唐代《新修本草》记载茯苓以华山所产者为最：“第一出华山（今陕西省渭南市华阴市），形极粗大。”宋代《本草图经》记载：“生泰山山谷，今泰、华、嵩山皆有之（泰山：今山东泰山。嵩山：今河南嵩山）。”唐代起茯苓产地有泰山迁移至陕西、河南等地。明代起则以云贵所产者为佳。明代《本草蒙筌》记载：“近道俱有，云贵（云南、贵州）独佳。产深山谷中，在枯松根底。”《本草发明》记载：“产云贵者佳。生深谷中枯松底。”明代《删补颐生微论》、清代《本草汇》《本草从新》等均记载茯苓“产云南”。清代《药笼小品》：“茯苓滇产者色绀，坚实可入补药；其六安两浙所出者，多断松枝种成，数年可采，惟能利小便，不及滇产远甚。”可见，彼时安徽、浙江成为茯苓栽培的主要地区。近代《增订伪药条辨》记载：“惟云南产，天然生者为多，亦皮薄起皱纹，肉带玉色，体糯质重为最佳。惜乎出货不多。其他产临安、六安、于潜者，种苓为多。”《药物出产辨》记载：“以云南产者为云苓，最正地道。”《药材资料汇编》记载：“人工栽培以来，安徽、湖北等地成为茯苓主产区。现时野生主产于云南丽江地区。”因此，云苓作为道地药材历史悠久，体糯质重，品质最佳，但野生资源短缺，产量不高。现今茯苓主产于湖北罗田、英山、麻城，安徽岳西、霍山、金寨等地，以体重、皮薄、色白、质坚、黏牙力强者为佳。

2. 品质特色

呈类球形、椭圆形、扁圆形或不规则团块，大小不一。外皮薄而粗糙，棕褐色至黑褐色，有明显的皱缩纹理。体重，质坚实，断面颗粒性，有的具裂隙，外层淡棕色，内部白色，少数淡红色，有的中间抱有松根。气微，味淡，嚼之黏牙。

3. 产业化

我国茯苓药材主要源自人工栽培，鲜有野生，位于大别山以南的湖北省罗田县九资河镇、胜利镇、河铺镇、白庙河乡、平湖乡、大河岸镇等地，英山县石头咀镇、陶河乡、温泉镇、红山镇、孔坊乡、金铺镇、方家咀乡、南河镇、杨柳镇、雷家店镇、草盘镇等地，以上地区是我国茯苓道地主产区之一，据不完全统计，2019 年湖北茯苓栽培面积达 19 500 亩，产量约 7 000 吨。茯苓为药食同源药材，在食品、化妆品等领域均有大量的应用。

湖北省中医院（湖北省中医药研究院）长期致力于茯苓研究，完成了“九五”至“十二五”国家茯苓研究课题及“十二五”国家科技支撑计划课题“茯苓规范化种植基地优化升级及系列产品综合开发研究”，获2016年湖北省科技进步二等奖。“十三五”期间，由其牵头，联合中国科学院微生物研究所、中国中医科学院、九州通医药集团股份有限公司等11家茯苓研究优势单位共同组建涵盖生物、中药、农业、药理、工程技术、产品开发等领域的科研团队,承担了国家重点研发计划中医药现代化研究重点专项“茯苓全产业链标准体系构建及产品研发”,湖北茯苓相关研究在全国处于领先地位。

龟　甲

Guijia

TESTUDINIS CARAPAX ET PLASTRUM

【别名】龟板、乌龟壳、乌龟板。

【来源】为龟科动物乌龟 *Chinemys reevesii*(Gray)的背甲及腹甲。

【原动物】头小,不及背甲宽的1/4,头顶前部平滑,后部皮肤具细粒状鳞;吻端向内侧下斜切,喙缘的角质鞘较薄;下颚左右齿骨间的交角小于90°。背甲较平扁,具3条纵棱,四肢略扁平,指、趾间均具蹼,具爪。尾较短小。背甲棕褐色,腹甲及甲桥棕黄色,每一盾片均有黑褐色大斑。头部橄榄色或黑褐色;头侧及咽部有暗色镶边的黄纹及黄斑,并向后延伸至颈部。雄性个体几乎整个呈黑色,有异臭,雌龟背甲棕褐色。

【主产地】主产于湖北、湖南、江苏、安徽等地。目前全国市场上流通的龟甲商品药材60%产于湖北,因此,湖北省是龟甲的道地主产区之一。

【功能主治】滋阴潜阳,益肾强骨,养血补心,固经止崩。用于阴虚潮热,骨蒸盗汗,头晕目眩,虚风内动,筋骨痿软,心虚健忘,崩漏经多。

【优势与特色】

1. 道地性考证

龟甲作为药用始载于汉代《神农本草经》,列为上品,谓“龟甲。味咸平。主漏下赤白、破症瘕核疟、五痔、阴蚀、湿痹、四肢重弱……一名神屋,生池泽”。《名医别录》曰:“龟甲生南海池泽及湖水中,采无时,勿令中湿,湿即有毒。”《蜀本草》记载:“湖州、江州、交州者,骨白而厚,其色分明,供卜、入药最良。”《本草蒙筌》曰:“龟甲味咸。深泽阴山,处处俱有。得神龟甲版为上,分阴阳取用才灵。杀死煮脱者力微,自死肉败者力猛,祗取底版,悉去傍弦。”又曰:“秦龟产秦地山中,大小无定,甲板主湿痹体重、四肢挛踡。鸯龟,一名呷蛇龟,腥臭食蛇,陆地常有,身狭尾长色黑,大木能登。绿毛龟蕲州出产,浮水面绿毛鲜明。”明代李时珍所著的《本草纲目》总结修订了前人各种版本的本草,将龟鳖分为水龟、蠵蠵、秦龟、摄龟、玳瑁等9种。提及与药用相关的以水龟、秦龟、摄龟、蠵蠵为主。水龟,记载其“变化莫测,或大或小”“夏则游于香荷,冬则藏于藕节”。经考证可确定为乌龟 *Chinemys reevesii*(Gray)。此为药用主要品种,全国大部分水系均有分布。秦龟,生山之阴土中,二月、八月采。韩保升曰:“今江南、岭南处处有之,冬月藏土中,春夏秋即出游溪谷。”《本草纲目》中所记述的秦龟很可能是现代分类学中陆龟的总称。分布于湖南、广西、云南、海南等省,基本不作药用。摄龟,又名呷蛇龟。云:“鸯龟腹折,见蛇则呷而食之,荆楚之间谓之呷蛇龟。江东呼陵龟,居丘陵也。”我国龟类中腹甲间有横折的仅闭壳龟一属,而该属各种中尤以分布最广的黄缘闭壳龟 *Cuora flavomarginata* (Gray) 为常见,其地方名在湖北和江苏等省至今仍呼为呷蛇龟或克蛇龟,由此可知,摄龟即现代命名的黄缘闭壳龟,分布于湖北、河南、江苏、浙江、湖南、福建等地。《中国古代动物学史》等文献则考证古籍中的蠵龟，是生活于海洋中的一种大型海龟，即红海龟 *Caretta caretta*（Linnaeus）。综上所述，龟甲的原动物乌龟分布广泛，主产于湖北、湖南、江苏等地。

2. 品质特色

本品背甲及腹甲由甲桥相连，背甲稍长于腹甲，与腹甲常分离。背甲呈长椭圆形拱状，长7.5～22cm，宽6～18cm；外表面棕褐色或黑褐色，脊棱3条；颈盾1块，前窄后宽；椎盾5块，第1椎盾长大于宽或近相等，第2～4椎盾宽大于长；肋盾两侧对称，各4块；缘盾每侧11块；臀盾2块。腹甲呈板片状，近长方椭圆形，长6.4～21cm，宽5.5～17cm；外表面淡黄棕色至棕黑色，盾片12块，每块常具紫褐色放射状纹理，腹盾、胸盾和股盾中缝均长，喉盾、肛盾次之，肱盾中缝最短；内表面黄白色至灰白色，有的略带血迹或残肉，除净后可见骨板9块，呈锯齿状嵌接；前端钝圆或平截，后端具三角形缺刻，两侧残存呈翼状向斜上方弯曲的甲桥。质坚硬。气微腥，味微咸。

3. 产业化

随着野生龟类动物种群的破坏，大量的人工饲养不断增加，部分龟类品种，如乌龟、花龟、黄喉拟水龟等，养殖规模已经呈现。养殖区域集中于长江中下游地区、淡水湖泊区域、两广珠江水域等，以湖北荆州、湖北京山、湖南汉寿、浙江湖州、安徽芜湖、江西弋阳、广东佛山、广西南宁等地为代表。养殖模式采用个体养殖户、专业合作社、产业协会等形式；养殖方式主要为外塘繁殖种龟、温室养殖成品龟。养殖龟种的特种养殖业因此也成为中国不少乡镇地区的龙头行业，注册登记在工商网的龟鳖养殖场超过10 000家，如湖北京山有国家级中华龟物种保护基地，以外塘生态养殖为主，养殖面积达到10万亩，每年繁育种苗2 000万只左右，产值已突破11亿元。现建成湖北首家国家级乌龟原种场，打造的盛老汉牌中华草龟已成为中国驰名商标，“京山乌龟”被湖北省政府公布为全省首批10个“一县一品”道地药材项目重点推进。包括京山盛老汉家庭农场、盛昌乌龟原种场在内，目前湖北共有12家国家级水产原、良种场，另有89家省级水产原、良种场，探索形成了稻龟（鳖）共生、鱼鳖混养等多种生态养殖模式，开发龟板胶、乌龟罐头等加工产品，形成了繁、产、加、销一体化的全产业链。

厚 朴

Houpo

MAGNOLIAE OFFICINALIS CORTEX

【别名】川朴、紫油厚朴、温朴。

【来源】为木兰科植物厚朴 *Magnolia officinalis* Rehd. et Wils. 及其变种凹叶厚朴 *Magnolia officinalis* Rehd. et Wils. var. *biloba* Rehd. et Wils. 的干燥干皮、根皮及枝皮。

【原植物】

1. 厚朴

落叶乔木，高7～15（～20）m。树皮粗厚，灰色至灰褐色，小枝粗壮，幼时绿色至绿棕色，被绢毛，老枝灰棕色，无毛。皮孔突起而显著，类圆形或椭圆形。顶芽大，圆锥形，长4～5cm，芽鳞密被淡黄褐色绒毛。叶大，革质，单叶互生，常集生于小枝顶端，叶柄粗壮，长

2.5～5cm；叶片倒卵形或椭圆状倒卵形，长20～50cm，宽10～24cm，先端具短急尖、微凸或圆钝，基部楔形或圆形，全缘或微波状，上面绿色无毛，下面幼时有灰白色短柔毛，脉上密生绒毛，老时呈白粉状。花与叶同时开放，花大，单生于幼枝顶端，直径10～15(～20)cm，多白色，有香气；花梗粗壮，长2～3.5cm，被丝状白毛；花被9～12(～17)片，厚肉质，外轮长圆状倒卵形，淡绿色，长8～10cm，内两轮匙形，白色，长8～8.5cm；雄蕊多数，花丝深红色；雌蕊心皮多数，分离。聚合果长椭圆状卵形或类圆柱形，长10～12(～16)cm，直径5～6.5cm，蓇葖果木质，顶端有向外弯的喙，内含种子1～2粒。种子三角状倒卵形，侧扁，长约1cm，外皮红色，内皮黑色或黑褐色，腹面有浅沟。花期4—5月，果期10—11月。

2.凹叶厚朴

与厚朴形态上的主要区别：叶先端凹缺成2枚钝圆浅裂片，裂深2～3.5cm。

【主产地】厚朴主产于湖北、重庆、四川、陕西、湖南、贵州等地，习称川朴、紫油厚朴。凹叶厚朴主产于福建、浙江、江西、湖南、广西等地，习称温朴。湖北省厚朴主产于恩施、宜昌等地，其中，恩施市、利川市、宣恩、鹤峰、五峰、建始、巴东、咸丰等为道地产区。2005年8月25日，国家质量监督检验检疫总局(现为国家市场监督管理总局，下同)批准对“恩施紫油厚朴”实施地理标志产品保护。保护范围包括恩施市辖行政区域的崔家坝镇、沙地乡、太阳河乡、红土乡、新塘镇、白果乡、板桥镇、盛家坝镇等8个乡镇现辖行政区域。

【功能主治】行气散结，温中燥湿。用于食积气滞，胸腹胀痛，大便燥结，痰饮阻肺，痰逆喘咳等。

【优势与特色】

1.道地性考证

厚朴始载于《神农本草经》，列为中品。此后历代本草均有收载，如《名医别录》《本草经集注》《新修本草》《证类本草》《本草图经》《本草纲目》等。关于厚朴的产地，《神农本草经》谓之生交趾(今越南北部)，《名医别录》亦谓之生交趾、宛朐(今山东)。《本草经集注》曰：“今出建平(今四川东部、重庆巫山)、宜都(今湖北西部)，极厚，肉紫色为好，壳薄而白者不如。”《证类本草》收载《本草图经》中的“商州厚朴”和“归州厚朴”的墨线图(商州为今陕西商洛，一说为四川宜宾，归州为今湖北秭归、巴东)。《本草品汇精要》曰“出交趾、宛朐，今京西(今洛阳)、陕西、江淮、湖南山中皆有之”“道地，蜀川、商州、归州、梓州(今四川三台)、龙州(今四川平武、青川与江油一带)最佳”。清代《质问本草》记载：“产交趾者为最，建平、宜都及洛阳、山陕、河南、川蜀、浙、闽，皆有之。南产者，功胜于北。以厚而紫色者为佳。”并绘厚朴图，与今正品原植物一致。民国《中国药学大辞典》全文照录1930年陈仁山的《药物出产辨》中有关厚朴产地的记述：“厚朴产四川打剑炉为正。湖北施南府亦可用。湖南次之。云南又次之。一产福建福州府亦可用，但气味略逊，出产最多，近日药肆俱用福州来者，因四川、湖北、湖南少出，不能供足市上之需。湖北(这里应该是浙江而非湖北)温州有出，全无气味，不适用。”另外，在种类中提及“紫油厚朴，乃皮厚、多润、色紫褐而味苦辛者”，为优质道地药材。

综上所述，在两千多年的药用过程中，木兰科木兰属厚朴的树皮一直是厚朴药材的主流品种，其间也出现过多种混淆品或习用品，但并非主流。湖北、四川及重庆是厚朴的主产区；

皮厚、肉紫油润是优质厚朴药材的主要特征。

2. 品质特色

恩施紫油厚朴，皮厚、内表面色紫棕、油性足、断面多见发亮的细小结晶（小亮星）、香气与辛辣味浓厚。厚朴酚与和厚朴酚的含量相近，二者总含量较高（不少于2.0%）。

3. 产业化

目前，湖北恩施的大部分地区均有栽培，种植面积约30万亩，年产约1 000吨厚朴药材，约占全国厚朴产量的1/3。恩施土家族苗族自治州新塘镇、中营镇、红土乡、椿木营乡已建成厚朴种植基地十余万亩，成为紫油厚朴百里长廊的产业核心区。

湖北贝母

Hubei beimu

FRITILLARIAE HUPEHENSIS BULBUS

【别名】窑贝、板贝、奉贝。

【来源】为百合科植物湖北贝母*Fritillaria hupehensis* Hsiao et K. C. Hsia的干燥鳞茎。

【原植物】植株长26～50cm。鳞茎由2枚鳞片组成，直径1.5～3cm。叶3～7枚轮生，中间常兼有对生或散生的，矩圆状披针形，长7～13cm，宽1～3cm，先端不卷曲或多少弯曲。花1～4朵，紫色，有黄色小方格；叶状苞片通常3枚，极少为4枚，多花时顶端的花具3枚苞片，下面的具1～2枚苞片，先端卷曲；花梗长1～2cm；花被片长4.2～4.5cm，宽1.5～1.8cm，外花被片稍狭些；蜜腺窝在背面稍凸出；雄蕊长约为花被片的一半，花药近基着，花丝常稍具小乳突；柱头裂片长2～3mm。蒴果长2～2.5cm，宽2.5～3cm，棱上的翅宽4～7mm。花期4月，果期5—6月。

【主产地】主产于湖北、湖南、四川等地。我省主产于恩施自治州及宜昌市等。

【功能主治】清热化痰，止咳，散结。用于热痰咳嗽，瘰疬痰核，痈肿疮毒。

【优势与特色】

1. 道地性考证

贝母始载于《神农本草经》，列为中品。先秦至明朝时期，贝母主要是指葫芦科的土贝母、百合科某贝母品种及浙贝母，直到唐朝开始药用贝母增加了湖北贝母，且贝母的道地性得到了重视。《新修本草》记载贝母“其叶似大蒜，四月蒜熟时，采之良……出润州（今浙江等地）、荆州（今湖北恩施等地）、襄州（湖北襄阳）者最佳，江南诸州（今江苏镇江）亦有”。诸州和润州所产贝母应为浙贝母，荆州和襄州所产贝母应为湖北贝母。《千金翼方》曰“药出州土第三：襄州贝母、润州贝母”。明朝时期，《本草品汇精要》曰：“道地峡州（今湖北宜昌等地）、越州。”清代，《合丰县志》物产篇记载“本县产有黄精、贝母、独活……”由此可见，湖北襄阳、恩施等地为湖北贝母的道地产地。

2. 品质特色

呈扁圆球形，高0.8～2. 2cm，直径0.8～3.5cm。表面类白色至淡棕色。外层鳞叶2瓣，肥厚，略呈肾形，或大小悬殊，大瓣紧抱小瓣，顶端闭合或开裂。内有鳞叶2～6枚及干缩的残茎。内表面淡黄色至类白色，基部凹陷呈窝状，残留有淡棕色表皮及少数须根。单瓣鳞叶呈元宝状，长2.5～3.2cm，直径1.8～2cm。质脆，断面类白色，富粉性。气微，味苦。

3. 产业化

目前，湖北贝母在湖北省恩施土家族苗族自治州、宜昌地区均有栽培。其中，恩施土家族苗族自治州的利川、宜昌的五峰种植面积最大，可达2 000多亩，年产400多吨，为湖北贝母的主要产区。

黄　精

Huangjing

POLYGONATI RHIZOMA

【别名】大黄精，鸡头黄精，姜形黄精，老虎姜。

【来源】为百合科植物滇黄精*Polygonatum kingianum* Coll. et Hemsl.、黄精*Polygonatum sibiricum* Red.或多花黄精*Polygonatum cyrtonema* Hua的干燥根茎。按形状不同，滇黄精习称"大黄精"，黄精习称"鸡头黄精"，多花黄精习称"姜形黄精"。湖北产黄精基原为黄精和多花黄精。

【原植物】

1. 黄精

根状茎圆柱状，由于结节膨大，因此"节间"一头粗、一头细，在粗的一头有短分枝，直径1～2cm。茎高50～90cm，或可达1m以上，有时呈攀缘状。叶轮生，每轮4～6枚，条状披针形，长8～15cm，宽(4～)6～16mm，先端拳卷或弯曲成钩。花序通常具2～4朵花，似呈伞形状，总花梗长1～2cm，花梗长(2.5～)4～10mm，俯垂；苞片位于花梗基部，膜质，钻形或条状披针形，长3～5mm，具1条脉；花被乳白色至淡黄色，全长9～12mm，花被筒中部稍缢缩，裂片长约4mm；花丝长0.5～1mm，花药长2～3mm；子房长约3mm，花柱长5～7mm。浆果直径7～10mm，黑色，具4～7粒种子。花期5—6月，果期8—9月。

2. 滇黄精

根状茎近圆柱形或近连珠状，结节有时作不规则菱状，肥厚，直径1～3cm。茎高1～3m，顶端作攀缘状。叶轮生，每轮3～10枚，条形、条状披针形或披针形，长6～20(～25)cm，宽3～30mm，先端拳卷。花序具(1～)2～4(～6)朵花，总花梗下垂，长1～2cm，花梗长0.5～1.5cm，苞片膜质，微小，通常位于花梗下部；花被粉红色，长18～25mm，裂片长3～5mm；花丝长3～5mm，丝状或两侧扁，花药长4～6mm；子房长4～6mm，花柱长(8～)10～14mm。浆果红色，直径1～1.5cm，具7～12粒种子。花期3—5月，果期9—10月。

3. 多花黄精

根状茎肥厚，通常连珠状或结节成块，少有近圆柱形，直径1～2cm。茎高50～100cm，通常具10～15枚叶。叶互生，椭圆形、卵状披针形至矩圆状披针形，少有稍作镰状弯曲，长10～18cm，宽2～7cm，先端尖至渐尖。花序具(1～)2～7(～14)朵花，伞形，总花梗长1～4(～6)cm，花梗长0.5～1.5(～3)cm；苞片微小，位于花梗中部以下，或不存在；花被黄绿色，全长18～25mm，裂片长约3mm；花丝长3～4mm，两侧扁或稍扁，具乳头状突起至具短绵毛，顶端稍膨大乃至具囊状突起，花药长3.5～4mm；子房长3～6mm，花柱长12～15mm。浆果黑色，直径约1cm，具3～9粒种子。花期5—6月，果期8—10月。

【主产地】黄精分布于陕西、宁夏、甘肃、河南、山东、江苏、安徽、浙江等地；多花黄精分布于江苏、安徽、浙江、江西、福建、四川、贵州等地；滇黄精分布于广西、四川、云南等地。湖北省黄精主产于恩施、宜昌、十堰、咸宁、黄冈等地，其中，咸宁市、黄冈市等地产量大，质量优。

【功能主治】补气养阴，健脾，润肺，益肾。用于脾胃气虚，体倦乏力，胃阴不足，口干食少，肺虚燥咳，劳嗽咳血，精血不足，腰膝酸软，须发早白，内热消渴。

【优势与特色】

1. 道地性考证

黄精药用始载于东汉末《名医别录》，曰“生山谷”。南北朝梁代《本草经集注》：“生山谷”“今处处有”。宋代《本草图经》：“今南北皆有之，以嵩山、茅山者为佳。”清代《植物名实图考》：“别录上品。救荒本草谓其苗为笔管菜，处处有之。……山西产与救荒图同。”《植物名实图考长编》曰“辰溪志：俗呼阳雀菜，衡山制卖者，……福地记：武当县石阶山西北角，……陶先生谓之西岳佐命，是也。……秦时建阿房宫，采木者偶食黄精，……峨眉山志：黄精，峨山产者，甚佳”。说明古时在现代湖南衡山县、湖北武当山、陕西华山、陕西咸阳、四川峨眉山都有黄精生长。总之，其分布广泛，道地产区不明显，湖北省一直是黄精的重要产地。

2. 品质特色

以块大、色黄、断面透明状、质润泽、味甜者为佳，习称“冰糖渣”。通常要求货干、色黄、油润、个大、沉重及肉实饱满，体质柔软，并且无霉变和干僵皮。

3. 产业化

黄精人工种植在近些年发展迅速，全省种植面积约3万亩，其中房县约4 000亩，郧西县约2 000亩，巴东县约3 000亩，建始县约2 000亩，利川市约2 000亩，鹤峰县约1 000亩，来凤县约1 000亩，通城县1 000亩，通山县约1 000亩，崇阳县约10 000亩。此外，黄冈市内多个地区亦有大面积种植。

黄　连

Huanglian

COPTIDIS RHIZOMA

【别名】味连、鸡爪黄连 。

【来源】为毛茛科植物黄连 *Coptis chinensis* Franch. 的干燥根茎。

【原植物】多年生草本。根茎黄色，常分枝，密生多数须根。叶全部基生；叶柄长5～12cm；叶片坚纸质，卵状三角形，宽达10cm，3全裂；中央裂片有细柄，卵状菱形，长3～8cm，宽2～4cm，顶端急尖，羽状深裂，边缘有锐锯齿，侧生裂片不等2深裂，表面沿脉被短柔毛。花葶1～2个，高12～25cm，二歧或多歧聚伞花序，有花3～8朵；总苞片通常3枚，披针形，羽状深裂，小苞片圆形，稍小；萼片5枚，黄绿色，窄卵形，长9～12.5mm；花瓣线形或线状披针形，长5～7mm，中央有蜜槽；雄蕊多数，外轮雄蕊比花瓣略短或近等长；心皮8～12枚，离生，有短柄。蓇葖果6～12个，长6～8mm，具细柄。种子7～8粒，长椭圆形，长约2mm，宽约0.8mm，褐色。花期2—4月，果期3—6月。

【主产地】主产于湖北、四川、贵州、陕西等地。湖北省黄连主产于恩施利川和十堰竹溪等地，其中，恩施利川为道地产区，“利川黄连”已获国家地理标志保护产品和地理标志证明商标，“竹溪黄连”已获国家地理标志产品保护。

【功能主治】清热燥湿，泻火解毒。用于湿热痞满、泻痢、黄疸、消渴等，外用治湿疹、湿疮、耳道流脓。

【优势与特色】

1. 道地性考证

黄连始载于《神农本草经》，列为上品，“一名王莲，生川谷”。以后历代本草均有收载，如《广雅》《名医别录》《新修本草》《证类本草》《雷公炮炙论》《本草纲目》等。关于黄连的产地，西汉时期《范子计然》首次记载：“黄连出蜀郡，黄肥坚者善。”《本草图经》曰：“生巫阳川谷及蜀郡、泰山，今江、湖、荆、夔州郡亦有，而以宣城者为胜，施、黔者次之。”《名医别录》载“生巫阳川谷及蜀郡、太山”，表明黄连主要产地在四川、重庆巫山一带，且产区逐步扩大。《本草经集注》中记载“不及东阳（今浙江金华市）、新安（今安徽新安江流域、祁门等地）诸县最胜，临海诸县者不佳”，说明黄连产地在逐步变迁，新增浙江、安徽等地，产地范围进一步扩大。到唐朝时期，《新修本草》记载表明除四川、重庆等地外，新增湖南产黄连为道地。明代《本草纲目》记载“今虽吴、蜀皆有，惟以雅州、眉州者为良”，确立了“川连”的道地地位。现代，《中华本草》《本草纲目新编》等认为黄连分布于陕西、湖北、湖南、四川、贵州等地；主产地基本稳定在湖北、四川、重庆，其中湖北利川黄连品质道地。

2. 品质特色

多积聚成簇，形状如鸡爪，也称为“鸡爪黄连”，根茎长3～6cm，直径0.3～0.8cm，呈土褐色，粗糙，不规则结节状隆起，上部多残留褐色鳞叶。质地硬，断面常不整齐，木部黄色，呈放射状排列。

3. 产业化

目前，湖北省黄连种植以恩施土家族苗族州和十堰市为主。尤其是恩施利川，种植面积曾达10余万亩，年产约4 000吨药材，占全国总量约50%，为黄连道地产区。在恩施土家族苗族自治州建有黄连GAP生产基地，通过国家认证。

霍山石斛

Huoshanshihu

DENDROBII CAULIS

【别名】米斛。

【来源】为兰科植物霍山石斛 *Dendrobium huoshanense* C.Z.Tang et S. J Cheng新鲜或干燥茎。

【原植物】茎直立，肉质，长3～9cm，从基部上方向上逐渐变细，基部上方粗3～18mm，不分枝，具3～7节，节间长3～8mm，淡黄绿色，有时带淡紫红色斑点，干后淡黄色。叶革质，2～3枚互生于茎的上部，斜出，舌状长圆形，长9～21cm，宽5～7mm，先端钝并且微凹，基部具抱茎的鞘；叶鞘膜质，宿存。总状花序1～3个，从落了叶的老茎上部发出，具1～2朵花；花序柄长2～3mm，基部被1～2枚鞘；鞘纸质，卵状披针形，长3～4mm，先端锐尖；花苞片浅白色带栗色，卵形，长3～4mm，先端锐尖；花梗和子房浅黄绿色，长2～2.7cm；花淡黄绿色，开展;中萼片卵状披针形,长12～14mm,宽4～5mm,先端钝,具5条脉;侧萼片镰状披针形,长12～14mm,宽5～7mm,先端钝,基部歪斜;萼囊近矩形,长5～7mm,末端近圆形;花瓣卵状长圆形,通常长12～15mm,宽6～7mm,先端钝,具5条脉;唇瓣近菱形,长和宽约相等,1～1.5cm、基部楔形并且具1个胼胝体,上部稍3裂,两侧裂片之间密生短毛,近基部处密生长白毛;中裂片半圆状三角形,先端近钝尖,基部密生长白毛并且具1个黄色横椭圆形的斑块;蕊柱淡绿色,长约4mm,具长7mm的蕊柱足;蕊柱足基部黄色,密生长白毛,两侧偶然具齿突;药帽绿白色,近半球形,长1.5mm,顶端微凹。花期5月。

【主产地】主产于湖北、安徽等地。湖北省霍山石斛主产于黄冈市英山县。

【功能主治】益胃生津,滋阴清热。用于热病津伤,口干烦渴,胃阴不足,食少干呕,病后虚热不退,阴虚火旺,骨蒸劳热,目暗不明,筋骨痿软。

【优势与特色】

1. 道地性考证

霍山石斛之名,最早载于清代《百草镜》(《本草纲目拾遗》转引):“系出六安州(今安徽省六安市霍山县)及颍州府霍山县,名霍山石斛,最佳。”《本草纲目拾遗》曰:“霍石斛出江南霍山。”由此可以看出,霍山石斛道地产地主要在安徽靠近大别山地区。现代,《大别山植物志》记载:霍山石斛在英山县各山区乡镇均有分布,认为湖北英山地区也是霍山石斛的道地产区。

2. 品质特色

干条呈直条状或不规则弯曲形,长2～8cm,直径1～4mm。表面淡黄绿色至黄绿色,偶有黄褐色斑块,有细纵纹,节明显,节上有的可见残留的灰白色膜质叶鞘;一端可见茎基部残留的短须根或须根痕,另一端为茎尖,较细。质硬而脆,易折断,断面平坦,灰黄色至灰绿色,略角质状。气微,味淡,嚼之有黏性。鲜品稍肥大。肉质,易折断,断面淡黄绿色至深绿色。气微,味淡,嚼之有黏性且少有渣。枫斗呈螺旋形或弹簧状,通常为2～5个旋纹,茎拉直后性状同干条。一般认为,枫斗品质最佳。

3. 产业化

作为名贵中药的霍山石斛,由于其分布面积狭小,加之环境要求高,野生产量极少。20世纪70年代起,霍山石斛野生转家养的研究已经开始,并取得了较大的进展。目前,大别山区安徽六安和湖北黄冈的大部分地区均有栽培。其中,湖北宗坤石斛科技公司和湖北中医药大学在霍山石斛人工种植及产品开发方面保持长期稳定的战略合作,致力于霍山石斛种植技术的突破及石斛产品的综合开发利用,目前已在湖北省黄冈市英山县建立石斛仿野生种植面积300亩。

金　刚　藤

Jingangteng

SMILACIS CHINAE RHIZOMA

【别名】菝葜。

【来源】本品为百合科植物菝葜*Smilax china* L.的干燥根茎。

【原植物】攀缘状灌木。根茎横走,呈不规则的弯曲,肥厚质硬,疏生须根。茎硬,高0.7～2m,

有倒生或平出的疏刺。叶互生，革质，圆形乃至广椭圆形，长5～7cm，宽2.5～5cm，先端突尖或浑圆，基部浑圆或阔楔形，有时近心形，全缘，3～5条脉，下面绿色；叶柄长4～5mm，沿叶柄下部两侧有卷须2条。花单性，雌雄异株；伞形花序，腋生；苞片卵状披针形；花被裂片6枚，2轮，矩圆形，黄绿色；雄花直径约6mm，雄蕊6枚，花丝短，长约4mm，药黄色；雌花较小；直径约3mm，退化雄蕊成丝状，子房上位，长卵形，3室，柱头3裂，稍反曲。浆果球形，红色。花期4—5月。

【主产地】《名医别录》记载金刚藤在山野分布；《本草图经》记载"旧不载所处州土，但云生山野，今近京及江浙州郡多有之"，说明金刚藤在今河南、浙江等地多有分布；现代《中药大辞典》和《中华本草》载明，金刚藤分布我国长江以南各地，包括湖北、湖南、江西、广东、浙江、重庆等。

【功能主治】利湿去浊，祛风除痹，解毒散瘀。用于小便淋浊，带下量多，风湿痹痛，疔疮痈肿。

【优势与特色】金刚藤出自《名医别录》，被列为中品。后于《本草图经》《证类本草》《救荒本草》《本草蒙筌》《本草纲目》均有记载。现代《中华本草》和《中药大辞典》认为金刚藤分布于湖北、湖南、江西、广东、浙江和重庆等地。目前，湖北省金刚藤种植以湖北省咸宁市通城县为主，是湖北省首批列入"一县一品"的中药材，由湖北福人药业有限公司联合湖北中医药大学开展大规模种植和研究。其中"金刚藤糖浆"和"金刚藤胶囊"上市后，临床评价好，产业链成熟，成果获湖北省科技进步二等奖，有力地推动了地方经济发展。

桔　梗

Jiegeng

PLATYCODONIS RADIX

【别名】南桔梗，北桔梗，英桔梗。

【来源】为桔梗科植物桔梗*Platycodon grandiflorum*（Jacq.）A. DC.的干燥根。

【原植物】草本，茎高20～120cm，通常无毛，偶密被短毛，不分枝，极少上部分枝。叶全部轮生，部分轮生至全部互生，无柄或有极短的柄，叶片卵形，卵状椭圆形至披针形，长2～7cm，宽0.5～3.5cm，基部宽楔形至圆钝，顶端急尖，上面无毛而绿色，下面常无毛而有白粉，有时脉上有短毛或瘤突状毛，边缘具细锯齿。花单朵顶生，或数朵集成假总状花序，或有花序分枝而集成圆锥花序；花萼筒部半圆球状或圆球状倒锥形，被白粉，裂片三角形，或狭三角形，有时齿状；花冠大，长1.5～4cm，蓝色或紫色。蒴果球状，或球状倒圆锥形，或倒卵状，长1～2.5cm，直径约1cm。花期7—9月，果期8—10月。

【主产地】主产东北、华北、华东、华中各省以及广东、广西北部、贵州、云南东南部、四川、陕西等。其中，湖北省以大别山区野生资源和栽培为主要产区，"英山桔梗"已获得地理标志保护，随州桐柏山脉桔梗原种资源丰富。

【功能主治】宣肺，利咽，祛痰，排脓。用于咳嗽痰多，胸闷不畅，咽痛音哑，肺痈吐脓。

【优势与特色】

1. 道地性考证

桔梗始载于《神农本草经》，列为下品，云"生嵩高（今河南登封市山谷）"。魏晋时期《名医别录》记载："生嵩高及宛朐（今山东菏泽）。"《吴普本草》亦记载："生嵩山山谷集宛朐。"《本草经集注》载："桔梗，近道处处有。"宋代苏颂《本草图经》描述为"生嵩山山谷及宛朐，今在处有之”，表明其分布较广。明代朱橚《救荒本草》记载：“生嵩高山谷及宛朐、和州、解州。今钧州、密县山野亦有之。”和州即今安徽和县，解州即今山西解县，钧州即今河南禹州市，密县即今河南新密市。《本草品汇精要》进一步增加了成州的桔梗有分布，即今甘肃成县及周边地区。后续相关典籍记载亦同。现代《新编中药志》指出桔梗“全国南北各省区均有分布，并亦有栽培”。《中国植物志》记载：“产东北、华北、华东各省以及广东、广西北部、贵州、云南东南部、四川、陕西等。”《中国药材学》记载：“生于山坡林下、草丛中。并有栽培。全国大部分地区均产。”湖北属桔梗的传统地区。根据《湖北中草药志》记载：“黄冈、襄阳、孝感、荆州、宜昌、咸宁地区大部分县有产。”其中黄冈英山县栽培桔梗质量上乘，个体均匀，饱满紧实，横断面“菊花心”明显，味苦。“英山桔梗”已获国家注册商标，并获国家地理标志产品保护。

2. 品质特色

呈圆柱形或略呈纺锤形。去皮桔梗除去须根，趁鲜剥去外皮。表面淡黄白色至黄色，具纵扭皱沟，并有横长的皮孔样斑痕及支根痕，上部有横纹。质脆，断面不平坦，形成层环棕色，皮部黄白色，木部淡黄色。气微，味微甜后苦。

3. 产业化

目前，湖北省桔梗野生资源和栽培地区较广，以大别山区为主，包括随州随县、广水市，黄冈英山县等地。“英山桔梗”为地理标志产品，全县种植面积达1.7万亩，产量5 000吨。黄冈卫尔康医药公司在英山陶家河乡建设GAP基地1 000余亩，形成了“公司＋农户”的产业发展模式。

菊　花

Juhua

CHRYSANTHEMI FLOS

【别名】福白菊、白菊花、甘菊。

【来源】为菊科植物菊 *Chrysanthemum morifolium* Ramat. 的干燥头状花序。

【原植物】多年生草本，株高 35～110cm，半直立，茎干淡紫色或绿色，基部木质化，幼枝略具棱，全体被白色绒毛；叶互生，叶片卵圆形或卵状披针形，深绿色，表面平整，边缘常呈羽状中裂，裂片具有粗错齿或重错齿，先端钝，基部近心形或楔形，两面略被白绒毛，叶长 5～7.5cm，宽 3～5.5cm，叶柄 0.7～1.8cm；头状花序顶生，花盘直径 4.5～6cm，总苞半球形，深绿色，苞片 4～6 层，长 0.5～0.95cm，宽 0.5～0.8cm，具花托；舌状花片状长卵形，平直，先端 1～2 裂，黄白色到白色，6～9 层，长 1.8～3cm，宽 0.5～0.85cm，管状花橙黄色，长 6～7.5cm，先端 5 裂，裂片呈三角状卵形，花期 10—11 月。

【主产地】主产于浙江、安徽、河南、河北、江苏、湖北、江西、陕西、甘肃等。

【功能主治】散风清热，平肝明目，清热解毒。用于风热感冒，头痛眩晕，目赤肿痛，眼目昏花，疮痈肿毒。

【优势与特色】

1. 道地性考证

《名医别录》载：“菊花生雍州川泽及田野。”《本草纲目拾遗》引《百草镜》云：“甘菊即茶菊，出浙江、江西者佳，形细小而香。产于亳州者不可用(作茶菊)，白而微臭。近日杭州笕桥、安徽池州、绍兴新昌唐公市、湖北皆产入药。”李时珍曰:“甘菊始生于山野，今则人皆栽之。”李时珍曰:“唐天宝单方图载白菊云:‘原生南阳山谷及田野中。颍川人呼为回蜂菊，汝南名茶苦蒿，上党及建安郡、顺政郡并名羊欢草，河内名地薇蒿’。”这里所说的“南阳郡”在麻城西北，与麻城基本在同一纬度；而“汝南郡”在麻城北部，历史上麻城曾多次与其同属一个行政区划。据《荆楚岁时记》记载，麻城在梁朝承圣元年时就已经开始种植菊花，1993年版的《麻城县志》关于“生物资源”的记载就更加明确了麻城种植菊花的历史。综合历史本草考证，菊花主产于湖北、浙江等地，其中湖北麻城市福田河镇为中心的大别山区为福白菊(历史上称为“甘菊”)的道地产区。

2. 品质特色

湖北福白菊其花序为扁球形、不规则球形，有的稍微被压扁，直径多为1.5～4cm。总苞由3～4层苞片组成，外围为数层舌状花，类白色或黄色，中央为管状花。朵大肥厚、花瓣玉兰、花蕊深黄、金黄带绿，气清香，味甘醇美。

3. 产业化

2017—2019年(统计数据源自各产区农业农村局有关部门与生产企业等)药菊产区年均种植面积达269 955亩、年均干品产量约为35 322吨，产区间单产与产值波动较大，每亩的年均干品产量为70～190 kg；每亩的年均产值为2 800～10 000元。杭白菊主要分布于浙江桐乡、江苏射阳、湖北麻城三大产区，三大产区干品年均单产70～190 kg/亩、年均产值2 800～9 000元/亩。传统黄山贡菊干品年均单产80～100 kg/亩、年均产值9 000～10 000元/亩，滁菊干品年均单产180 kg/亩、年均产值8 000元/亩，现已形成产业化开发、功能产品综合利用的发展模式。麻城市是全国三大白菊花生产基地之一。全市各个乡镇都种植菊花，面积超过10万亩，其中最为代表性的就是麻城福白菊。2019年麻城市菊花有机种植基地面积达700余亩，绿色种植面积达到2 000余亩，无公害标准化种植面积2万余亩，共建设大棚育苗基地130亩，培育脱毒苗220余万株，种植脱毒苗1 000余亩。2020年麻城种植福白菊8万亩，规划建设600亩的地标优品产业园。2021年，全市菊花产业实现了全市菊花种植面积15万亩，产量1万吨，培育了900余款产品，菊花系列产品品质全面提升，系列总产值超过30亿元。

莲　子

Lianzi

SEMEN NELUMBINIS

【别名】荷、莲肉、莲米。

【来源】为睡莲科莲属植物莲*Nelumbo nucifera* Gaertn.的干燥种子。除去莲心者称莲肉。

【原植物】多年生水生草本。根茎肥厚横走，外皮黄白色，节部缢缩，节上生鳞片叶及须根。叶伸出水面，圆盾形，直径25～90cm，全缘稍成波状，上面暗绿色，光滑具白粉，下面淡绿色，叶柄粗大，着生于叶背中央，圆柱形，中空，高达1～2m，有刺毛。花大，单生于花梗顶端，直径14～24cm，白色或粉红色，芳香；萼片4～5枚，绿色，早落；花瓣多数，有脉，雄蕊多数，早落，花药线形，黄色，药隔先端有一棒状附属物；心皮多数，20～30枚，离生，嵌于平头倒圆锥形的肉质花托内。花托于果期膨大呈莲蓬头状(习称莲蓬)，直径5～10cm，海绵质。坚果卵形或椭圆形，外果皮坚硬光滑，内有种子1粒。花期6—7月，果期9—10月。

【主产地】主产于湖北、江苏、浙江、湖南、福建等地。湖北省莲子主产于江陵、公安、松滋、洪湖等地。

【功能主治】补脾止泻，益肾涩精，养心安神。用于脾虚久泻，遗精带下，心悸失眠。本品作用缓和，系药食两用品种，常用在保健食品中。

【优势与特色】

1. 道地性考证

莲子原名藕实，始载于《神农本草经》，列为上品。《神农本草经》中记载："藕实茎，味甘，平，主补中养神，益气力，除百疾。久服轻身耐老，不饥延年……生池泽。"《名医别录》："藕实茎，寒，无毒……八月采。又，藕，主热渴，散血，生肌，久服令人心欢。"李时珍《本草纲目》记载"野生及红花者，莲多藕劣；种植及白花者，莲少藕佳也""白花藕大而孔扁者，生食味甘，煮食不美；红花及野藕，生食味涩，煮蒸则佳"。《名医别录》云："生汝南池泽。"汝南在今河南省中南部。《本草纲目》："莲藕，荆、扬、豫、益诸处湖泽陂池皆有之。"荆州相当于今湖南、湖北二省，扬州为江苏省扬州市，豫州为今河南省大部分地区，益州相当于今四川、重庆、云南、贵州一带。现今莲子主要有福建、湖南、江西三大主产区，分别称为"建莲""湘莲""赣莲"，另外有"湖莲""宣莲"，分别产自江苏及浙江武义，品质亦佳，但产量规模较小。总体来说，莲的各部位入药均以产自福建、湖南、江西三大道地产区所产者品质较好。历代本草强调石莲子以"坚黑如石者，破房得之，堕水入泥者良"，其皮坚色黑是成熟较久所致，易脱落掉入水中。故莲子应以老熟、粒大饱满、肉厚质糯者品质为佳。

2. 品质特色

种子呈椭圆形或类球形，长1.2～1.8cm，直径0.8～1.4cm，表面红棕色或棕色，有细纵纹及不规则皱纹，有时可见较宽的脉纹，顶端中央呈乳头状突起，深棕色，其下略有下陷。种皮菲薄，紧贴子叶，不易剥离；子叶2片，肥厚，黄白色，粉质，2片子叶间有空隙，中包有绿色"莲心"。气无，种皮味涩，子叶微甜，莲心极苦。

3. 产业化

湖北省素有"千湖之省""鱼米之乡"的美誉，域内丰富的湿地资源为莲产业的发展提供了得天独厚的自然条件。2019年，湖北省莲种植面积144.45万亩（其中藕莲90.9万亩、子莲32.4万亩、藕带21.15万亩），初级产品产量170余万吨，产值近60亿元，种植面积约占全国莲种植面积的24%，占全省蔬菜播种面积的6.7%。湖北省莲种植面积、规模和产量均居中国首位，也是湖北省一些地方农业增效、农民增收的重要产业，具有较强的产业发展潜力。子莲以武汉江夏、黄陂及洪湖、团风等地种植面积最大，分别形成了武汉城郊的鲜食子莲优势产区和洪湖、团风的铁莲子优势产区。

木 瓜

Mugua

CHAENOMELIS FRUCTUS

【别名】皱皮木瓜。

【来源】为蔷薇科植物皱皮木瓜 *Chaenomeles speciosa*（Sweet）Nakai 的干燥近成熟果实。

【原植物】落叶灌木；高达2m。枝条直立开展，有刺；小枝圆柱形，无毛，紫褐色或黑褐色，有疏生浅褐色皮孔。叶片卵形至椭圆形，稀长椭圆形，长3～9cm，宽1.5～5cm，先端急尖稀圆钝，基部楔形至宽楔形，边缘有尖锐锯齿，无毛或在萌蘖上沿下面叶脉有短柔毛；叶柄长约1cm；托叶草质，肾形或半圆形，稀卵形，长5～10mm，宽12～20mm，边缘有尖锐重锯齿，无毛。花先叶开放，3～5朵簇生于二年生老枝上；花梗长约3mm或近于无柄；花直径3～5cm。萼筒钟状，外面无毛；萼片5片，直立，半圆形稀卵形，长3～4mm，宽4～5mm，长约萼筒之半，先端圆钝，全缘或有波状齿及黄褐色绒毛。花瓣5片，倒卵形或近圆形，基部延伸成短爪，长10～15mm，宽8～13mm，深红色，稀淡红色或白色。雄蕊45～50枚，长约花瓣之半。雌蕊花柱5个，柱头头状，有不明显分裂，约与雄蕊等长，基部合生，子房5室，无毛或稍有毛，胚珠多数。果实球形或卵球形，直径4～6cm，黄色或带黄绿色，有稀疏不明显斑点，芳香味；萼片脱落，果梗短或近于无梗。花期3—5月，果期9—10月。

【主产地】主产于四川、湖北、安徽、浙江等省。湖北省木瓜主产于宜昌市、恩施土家族苗族自治州等地。宜昌市长阳土家族自治县为木瓜道地产区，其所产的“资丘木瓜”获国家地理标志产品。

【功能主治】舒筋活络，和胃化湿。用于湿痹拘挛，腰膝关节酸重疼痛，暑湿吐泻，转筋挛痛，脚气水肿。

【优势与特色】

1. 道地性考证

木瓜的记载和使用具有悠久的历史。《诗经》：“投我以木瓜，报之以琼琚。”《尔雅》：“楙，木瓜。”作为药物始载于《名医别录》中，列为中品，其后历代本草多有收载，对木瓜的来源、特征、产地、药材性状、功效及应用等进行了系统的记述，并将其视为药食同源之品。《吴普本草》：“木瓜，生夷陵。”《本草经集注》：“木瓜，山阴兰亭尤多，彼人以为良果。又有榠楂，大而黄。有楂子，小而涩。”《炮炙论》：“真木瓜皮薄，色赤黄，香而甘酸不涩，其向里子头尖，一面方，食之益人。有和圆子，色微黄，蒂粗，其子小圆，味涩微咸，能伤人气。有蔓子，颗小，味绝涩，不堪用。有土伏子，味绝苦涩不堪，子如大样油麻，饵之令人目涩、多吃筋痛也。”《蜀本草》：“其树枝状如柰，花作房生子，形似栝楼，火干甚香。楂子似梨而酢，江外常为果食。”《本草图经》：“木瓜处处有之，而宣城者为佳。春末开花，色深红。其实大者如瓜，小者如拳，上黄似着粉。宣人种莳尤谨，遍满山谷。始实成则镞纸花粘于上，夜露日烘，渐变红，花文如生。本州以充土贡，故有宣城花木瓜之称。榠楂酷类木瓜，但看蒂间别有重蒂如乳者为木瓜，无者为榠楂也。”《本草衍义》：“西洛大木瓜，其味和美，至熟止青白色，入药绝有功，胜宣州者，味淡。”《本草纲目》：“木瓜可种可接，可以枝压。其叶光而厚，其实如小瓜而有鼻。津润味不木者为木瓜。圆小于木瓜,味木而酢涩者为木桃。似木瓜而无鼻,大于木桃,味涩者为木李,亦曰木梨,即榠楂及和圆子也。鼻乃花脱处,非脐蒂也。木瓜性脆,可蜜渍之为果。去子蒸烂,捣泥入蜜与姜作煎,冬月饮尤佳。木桃、木李性坚,可蜜煎及作糕食之。"《本草蒙筌》:"味酸,气温。无毒。各处俱产,宣州独良。"

清代康熙年间《卯峒司志》记载了木瓜,将其列入果部。乾隆时期《长阳县志》将木瓜收入药材类。至清末,宜昌及周边区域所产木瓜不断向外输出,逐步形成了"资丘木瓜"药材品名。

现代药物学著作《中国药材学》《中药大辞典》《中华本草》《新编中药志》等文献中对木瓜进行了细致的考证和研究,认为古今木瓜来源一致,并以产自安徽宣城(宣木瓜)、浙江淳安(淳木瓜)、湖北长阳(资丘木瓜)的木瓜质量最好。

2. 品质特点

多为纵剖成对半的长圆形,长4~9cm,宽2~5cm,厚1~2.5cm。外表面紫红色或红棕色,有不规则的深皱纹。剖面边缘向内卷曲,果肉红棕色,中心部分凹陷棕黄色。种子扁长三角形,多脱落。质坚硬。气微清香,味酸。

3. 产业化

"资丘木瓜"作为国家地理标志保护产品,已经成为长阳土家族自治县及其周边区域的一项重要产业,种植面积数万亩,产量数千吨。该县以赏木瓜花、吃木瓜菜、品木瓜酒、喝木瓜饮料为特色,形成了医药、旅游、文化、增加收益为一体的产业链。

山　麦　冬

Shanmaidong

LIRIOPES RADIX

【别名】襄麦冬、麦门冬、福建麦冬等。

【来源】为百合科植物湖北麦冬 *Liriope spicata* (Thunb.) Lour. var. prolifera Y. T. Ma 或短葶山麦冬 *Liriope muscari* (Decne.)Baily 的干燥块根。

【性状】呈纺锤形,两端略尖,长1.2~3cm,直径0.4~0.7cm,表面淡黄色至棕黄色,具不规则纵皱纹。质柔韧,干后质硬脆,易折断,断面淡黄色至棕黄色,角质样,中柱细小。气微,味甜,嚼之发黏。(图5-1、图5-2)

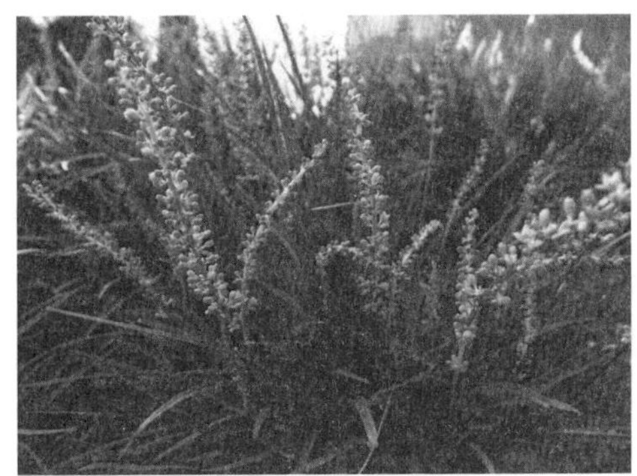

图5-1　湖北麦冬植物图

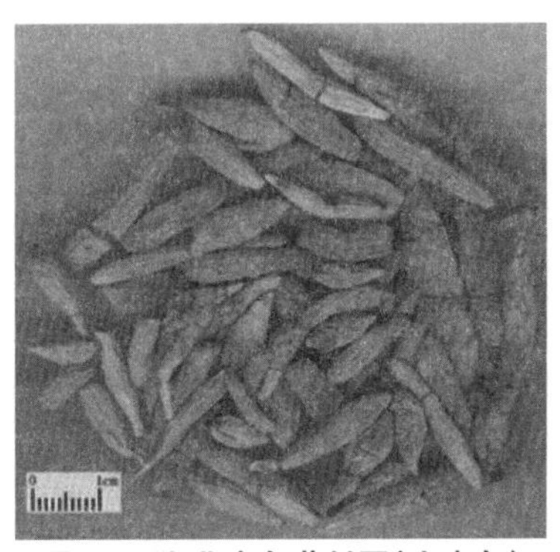

图5-2　湖北麦冬药材图(山麦冬)

【原植物】

1.湖北麦冬

多年生草本，叶基生成丛，禾状，长25～60 cm，宽4～6(8) mm；先端急尖或钝，茎基部包以褐色叶鞘，具5条脉，叶上面深绿色，背面粉绿色，边缘具细锯齿。花葶通常长于或近等长于叶，长20～65 cm；总状花序长6～15 cm，具多数花，花2～5朵簇生于苞片腋内；苞片小，披针形；花梗长约4mm；花被片矩圆状披针形，6片，淡紫色或淡蓝色；花丝和花药长均约2mm，花药狭矩形，黄色；子房上位，中轴胎座，3室，每室胚珠2枚；花柱高约2mm，圆柱形，柱头3裂。花期5—7月，花后不结果，于苞片腋内长出小苗(叶簇)。

2.短葶山麦冬

根稍粗，近末端常膨大成纺锤形肉质块根，根状短茎，不具地下走茎。叶长25～60cm，宽4～8mm；花萼近等长或短于叶；花序总状，具花数十朵，花直立；花被片矩圆形，白色或淡紫色；花丝长约2mm，花药与花丝近等长。

【主产地】湖北麦冬主产于湖北襄阳、老河口、枣阳、随州等地。其中襄阳麦冬已获国家地理标志保护产品。

短葶山麦冬主产于福建等地。

【功能主治】养阴生津，润肺清心。用于肺燥干咳，阴虚痨嗽，喉痹咽痛，津伤口渴，内热消渴，心烦失眠，肠燥便秘。

【优势与特色】

1.道地性考证

麦冬始载于《神农本草经》，列为上品，又名寸冬、麦门冬、沿阶草等。以后历代本草均有收载，如《名医别录》《本草拾遗》《本草纲目》等。具体情况如下。

《神农本草经》记载“味辛微寒，生山谷”。《名医别录》(汉)曰：“生函谷川谷及堤坂肥土石间久废处。”《本草拾遗》曰：“麦门冬，出江宁；小润；出新安，大白。”江宁位于江苏南京附近，新安在浙江淳安西。《本草图经》曰：“江南出叶大者如粗葱，小者如韭，大小有三四种，功用相似，或云吴地尤胜，附有随州麦门冬与睦州麦门冬图。”吴地为现在江苏一带；随州为湖北襄阳地区。《重修政和经史证类备用本草》记载：“随州湖北襄阳地区麦门冬花直立，花柄向上，似山麦冬属植物。”《本草纲目》记载：“麦须曰薰，此草根似麦而有须，其叶如韭……浙东来者甚良，其叶似韭而多纹，且坚韧者为异。”浙东指现在浙江。《本草崇原》记载：“始出函谷川谷，叶如韭，凌冬不死，根色黄白，中心贯通，延蔓相引，古时野生，宛如麦粒，故名麦冬，今江浙皆濟植矣。”江浙指现在浙江。《中国药典》记录：“产湖北襄阳地区。”1995版起新增湖北麦冬为山麦冬药材来源之一。

从本草描述看，浙江自古以来就种植麦冬，且质量最好，四川麦冬较浙江麦冬为次，以上两种都可以归属为*Ophiopogon japonicus*；而湖北麦冬也有着悠久的历史，本草记载的产地是随州与现今的襄阳，随州、谷城、老河口也基本相符，因此认为湖北麦冬是湖北的道地药材是有历史依据的。

短葶山麦冬于近代在福建泉州、莆田等地开始大量栽种。在本草上未见其渊源，种植历史较短，但由于其产量大且稳定、质量较好，被列为福建省的道地药材之一。

2. 品质特色

湖北麦冬呈纺锤形，两端略尖，长1.2～3cm，直径0.4～0.7cm。表面淡黄色至棕黄色，具不规则纵皱纹。质柔韧，干后质硬脆，易折断，断面淡黄色至棕黄色，角质样，中柱细小。气微，味甜，嚼之发黏。

短葶山麦冬稍扁，长2～5 cm，直径0.3～0.8 cm，具粗纵纹。味甘、微苦。

3. 产业化

20世纪70年代初，湖北麦冬种植面积已达1 995～3 000亩。据《中国常用中药材》记载，1974年中国药材公司确定(湖北襄阳麦冬)商品生产基地，1975年收购量已达190多万千克(19 000多吨)，创历史最高水平；1987年销售量达130多万千克(13 000多吨)，占全国麦冬总销售量的58.5%。目前种植面积约49 995亩，产量近1万吨，约占全国麦冬类药材总产量的50%。

20世纪80年代，短葶山麦冬在福建的连城、仙游、惠安等地就有栽培，年产量曾达几百吨，目前主要集中在福建泉州的惠安和罗溪等地，面积为19 995亩。2000年福建在泉州建立了短葶山麦冬GAP示范基地，并且该基地成为全国第一家GAP认证的标准化短葶山麦冬基地。后其栽培面积呈上升趋势。

山　茱　萸

Shanzhuyu

CORNI FRUCTUS

【别名】山萸肉、肉枣、萸肉、枣皮。

【来源】为山茱萸科植物山茱萸 *Cornus officinalis* Sieb. et Zucc. 的干燥果肉。

【原植物】落叶乔木或灌木，树皮灰褐色，小枝细圆柱形，无毛。叶对生，纸质，卵状披针形或卵状椭圆形，上面绿色无毛，下面浅绿色，脉腋密生淡褐色毛，全缘。叶柄细圆柱形，上面有浅沟，下面圆形。伞形花序；花小，两性，先叶开放。花萼4枚，无毛；花瓣4片，黄色，反卷。雄蕊4枚，与花瓣互生；花盘垫状。子房下位，2室，胚珠1个。核果长椭圆形，长1.2～1.7cm，直径5～7mm，成熟时红色至紫红色；核骨质，狭椭圆形，长约12mm，有几条不整齐的肋纹。花期3—4月；果期9—10月。

【主产地】山茱萸主产于中国，朝鲜、日本、美国等也有分布。山茱萸在全国的分布较广，主产地有湖北、山西、陕西、甘肃、山东、河南等。其中湖北、四川山茱萸种植历史悠久，俗称为川鄂山茱萸。湖北省襄阳市、黄冈市、恩施土家族苗族自治州等地均有栽培。以襄阳市南漳县栽培面积最大，覆盖薛坪镇、李庙镇、肖堰镇、长坪镇、板桥镇、东巩镇、巡检镇等地，全县栽培面积约5万亩，年产量约2 000吨，产值约7 000万元。

【功能主治】补益肝肾，涩精固脱。用于眩晕耳鸣，腰膝酸痛，阳痿遗精，遗尿尿频，崩漏带下，大汗虚脱，内热消渴。

【优势与特色】

1. 道地性考证

山茱萸初始记载于《神农本草经》，列为中品。《神农本草经》云："山茱萸味酸，平。主心下邪气，寒热，温中，逐寒湿痹，去三虫。久服轻身。一名蜀枣。生山谷。”其后，历代本草都有记载。《吴普本草》云：“山茱萸，一名魃实，一名鼠矢，一名鸡足，神农、黄帝、雷公、扁鹊，酸，无毒。岐伯，辛。一经，酸，或生宛朐（今山东菏泽地区）、琅邪（今山东诸城地区），或东海（今山东费县地区）、承县（今山东峄城地区），叶如梅，有刺毛。二月华，如杏，四月实，如酸枣赤，五月采实。”梁·陶弘景《名医别录》云：“生汉中及琅邪（今山东诸城地区）、宛朐（今山东菏泽地区）、东海（今山东费县地区）、承县（今山东峄城地区），九月十月采实，阴干。”宋·苏颂《本草图经》增加了：“今海州也有之，木高丈余，叶似榆，花白。”寇宗奭《本草衍义》云：“山茱萸和吴茱萸甚不相类，山茱萸色红大如枸杞子。”朱橚《救荒本草》云：“实枣儿树，本草名山茱萸，今钧州（今河南禹县地区）、密县（今河南密县）山谷中亦有之，叶似榆叶而宽，稍团，纹脉微粗。开黄白花，结果似酸枣大，微长，两头尖鞘，色赤，即干则皮薄味酸。”《建康记》云：“建康（今江苏江宁地区）出山茱萸。”《范子计然》云：“山茱萸出三辅（今陕西西安地区）。”《千金翼方》在“药出州土”项把山茱萸列入关内道华州（今陕西华县）。向承煜记录的南漳县志中将山茱萸列为南漳特产，表明南漳很早就有山茱萸的栽培历史和使用历史，在清朝同治版本的《南漳县志》中亦有山茱萸的记载，表明南漳县山茱萸在清朝已经广泛有之，南漳县是山茱萸的道地产区。《新修本草》《证类本草》《本草纲目》《植物名实图考》也记载了山茱萸，但沿用前人，未新增内容。以上典籍所载山茱萸的产地，按其作者时代的行政区划，大抵指今山东省的西部、江苏省的北部、湖北西北部、陕西省的中部、河南等地。

南漳县山茱萸野生及家种资源丰富，是山茱萸药材的资源宝库，是全国的山茱萸道地性产区之一。县域内山茱萸野生转栽培历史悠久，品种多样，为山茱萸育种提供了大量的材料和品系。“山茱萸”在湖北南漳俗名“枣皮”，在《南漳县志》同治版（1862年）和《南漳县志》民国版（1912年）均有记载。在1986年山茱萸以专题选入了湖北省地方志编纂委员会办公室主编的《湖北土特产》一书。

2. 品质特色

本品呈不规则的片状或囊状，长1～1.5cm，宽0.5～1cm。表面紫红色至紫黑色，皱缩，有光泽。顶端有的有圆形宿萼痕，基部有果梗痕。质柔软。气微，味酸、涩、微苦。

3. 产业化

国内现有以山茱萸为原料的中药生产厂家500多家，生产相关中成药品种70多种，以及5 000多家中医医院及众多的中医诊疗机构，每天需要大量的山茱萸药材供应，市场需求量大。出口量也逐年增加，特别是东南亚地区的市场前景良好。

南漳县早在20世纪70年代就已经开始大规模栽培山茱萸，至今已有近五十年历史。经过五十余年的山茱萸基地建设，现南漳县有已种植山茱萸林约5万亩，山茱萸树约100万株，每年可收获山茱萸大约2 000吨。2019年，湖北省出台的《湖北省道地药材“一县一品”建设实施方案》中，将南漳山茱萸作为南漳县发展道地药材“一县一品”的优势品种，为药材产业发展提供了政策支持。

射　干

Shegan

BELAMCANDAE RHIZOMA

【别名】乌扇、扁竹。

【来源】为鸢尾科植物射干 *Belamcanda chinensis*(L.)DC.的干燥根茎。

【原植物】多年生草本，叶互生，嵌迭状排列，剑形，长20～60cm，宽2～4cm，基部鞘状抱茎，顶端渐尖，无中脉。花序顶生，叉状分枝，每分枝的顶端聚生有数朵花；花梗细，长约1.5cm；花梗及花序的分枝处均包有膜质的苞片，苞片披针形或卵圆形；花橙红色，散生紫褐色的斑点，直径4～5cm；花被裂片6枚，2轮排列，外轮花被裂片倒卵形或长椭圆形，长约2.5cm，宽约1cm，顶端钝圆或微凹，基部楔形，内轮较外轮花被裂片略短而狭；雄蕊3枚，长1.8～2cm，着生于外花被裂片的基部，花药条形，外向开裂，花丝近圆柱形，基部稍扁而宽；花柱上部稍扁，顶端3裂，裂片边缘略向外卷，有细而短的毛，子房下位，倒卵形，3室，中轴胎座，胚珠多数。蒴果倒卵形或长椭圆形，黄绿色，长2.5～3cm，直径1.5～2.5cm，顶端无喙，常残存有凋萎的花被，成熟时室背开裂，果瓣外翻，中央有直立的果轴；种子圆球形，黑紫色，有光泽，直径约5mm，着生在果轴上。花期6—8月，果期7—9月。

【主产地】主产于湖北、河南、江苏、安徽等地。湖北省射干主产于黄冈、孝感、襄阳等地，其中，黄冈市团风县为道地产区，“团风射干”已获国家地理标志保护产品。

【功能主治】清热解毒，消痰，利咽。用于热毒痰火郁结，咽喉肿痛，痰涎壅盛，咳嗽气喘。

【优势与特色】

1. 道地性考证

射干药用历史悠久，始载于《神农本草经》，列为下品，一名乌扇，一名乌蒲。以后历代本草均有收载，如《广雅》《名医别录》《新修本草》《证类本草》《本草图经》《本草纲目》等。但关于射干的原植物来源，诸家说法不一。

《广雅》记载：“鸢尾，乌蓮，射干也。”《名医别录》云：“一名乌翣，一名乌吹，一名草姜。生南阳川谷，田野，三月三日采根，阴干。”《本草经集注》在射干条下曰：“此即是乌翣根，庭台多种之，黄色，亦疗毒肿，方多做夜干，今射亦作夜音，人言其叶是鸢尾，而复有鸢头，此盖相似尔，恐非。乌翣即其叶名矣。又别有射干，相似，而花白茎长，似射人之执竿者。……此不入药用，根亦无块，惟有其质。”

《新修本草》云：“夜干花红，抽茎长，根黄有臼……”《本草拾遗》云：“……本草射干即人间所种为花草，亦名凤翼，叶如乌翅，秋生红花赤点。”

《本草图经》云：“生南阳山谷，田野，今在处有之。人家庭砌间亦多种植。春生苗，高二三尺。叶似蛮姜，而狭长横张，束如翅羽状，故一名乌翣，谓其叶耳。叶中抽茎，似萱草而强硬。六月开花，红黄色，瓣上有细文。秋结实做房，种子黑色。根多须，皮黄黑，肉黄赤。三月三日采根，阴干。”

《本草品汇精要》云：“春生苗，高二三尺，叶似蛮姜而狭长横张，疏如翅羽状，故名乌翣。谓其叶中抽茎，似萱草而强硬。六月花开，红黄色，瓣上有细纹。秋结实作房，中子黑色。根多须，皮黄黑，肉黄赤。"《本草蒙筌》曰："川泽郊原，随处生长。叶如翅羽扇，俗呼乌根。叶类萱草坚硬，根多短须，黄黑，花开四种，紫、白、红、黄。丹溪取紫为真，只因试过有验。"《本草纲目》"释名"曰："其叶丛生，横铺一面，如乌翅及扇之状，故有乌扇，乌翣，凤翼，鬼扇，仙人掌诸名，俗呼扁竹，谓其叶扁生而根如竹也，根叶又如蛮姜，故曰草姜，翣音所甲切，扇也。""集解"曰："射干，今扁竹也。今人所种多为紫花者，呼为紫蝴蝶，其花三四月开，六出，大如萱花，结房大如拇指，颇似泡桐子，一房四隔，一隔十余子，子大如胡椒而色紫，极硬，咬之不破，七月始枯。"《本草乘雅半偈》云："出南阳山谷，及田野间。今在处皆有，园圃庭台多种之。冬至后宿根生芽，至二三月始抽苗，高二三尺，近根之茎，有节若竹。离根三四寸，横铺翠叶，狭长疏整，宛如翅羽，故名乌翣，又名凤翼。六七月叶中抽茎似萱而强硬，出淡红萼，开红赭花，亦有密色者，瓣有细纹，间黄紫黑斑点。次蚤互相交纽如结，结落作房，中子黑褐。"

《植物名实图考》云："花黄实黑者是。……其根如竹而扁，俗亦呼扁竹。"

综上所述，古代绝大多数本草典籍所载射干基原与近代吻合，为现今射干*Belamcanda chinensis* (L.) DC.。除此之外，射干与鸢尾自明朝发生混乱，部分典籍以鸢尾*Iris tectorum* Maxim为射干之基原，射干品种混乱的主要原因是与射干同科的部分鸢尾属植物外部形态与其相似所致。

关于射干产地记述，《神农本草经》云"生川谷"。《名医别录》首载射干产地，云"生南阳田野"。《新修本草》云"生南阳川谷，田野"。《本草图经》云"生南阳山谷田野，今在处有之，人家庭院间亦多种植"。《本草品汇精要》云："【道地】滁州。"《本草纲目》云"多生江南、湖广、川、浙平陆间"。《药物出产辨》云"此味原产江浙为正"。《中国道地药材》云"以湖北质量最佳，河南产量最大"。《中华本草》云"分布于全国各地"。《中药志》云"以河南产量大，湖北品质好"。《药材资料汇编》云"湖北产者集散汉口，故名'汉射干'。……品质较优。安徽、江苏所产者叫'山射干'……品质差"。

由此可见：射干的道地产地历史上发生了变化。秦汉至唐朝以河南、湖北交界的南阳地区为道地产区；宋朝至清朝以安徽滁州为道地产区；民国以江苏和浙江为道地产区；现代以湖北为道地产区，其中核心产区在湖北省黄冈市团风县。

2. 品质特色

呈不规则的结节状，长3～10cm，直径1～2cm。表面黄褐色或黑褐色，皱缩，有较密的环纹。质地坚实，断面金黄色，颗粒性。气微，味苦，微辛。

3. 产业化

目前，湖北省黄冈市的大部分县均有栽培。尤其是团风县，种植面积曾达1.5万亩，现有种植面积5 000余亩，年产约300吨射干中药材，为射干道地产区。

石　膏

Shigao

GYPSUM FIBROSUM

【别名】软石膏、寒水石、白虎等。

【来源】为硫酸盐类矿物石膏族石膏，主含含水硫酸钙($CaSO_4 \cdot 2H_2O$)。

【性状】为纤维状的集合体，呈长块状、板块状或不规则块状。白色、灰白色或淡黄色，部

分半透明状。体重质软,纵断面具绢丝样光泽。气微,味淡。(图5-3)

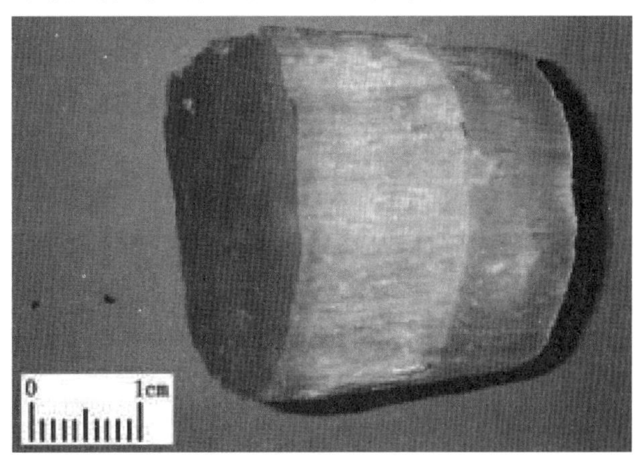

图5-3　石膏

【主产地】主产于湖北、山东、山西、江苏、浙江等地。当前药用石膏商品主要产于湖北应城、河南新安、安徽凤阳、西藏昌都等地,其中湖北应城石膏品质最优,为道地药材。

【功能主治】清热泻火,除烦止渴。用于外感热病,高热烦渴,肺热喘咳,胃火亢盛,头痛,牙痛。

【优势与特色】

1. 道地性考证

石膏始载于《神农本草经》,列为中品,曰"味辛微寒,生山谷"。以后历代本草均有收载,如《名医别录》《本草经集注》等。具体情况如下。

《神农本草经》记载"味辛微寒,生山谷"。《名医别录》曰:"一名石,生齐山及齐卢山,鲁蒙山,采无时。"其中齐山、齐卢山、鲁蒙山均在山东。《本草经集注》曰:"二郡之山,即青州、徐州也。今出钱塘县狱地中。比难得,皆用灵隐山者。彭城者亦好。"青州在山东东部,徐州在江苏北部,钱塘县和灵隐山均在浙江省杭州。《本草图经》曰:"生齐山山谷及齐卢山、鲁蒙山,今汾、孟、虢、耀州、兴元府亦有之。"汾为现在山西,孟和虢分别为山西阳泉市孟县和平陆县,耀州位于陕西中部。《雷公炮炙论》记载:"若石膏,出剡州茗山县义情山,其色莹净如水精,性良善也。"剡州,即古剡县,位于浙江省东部。《本草蒙筌》记载:"青州并徐州多生。"《本草乘雅半偈》记载:"出齐卢山,及鲁蒙山,剡州、彭城、钱唐亦有之。"齐卢山、鲁蒙山均在山东。《中药大辞典》记录:"产湖北、安徽、河南、山东、四川、湖南、广西、广东、云南、新疆等地。"

根据历代本草和史料记载,山东、山西、浙江、江苏等省都曾经是石膏的产区,跟我国石膏矿产资源分布相符。从地理分布来看,主要分为六大地区,分别为华北地区、东北地区、华东地区、中南地区、西南地区、西北地区。其中湖北应城所产的石膏质优,作为医用石膏的道地产区。

2. 品质特色

本草对石膏道地性状的描述比较一致,主要从外形、颜色、条痕、质地等几个方面描述。石膏的道地性状为纤维状的集合体,硬度1.5~2,相对密度2.3 g/m^3,板状或不规则块状,条痕白色,半透明,体重,质软,易顺纤维纹理分裂成小片状或小条状,具绢丝样光泽,气微、味淡。

3. 产业化

我国石膏矿资源丰富，全国23个省(区)多有石膏矿产出。已探明储量的矿区有169处，总保有储量矿石576亿吨。主要是普通石膏和硬石膏，其中硬石膏占总量的60%以上，作为优质资源的特级及一级石膏，仅占总量的8%，其中纤维石膏仅占总量的1.8%。因此，我国既是石膏储量大国，又是优质石膏储量的穷国。其中优质石膏资源主要分布于湖北应城和荆门、湖南衡山、广东三水、山东枣庄、山西平陆等地，由于部分矿点已过度开采接近枯竭，部分因与低品位石膏混杂难以分离而造成优质资源浪费。因此，我国实际能够开采并有效利用的优质石膏资源比例更少。

水 蛭

Shuizhi

HIRUDO

【别名】马蛭、马蝗、马蝗平。

【来源】为水蛭科动物蚂蟥 *Whitmaniapigra* Whitman、水蛭 *Hirudonipponica* Whitman 或柳叶蚂蟥 *Whitmaniaacranulata* Whitman 的干燥全体。以上3种湖北省均有分布，目前省内养殖主要为水蛭和蚂蟥。

【原动物】水蛭呈扁平纺锤形，有多数环节，长4～10cm，宽0.5～2cm。背部黑褐色或黑棕色，稍隆起，用水浸后，可见黑色斑点排成5条纵纹；腹面平坦，棕黄色。两侧棕黄色，前端略尖，后端钝圆，两端各具1个吸盘，前吸盘不显著，后吸盘较大。质脆，易折断，断面胶质状，气微腥。

【主产地】全国大部分地区均有分布，江苏、浙江、湖南、湖北等省各大小湖泊均产。湖北是水蛭大省，是水蛭道地产区，主产于洪湖、江汉平原等地。其中，湖北江汉平原是水蛭的自然分布区，野外还能发现较多自然种群，是人工养殖的宝贵种质资源。

【功能主治】破血逐瘀，主治血滞闭经、外伤瘀血、癥瘕积聚等病症。现代临床主要用于心脑血管疾病，肝、肾、血液病，妇科并发症，创伤的疼痛和呼吸系统，神经系统和癌症。

【优势与特色】

1. 道地性考证

水蛭始载于《神农本草经》，列为下品，载："水蛭，味咸、平。主逐恶血；瘀血月闭，破血瘕积聚，无子；利水道。生池泽。"《名医别录》中纪录"水蛭生雷泽地译，五月、六月采，暴干"。雷泽，又名雷夏泽、龙泽，境内古泽，故址在今菏泽城东北阐明该书记载的水蛭发展于今山东菏泽邻近的水池。《本草图经》曰"水蛭，生雷泽池泽，今近处河池中多有之"。表明水蛭分布各个地区；现查阅古今文献著作关于水蛭的产地论述较少，经生物学调查表明水蛭在全国各个地区均有分布。其主要产地：江苏省的金湖、太湖；江西省的鄱阳湖；湖南省的洞庭湖；湖北省的洪湖；山东省的微山湖；河北省的白洋淀；安徽省的蚌埠、宿县；以及河南、浙江、江西等省。次产地：黑龙江省境内的黑龙江、松花江、嫩江、乌苏里江、牡丹江、呼玛河、额木尔河、穆棱河、兴凯湖；吉林省境内的图们江、伊通河、头道江、二道江、松花湖；辽宁省境内的鸭绿江、辽河、大凌河、东辽河、大辽河等地。古代文献及现代研究表明水蛭分布范围广泛，分布全国各个地区。

2. 品质特色

本品外观背部有自然的黑色光泽，折断时有韧性感，断面有胶质样光泽，味淡而有鱼腥气，手摸肉质有弹性。优质的水蛭药材具有气味腥，但不刺鼻；不易折断，断面不平整、有纤维，茬口白色，棱角圆润；颜色发黑，表面水蛭纹路清晰。

3. 产业化

荆州市民康生物科技有限公司是一家专业从事医用水蛭养殖、提取、加工、销售及水蛭素综合应用的高科技企业。公司拥有医用水蛭养殖、繁育及深加工基地100亩，已建成现代化钢构建筑的大型工厂化养殖车间2栋，占地面积16 000 m^2，配套用房6 000 m^2。自2011年以来，已累计投入研发资金1 500多万元在医用水蛭的物种生物学、繁养殖、饲料、病害防治、水蛭素活性检测与保存工艺、药效等方面，开展研发攻关，取得了丰硕的成果，建立了公司自主核心技术。公司已申报国家专利7项，4项已获得国家发明专利证书，3项获得实用新型专利证书。荆州市民康生物科技有限公司在水蛭（医蛭）的养殖中，取得了很大技术优势，坚持实现最大养殖容量与养殖水体生态的平衡，使养殖废水的排放量达到最小化，并在努力实现养殖废弃物的再利用；制定了蛭苗生产的养殖规程和蛭苗的质量标准；正在开启水蛭新产品的研究，促进了其资源利用的最大化和产品效益的最大化。通过努力，可望实现经济效益、社会效益和生态效应同步发展，争取实现年产水蛭（医蛭）1亿尾、提取水蛭素10亿单位的养殖规模。

天　麻

Tianma

GASTRODIAE RHIZOMA

【别名】赤箭、定风草。

【来源】为兰科植物天麻 *Gastrodia elata* Bl. 的干燥块茎。

【原植物】腐生草本，高达2m。块茎肉质肥厚，椭圆形至近哑铃形，横生，有较密集环节，环节上有宽卵形膜质鞘及芽点；长6～15cm，直径3～7cm，有时更大。茎直立，单一，橙黄色、黄色、灰棕色、蓝绿色，无绿叶，下部节上有鞘状膜质鳞叶。总状花序，长达50cm，着生30～50朵花或更多；苞片披针形，膜质，长1～1.5cm；花扭转，橙黄、淡黄、蓝绿或黄白色，歪壶状；萼片与花瓣合生成花被筒，筒长约1cm，口部偏斜，直径5～7mm，顶端5裂；外轮裂片卵状三角形，先端钝；内轮裂片近长圆形，小于外轮裂片；唇瓣长圆状卵圆形，白色，先端3裂；合蕊柱长5～6mm，子房下位，倒卵形，子房柄扭转，柱头3裂。蒴果长圆形或倒卵形，长2～2.6cm；种子多而极小，呈粉末状，种子由胚和种皮组成，无胚乳，种皮白色半透明；胚为椭圆形，呈淡褐色或黑褐色。花期7月，果期7—8月。

【主产地】主产于湖北、云南、四川、陕西、贵州、安徽、河南等地。湖北省天麻主产于宜昌、黄冈、恩施、襄阳等地，其中，宜昌市夷陵区为天麻主产区。

【功能主治】息风止痉，平抑肝阳，祛风通络。用于小儿惊风，癫痫抽搐，破伤风，头痛眩晕，手足不遂，肢体麻木，风湿痹痛。

【优势与特色】

1. 道地性考证

天麻始载于《神农本草经》,列为上品,原名赤箭。其后历代文献所载别名较多,如赤箭芝(《药性论》)、独摇芝(《抱朴子》)、定风草(《药性论》)、离母(《神农本草经》)、合离草(《抱朴子》)、神草(《吴普本草》)、鬼督邮(《神农本草经》)。《名医别录》记载:"赤箭生陈仓川谷、雍州及太山少室。三月、四月、八月采根,曝干。"南朝陶弘景在其所著《本草经集注》中记载:"陈仓,今属雍州扶风郡。"《证类本草》曰:"天麻,生郓州、利州、太山、崂山诸处,五月采根曝干。叶如芍药而小,当中抽一茎,直上如箭杆。茎端结实,状若续随子。至叶枯时,子黄熟。其根连一二十枚,犹如天门冬之类。形如黄瓜,亦如芦菔,大小不定。彼人多生啖,或蒸煮食之。今多用郓州者佳。"唐代苏恭曰:"赤箭,是芝类。茎似箭杆,赤色。端有花,叶赤色,远看如箭有羽。四月开花,结实似苦楝子,核作五六棱,中有肉如面,日曝则枯萎。其根皮肉汁,大类天门冬,惟无心脉尔。去根五六寸,有十余子卫之,似芋,可生啖之,无干服之法。"宋代苏颂在《本草图经》中记载:"赤箭,今江湖间亦有之,然不中药用。其苗如苏恭所说,但《本经》云'三月、四月、八月采根,不言用苗'。而今方家乃三月、四月采苗,七月、八月、九月采根,与《本经》参差不同,难以兼著,故但从今法。"又提到:"天麻,今汴京东西、湖南、淮南州郡皆有之。春生苗,初出若芍药,独抽一茎直上,高三四尺,如箭杆状,青赤色,故名赤箭芝。茎中空,依半以上,贴茎微有尖小叶。梢头生成穗,开花结子,如豆粒大。其子至夏不落,却透虚入茎中,潜生土内。其根形如黄瓜,连生一二十枚,大者至重半斤,或五六两。其皮黄白色,名曰龙皮。肉名天麻,二月、三月、五月、八月内采。初得乘润刮去皮,沸汤略煮过,曝干收之。嵩山、衡山人,或取生者,蜜煎作果食,甚珍之。宗曰:赤箭,天麻苗也。与天麻治疗不同,故后人分为二条。承曰:今医家见用天麻,即是赤箭根。"《开宝本草》又于中品出天麻一条,云"出郓州。今之赤箭根苗,皆自齐、郓而来者为上"。

2. 品质特色

本品呈椭圆形或长条形,略扁,皱缩而稍弯曲,长3~15cm,宽1.5~6cm,厚0.5~2cm。表面黄白色至黄棕色,有纵皱纹及由潜伏芽排列而成的横环纹多轮,有时可见棕褐色菌索。顶端有红棕色至深棕色鹦嘴状的芽或残留茎基;另端有圆脐形疤痕。质坚硬,不易折断,断面较平坦,黄白色至淡棕色,角质样。气微,味甘。

3. 产业化

目前,湖北省宜昌市、黄冈市、襄阳市、恩施土家族苗族自治州均有栽培。尤其是宜昌市的夷陵区天麻产地,种植面积曾达80万亩,单产约500kg鲜天麻中药材,为湖北省天麻主产区。襄阳市的南漳致远农业科技有限公司和湖北中医药大学合作共建院士专家工作站,在具有自主知识产权的"神南一号"乌红杂交有机天麻育种、种植及产品开发方面保持长期稳定的战略合作,采取公司+合作社+农户的操作模式,致力于打造南漳有机天麻完整的产业链,年产鲜天麻40万kg,近年来相继开发了天麻速溶颗粒、酱香天麻酒、鲜天麻汁、天麻罐头、天麻灵芝酒等南漳天麻系列新产品。南漳天麻系列新产品研究和开发是提高产品附加值的有效途径,填补了国际、国内空白,形成了既有地理标志高标、又有专利发明、又有有机认证、南漳中国有机谷独有的品牌产品。天麻系列产品畅销全国各地,供不应求。

吴　茱　萸

Wuzhuyu

EUODIAE FRUCTUS

【别名】臭辣子、吴萸、吴于子。

【来源】为芸香科植物吴茱萸 *Euodia rutaecarpa* (Juss.) Benth.、石虎 *Euodia rutaecarpa* (Juss.) Benth. *var. officinalis* (Dode) Huang 或疏毛吴茱萸 *Euodia rutaecarpa* (Juss.) Benth. *var. bodinieri* (Dode) Huang 的干燥近成熟果实。湖北省所产吴茱萸基原为吴茱萸与石虎。

【原植物】

1. 吴茱萸

小乔木或灌木，高3～5m，嫩枝暗紫红色，与嫩芽同被灰黄或红锈色绒毛，或疏短毛。叶有小叶5～11枚，小叶薄至厚纸质，卵形、椭圆形或披针形，长6～18cm，宽3～7cm，叶轴下部的较小，两侧对称或一侧的基部稍偏斜，边全缘或浅波浪状，小叶两面及叶轴被长柔毛，毛密如毡状，或仅中脉两侧被短毛，油点大且多。花序顶生；雄花序的花彼此疏离，雌花序的花密集或疏离；萼片及花瓣均5片，偶有4片，镊合排列；雄花花瓣长3～4mm，腹面被疏长毛，退化雌蕊4～5深裂，下部及花丝均被白色长柔毛，雄蕊伸出花瓣之上；雌花花瓣长4～5mm，腹面被毛，退化雄蕊鳞片状或短线状或兼有细小的不育花药，子房及花柱下部被疏长毛。果序宽3～12cm，果密集或疏离，暗紫红色，有大油点，每分果瓣有1粒种子；种子近圆球形，一端钝尖，腹面略平坦，长4～5mm，褐黑色，有光泽。花期4—6月，果期8—11月。

2. 石虎

石虎与吴茱萸相似，其主要区别在于：小叶纸质，宽稀超过5cm. 叶背密被长毛，油点大。雌花的花瓣较短小，通常为3～4mm，质较薄。果序上的果较少，彼此密集或较疏松。

【主产地】主产于湖北、四川、云南、湖南、浙江、福建等地。

【功能主治】散寒止痛，降逆止呕，助阳止泻。用于厥阴头痛，寒疝腹痛，寒湿脚气，经行腹痛，脘腹胀痛，呕吐吞酸，五更泄泻。

【优势与特色】

1. 道地性考证

吴茱萸始载于《神农本草经》，其曰："一名藙。生川谷。"生境为川谷，无具体产地。魏晋·《名医别录》记载："生上谷及宛朐。"上谷即今山西与河北边境附近；宛朐为今山东菏泽地区。《本草拾遗》在食茱萸项下记载："且茱萸南北总有，以吴(原指江苏苏州，此处应泛指江苏、安徽、浙江、江西等南方地区)为好，所以有吴之名。两处俱堪入食，若充药用，要取吴者。"这里南北是地域上的概说，意即吴茱萸的分布范围较广；吴地为今江苏省南部、浙江省北部、安徽、江西一带。此时，吴茱萸的产地已由北向南转移，入药应选产自吴地者，这在一定程度上明确了吴茱萸道地药材的历史地位。《本草图经》载："生上谷川谷及宛朐。今处处有之，江浙、蜀汉尤多。"江浙指今江苏、浙江等地，蜀汉指今四川及云南、贵州北部、陕西汉中一带。并附临江军(今江西樟树市)吴茱萸和越州(今浙江绍兴)吴茱萸图。《本草品汇精要》

载："【道地】临江军越州吴地。"《增订伪药条辨》记述："吴茱萸，上春出新。湖南长沙、安化及广西出者，粒大梗亦多，气味触鼻，皆佳。浙江严州出者，粒细梗少，气味略薄，亦佳。"《药物出产辨》："产湖南常德府为最，广西左江亦佳，右江虽略逊，亦作好论。"

《中国药材学》《中华本草》《常用中药材品种整理和质量研究(南方协作组)》《500味常用中药材的经验鉴别》等现代文献表明，吴茱萸主产于我国长江以南地区，其中吴茱萸在我国主要分布于贵州、四川、云南、湖北、湖南、浙江、福建，石虎主要分布于贵州、四川、湖北、湖南、浙江、江西及广西。

综合以上古代文献及现代文献所述，当前流通市场的"中花"和"小花"吴茱萸的主产地包括湖北、湖南和浙江等地。

2. 品质特色

本品呈球形或略呈五角状扁球形，直径2～5mm。表面暗黄绿色至褐色，粗糙，有多数点状突起或凹下的油点。顶端有五角星状的裂隙，基部残留被有黄色茸毛的果梗。质硬而脆，横切面可见子房5室，每室有淡黄色种子1粒。气芳香浓郁，味辛辣而苦。

3. 产业化

湖北省吴茱萸产地主要在阳新、利川、长阳、五峰等地。目前人工种植吴茱萸，主要在阳新县。该品种种植面积约10 000余亩，作为中药生产发展的主要品种之一。

蜈　蚣

Wugong

Scolopendra

【别名】百足、天龙、千脚虫。

【来源】为蜈蚣科动物少棘巨蜈蚣*Scolopendra subspinipes mutilans* L. Koch的干燥体。

【原动物】体型扁而长。头部暗红色或红褐色，略有光泽，有头板覆盖，头板近圆形，前端稍突出，两侧贴有颚肢一对，前端两侧有触角1对。躯干部第一背板与头板同色，其余20个背板为棕绿色或墨绿色，具光泽，自第四背板至第二十背板上常有两条纵沟线；腹部淡黄色或棕黄色，皱缩；自第二节起，每节两侧有步足一对，步足黄色或红褐色，偶有黄白色，呈弯钩形，最末一对步足尾状，故又称尾足，易脱落。

【主产地】蜈蚣在中国各地都有分布，主产于江苏、浙江、安徽、湖北、湖南等省。湖北是蜈蚣的道地产区，湖北省宜昌、随州、荆门、襄阳为主产区，黄冈、孝感等地为次产区，其中"随州金头蜈蚣"已获国家地理标志保护产品。

【功能主治】息风镇痉，通络止痛，攻毒散结。用于肝风内动，痉挛抽搐，小儿惊风，中风口㖞，半身不遂，破伤风，风湿顽痹，偏正头痛，疮疡，瘰疬，蛇虫咬伤。

【优势与特色】

1. 道地性考证

蜈蚣始载于《神农本草经》，列为下品，谓之"味辛温，主鬼注蛊毒，啖诸蛇虫鱼毒，杀鬼物老精，温虐，去三虫，生川谷"。后世本草均有记述，如《名医别录》《本草经集注》《蜀本草》《新修本草》《本草图经》《本草衍义》《本草蒙筌》《本草求真》等。关于蜈蚣的产地，《神农本草经》

曰“生山谷”。《蜀本草》:“生山南川谷,及出安、随、唐等州土石间。”《证类本草》:“蜈蚣,生吴中川谷及江南,今江浙、山南、唐、邓间皆有之。”《本草崇原》记载:“蜈蚣,江以南处处有之。”由此可看出,古代蜈蚣主要产于江苏、浙江、湖南、湖北、安徽、河南等地。现代,《全国中草药汇编》记载:“蜈蚣为夜行肉食性动物,喜栖于潮湿阴暗的地方。主产于陕西、江苏、安徽、浙江、河南、湖北、湖南等地,此外四川、广东、广西、等地亦产。”《中药大辞典》记载:“栖息于丘陵地带和多砂土的低山区,喜欢在温暖的地方。分布很广,主要以陕西、江苏、浙江、河南、湖北等地产量较大。”

2. 品质特色

本品呈扁平长条形,头板及第1节背板赤黄或赤锈色,第20体节步足有1个跗刺;雄体有生殖肢;尾肢前股节背面内侧1棘,腹面内侧1棘,外侧2棘。湖北金头蜈蚣头部多呈暗红色,脚部黄色。

3. 产业化

蜈蚣药材主要来源于野生蜈蚣,湖北蜈蚣年产量占全国年总产量的70%以上。蜈蚣为湖北省道地药材品种之一。湖北以宜昌、随州、荆门、襄阳为主产区,黄冈、孝感等地为次产区。但由于常年捕捉,导致野生资源枯竭,产量逐年减少,尤其随着蜈蚣用量日趋扩大,野生资源已不能满足需要。在湖北宜都、枝江和襄阳等地有部分合作社实现蜈蚣人工养殖技术,但由于养殖前期投入成本大,蜈蚣病害问题还未能很好解决,故目前养殖模式都不大,还在上升阶段。

五　倍　子

Wubeizi

GALLA CHINENSIS

【别名】百虫仓、百药煎、棓子。

【来源】为漆树科植物盐肤木 *Rhus chinensis Mill.*、青麸杨 *Rhus potaninii Maxim.* 或红麸杨 *Rhus punjabensis* Stew. *var. sinica*(Diels)Rehd. et Wils. 叶上的虫瘿,主要由五倍子蚜 *Melaphis chinensis*(Bell)Baker寄生而形成。秋季采摘,置沸水中略煮或蒸至表面呈灰色,杀死蚜虫,取出,干燥。按外形不同,分为“肚倍”和“角倍”。湖北省以盐肤木和红麸杨为主。

【原植物】

1. 盐肤木

落叶小乔木或灌木,高2～10m;小枝棕褐色,被锈色柔毛,具圆形小皮孔。奇数羽状复叶有小叶(2～) 3～6对,叶轴具宽的叶状翅,小叶自下而上逐渐增大,叶轴和叶柄密被锈色柔毛;小叶多形,卵形或椭圆状卵形或长圆形,长6～12cm,宽3～7cm,先端急尖,基部圆形,顶生小叶基部楔形,边缘具粗锯齿或圆齿,叶面暗绿色,叶背粉绿色,被白粉,叶面沿中脉疏被柔毛或近无毛,叶背被锈色柔毛,脉上较密,侧脉和细脉在叶面凹陷,在叶背突起;小叶无柄。圆锥花序宽大,多分枝,雄花序长30～40cm,雌花序较短,密被锈色柔毛;苞片披针形,长约1mm,被微柔毛,小苞片极小,花白色,花梗长约1mm,被微柔毛。雄花:花萼外面被微柔毛,裂片长卵形,长约1mm,边缘具细睫毛;花瓣倒卵状长圆形,长约2mm,开花时外卷;雄蕊伸出，花丝线形，长约2mm，无毛，花药卵形，长约0.7mm；子房不育。雌花：花萼裂片较短，长约0.6mm，外面被微柔毛，边缘具细睫毛；花瓣椭圆状卵形，长约1.6mm，边缘具细睫毛，里面下部被柔毛；雄蕊极短；花盘无毛；子房卵形，长约1mm，密被白色微柔毛，花柱3个，柱头头状。核果球形，略压扁，直径4～5mm，被具节柔毛和腺毛，成熟时红色，果核径3～4mm。花期8—9月，果期10月。

2. 青麸杨

落叶乔木，高5～8m；树皮灰褐色，小枝无毛。奇数羽状复叶有小叶3～5对，叶轴无翅，被微柔毛；小叶卵状长圆形或长圆状披针形，长5～10cm，宽2～4cm，先端渐尖，基部多少偏斜，近回形，全缘，两面沿中脉被微柔毛或近无毛，小叶具短柄。圆锥花序长10～20cm，被微柔毛；苞片钻形，长约1mm，被微柔毛；花白色，直径2.5～3mm；花梗长约1mm，被微柔毛；花萼外面被微柔毛，裂片卵形，长约1mm，边缘具细睫毛；花瓣卵形或卵状长圆形，长1.5～2mm，宽约1mm，两面被微柔毛，边缘具细睫毛，开花时先端外卷；花丝线形，长约2mm，在雌花中较短，花药卵形；花盘厚，无毛；子房球形，直径约0.7mm，密被白色绒毛。核果近球形，略压扁，直径3～4mm，密被具节柔毛和腺毛，成熟时红色。

3. 红麸杨

落叶乔木或小乔木，高4～15m，树皮灰褐色，小枝被微柔毛。奇数羽状复叶有小叶3～6对，叶轴上部具狭翅，极稀不明显；叶卵状长圆形或长圆形，长5～12cm，宽2～4.5cm，先端渐尖或长渐尖，基部圆形或近心形，全缘，叶背疏被微柔毛或仅脉上被毛，侧脉较密，约20对，不达边缘，在叶背明显突起；叶无柄或近无柄。圆锥花序长15～20cm，密被微绒毛；苞片钻形，长1～2cm，被微绒毛；花小，直径约3mm，白色；花梗短，长约1mm；花萼外面疏被微柔毛，裂片狭三角形，长约1mm，宽约0.5mm，边缘具细睫毛，花瓣长圆形，长约2mm，宽约1mm，两面被微柔毛，边缘具细睫毛，开花时先端外卷；花丝线形，长约2mm，中下部被微柔毛，在雌花中较短，长约1mm，花药卵形；花盘厚，紫红色，无毛；子房球形，密被白色柔毛，直径约1mm，雄花中有不育子房。核果近球形，略压扁，直径约4mm，成熟时暗紫红色，被具节柔毛和腺毛；种子小。

【主产地】主产区是湖北、四川、贵州、陕西、广西等地；道地产区有湖北、四川、贵州等地。其中湖北省五峰县被誉为全国五倍子第一县。

【功能主治】敛肺降火，涩肠止泻，敛汗，止血，收湿敛疮。用于肺虚久咳，肺热痰嗽，久泻久痢，自汗盗汗，消渴，便血痔血，外伤出血，痈肿疮毒，皮肤湿烂。

【优势与特色】

1. 道地性考证

五倍子之药用始载于《本草拾遗》，记述其产地则见于宋朝的《本草图经》“五倍子，旧不著所出州土，云在处有之。今以蜀中者为胜，生肤木上”，蜀中即指四川盆地；清代《本经逢原》亦云“产川蜀，如菱角者佳”；《本草述钩元》中有“各处有此种，以蜀产结于盐肤木上者乃良”，均表明四川出产的五倍子品质优良。此外，清光绪年间的《安康乡土志》又有“倍子产于安康北山一带，其用途可制颜色，亦出口货大宗”。民国时期的《药物出产辨》载五倍子“产广西桂林、怀集、柳州，广东乐昌、连州等处，但以柳州为最佳”，《中国道地药材》将之归于贵药,认为“现时主产贵州、广西、四川等地,以贵州五倍子居全国之冠”,《中华本草》亦载有“主产于四川、贵州、云南、陕西、广西等地”;《道地药材图典》(西南卷)中记述“药材产于贵州、四川、云南、陕西、广西,以贵州、四川产量大”。从以上文献来看,湖北地区始终是五倍子的主产和道地产区从古至今变化不大。

2. 品质特色

(1)肚倍:呈长圆形或纺锤形囊状,长2.5～9cm,直径1.5～4cm。表面灰褐色或灰棕色,微有柔毛。质硬而脆,易破碎,断面角质样,有光泽,壁厚0.2～0.3cm,内壁平滑,有黑褐色死蚜虫及灰色粉状排泄物。气特异,味涩。

(2)角倍:呈菱形,具不规则的钝角状分枝,柔毛较明显,壁较薄。

3. 产业化

目前,湖北省大部分地区均有五倍子生产。尤其是五峰县,被誉为全国五倍子第一县。总部位于湖北省五峰县的赤诚生物有限公司是一个专门从事五倍子种植和深加工的上市企业,和湖北中医药大学在五倍子生产及产品开发方面保持长期稳定的战略合作,致力于突破相关技术瓶颈、提高资源利用率、构建新型产业链、促进科技成果产业化。

夏　枯　草

Xiakucao

PRUNELLAE SPICA

【别名】夏枯球。

【来源】为唇形科植物夏枯草 *Prunella vulgaris* L. 的干燥果穗。

【原植物】多年生草本,茎高15～30cm。有匍匐地上的根状茎,在节上生须根。茎上升,下部伏地,自基部多分枝,钝四棱形,具浅槽,紫红色,被稀疏的糙毛或近无毛。叶对生,具柄;叶柄长0.7～2.5cm,自下部向上渐变短;叶片卵状长圆形或圆形,大小不等,长1.5～6cm,宽0.7～2.5cm,先端钝,基部圆形、截形至宽楔形,下延至叶柄成狭隘翅,边缘不明显的波状齿或几近全缘。轮伞花序密集排列成顶生长2～4cm的假穗状花序,花期时较短,随后逐渐伸长;苞片肾形或横椭圆形,具骤尖头;花萼钟状,长达10mm,二唇形,上唇扁平,先端截平,有3个不明显的短齿,中齿宽大,下唇2裂,裂片披针形,果时花萼由于下唇2齿斜伸耐闭合;花冠紫、蓝紫或红紫色,长约13mm,略超出于萼,长绝不达萼长的两倍,下唇中裂片宽大,边缘具流苏状小裂片;雄蕊4枚,二强,花丝先端2裂,1枚裂片能育具花药,花药2室,室极叉开;子房无毛。小坚果黄褐色,长圆状卵形,长1.8mm,微具沟纹。花期4—6月,果期6—8月。

【主产地】主产于江苏、安徽、浙江、河南等地。湖北省各地均产。

【功能主治】清肝泻火,明目,散结消肿。用于目赤肿痛,目珠夜痛,头痛眩晕,瘰疬,瘿瘤,乳痈,乳癖,乳房胀痛。

【优势与特色】

1. 道地性考证

夏枯草药用始载于《神农本草经》:“夏枯草,味苦辛、寒。主寒热,瘰疬,鼠瘘,头疮,破癥，散瘿结气，脚肿湿痹，轻身。一名夕句，一名乃东。生川谷。”《名医别录》曰：“夏枯草，无毒。一名燕面。生蜀郡(今四川成都一带)。”唐代《新修本草》：“生蜀郡川谷，四月采。”宋代《证类本草》，除照录《新修本草》原文以外，另引《本草图经》曰：“生蜀郡川谷，今河东、淮、浙州郡亦有之。”由此可看出，古代夏枯草主要产于四川、山西、浙江等地。现代主产于江苏、安徽、浙江、河南等地。

2. 品质特色

呈圆柱形，略扁，长1.5~8cm，直径0.8~1.5cm，淡棕色至棕红色。全穗由数轮至十数轮宿萼与苞片组成，每轮有对生苞片2片，呈扇形，先端尖尾状，脉纹明显，外表面有白毛。每一苞片内有花3朵，花冠多已脱落，宿萼二唇形，内有小坚果4枚，卵圆形，棕色，尖端有白色突起。体轻。气微，味淡。

3. 产业化

夏枯草在湖北省内多个县市均有栽培，湖北大别山的蕲春为我国夏枯草主产地，面积约2万亩。2011年夏枯草已被湖北省科技厅列为全省优先发展的三大主要优势品种之一。蕲春夏枯草为国家地理标志产品，是蕲春精准脱贫的重要产业。

续　断

Xuduan

DIPSACI RADIX

【别名】川续断。

【来源】为川续断科植物川续断*Dipsacus asper* Wall. ex Henry的干燥根。

【原植物】多年生草本，高达2m；主根1条或在根茎上生出数条，圆柱形，黄褐色，稍肉质；茎中空，具棱6~8条，棱上疏生下弯粗短的硬刺。基生叶稀疏丛生，叶片琴状羽裂，长15~25cm，宽5~20cm，先端裂片大，卵形，长达15cm，宽9cm，两侧裂片3~4对，侧裂片一般为倒卵形或匙形，叶面被白色刺毛或乳头状刺毛，背面沿脉密被刺毛；叶柄长可达25cm；茎生叶在茎之中下部为羽状深裂，中裂片为披针形，长11cm，宽5cm，先端渐尖，边缘具疏粗锯齿，侧裂片2~4对，披针形或长圆形，基生叶和下部的茎生叶具长柄，向上叶柄渐短，上部叶披针形，不裂或基部3裂。头状花序球形，直径2~3cm，总花梗长达55cm；总苞片5~7枚，叶状，披针形或线形，被硬毛；小苞片倒卵形，长0.7~1.1cm，先端稍平截，被短柔毛，具长0.3~0.4cm的喙尖，喙尖两侧密生刺毛或稀疏刺毛，稀被短毛；小总苞四棱倒卵柱状，每个侧面具两条纵沟；花萼4棱，长约0.1cm，不裂或4浅裂至深裂，外面被短毛；花冠淡黄色或白色，花冠管长0.9~1.1cm，基部狭缩成细管，先端4裂，1枚裂片稍大，外面被短柔毛；雄蕊4枚，着生于花冠管上，明显超出花冠，花丝扁平，花药椭圆形，紫色；子房下位，花柱通常短于雄蕊，柱头短棒状。瘦果长倒卵柱状，包藏于小总苞内，长约0.4cm，仅先端外露于小总苞外，花期7—9月，果期9—11月。

【主产地】主产于四川、重庆、湖北、贵州等地区。湖北的五峰、鹤峰所产药材习称“五鹤续断”，为湖北道地药材之一。

【功能主治】补肝肾，强筋骨，续折伤，止崩漏。用于肝肾不足，腰膝酸软，风湿痹痛，跌扑损伤，筋伤骨折，崩漏，胎漏。酒续断多用于风湿痹痛，跌扑损伤，筋伤骨折。盐续断多用于腰膝酸软。

【优势与特色】

1. 道地性考证

续断之名始载于《神农本草经》,并以此为正名,后世皆沿用此名称。明代开始才以川续断科植物川续断Dipsacus asper Wall. ex Henry作为续断的正品来源,故对其产地及道地产区的考证均以正品续断为主。

明代《本草品汇精要》云"三月以后生苗,杆四棱似苎麻,叶亦类之,两两相对而生。四月开花,红白色,似益母花,根如大蓟,赤黄色"。按《范东阳方》云"即是马蓟。与小蓟菜相似,但大如小蓟而。叶似菊翁菜而小厚,两边有刺刺人,其花紫色,与今越州生者相类,今之市者亦有数种,人莫能辨。医家用之,但以节节断,皮黄皱者为真也……【道地】蜀川者佳";《本草纲目》云"今人所用,……色赤而瘦,折之有烟尘起者为良焉"。清代《植物名实图考》云"今滇中生一种续断,极似芥菜,亦多刺,与大蓟微类,梢端夏出一苞,黑刺如毬,大如千日红花苞,开花白,宛如葱花,茎劲,经冬不折"。

由上可知:明、清时期,滇、蜀为道地产区。

民国《药物出产辨》云:"产湖北省沙市内奥山。宜都。资丘市等。名曰川断。实出自湖北。味微苦而带甘甜。"《中药学大辞典》云:"处方用名川断、川断肉……名曰川断,实出自湖北。"《中药材商品规格质量鉴别》记载:"以湖北产量大,质量好,尤以鹤峰所产质量佳。"《中国药材学》记载:"以湖北产量大,质量好。"《现代中药材商品通鉴》记载:"以湖北产量大,质量好,尤以鹤峰所产质量佳。"《金世元中药材传统鉴别经验》记载:"以五峰、鹤峰产品质优。"综上所述,续断的道地产区自古至今,由云南、四川逐渐向湖北迁移。"五鹤续断"名扬天下。

2. 品质特色

呈圆柱形,略扁,有的微弯曲,长8~15㎝,直径0.8~2㎝。表面灰褐色或黄褐色,有稍扭曲或明显扭曲的纵皱及沟纹,可见横列的皮孔样斑痕和少数须根痕。质软,断面不平坦,断面皮部绿褐色,导管束呈放射状排列。气微香,味苦、微甜而后涩。

3. 产业化

目前,湖北省宜昌市和恩施自治州的大部分县均有栽培。尤其以五峰县、鹤峰县种植面积大,为续断道地产区。

玄　参

Xuanshen

SCROPHULARIAE RADIX

【别名】元参等。

【来源】为玄参科植物玄参*Scrophularia ningpoensis* Hemsl.的干燥根。

【原植物】多年生草本,高60~120cm。根肥大,近圆柱形,下部常分枝,对生,上部叶有时互生,均具柄;叶片卵形或卵状椭圆形,长7~20cm,宽3.5~12cm,先端渐尖,基部圆形成近截形,边缘具细锯齿,无毛背面脉上有毛。聚伞花序疏散形展,呈圆锥形;花梗长1~3cm,

花序轴和花梗均被腺毛；萼5裂，裂片卵圆形，先端钝，边缘膜质；花冠暗紫色，管部斜壶状，长约8mm，先端5裂，不等大；雄蕊4枚，二强，另有一退化雄蕊，呈鳞片状，贴生于花冠管上；子房约8mm，深绿色或暗绿色，萼宿存。花期7—8月，果期8—9月。

【主产地】主产于浙江、重庆、湖北、贵州、江苏、江西等省。主要为栽培品，野生品纤维性强，商品少。湖北省玄参主产于鄂西，包括恩施、宜昌、十堰及神农架林区。其中建始县、巴东县种植面积大。

【功能主治】清热凉血，滋阴降火，解毒散结。用于热入营血、热病伤阴、舌绛烦渴、温毒发斑、津伤便秘、骨蒸劳嗽、目赤、咽痛、白喉、瘰疬、痈肿疮毒。

【优势与特色】

1. 道地性考证

玄参始载于《神农本草经》，列为中品，名曰“元参”。其曰：“元参，味苦微寒。主肾气，令人目明。”《中国植物志》记述“为我国特产，产于河北、河南、山西、陕西、湖北、安徽、江苏、浙江、福建、湖南、广东、贵州、四川”。《中药大辞典》记载：“主产于浙江、四川、湖北，贵州、湖南、江西等地亦产。”《武汉中药炮制》记载：“湖北玄参主产于恩施，品质优良。”目前，湖北恩施是我国除浙江、四川外玄参的第三大产区。

2. 品质特色：药材呈类圆柱形，中部略粗或上粗下细，有点微弯呈羊角状，长6～20cm，直径1～3cm。表面灰黄色或灰褐色，有不规则的纵沟、横向皮孔样突起和稀疏的横裂纹和须根痕。质坚硬。不易折断，断面略平坦，乌黑色，微有光泽。气特异似焦糖，味甘，微苦。以水浸泡，水呈墨黑色。以条粗壮、坚实，断面乌黑者为佳。湖北产玄参无芦头，肉质厚，质量好。

3. 产业化

自2000年来，恩施土家族苗族自治州的建始县和巴东县建立了玄参规范化种植基地，面积达3万亩，已通过国家GAP认证。2019年湖北省政府将巴东玄参列为湖北省道地药材“一县一品”优势品种，促进玄参产业发展。

猪　苓

Zhuling

POLYPORUS

【别名】野猪矢，黑猪苓。

【来源】为多孔菌科真菌猪苓*Polyporus umbellatus*(Pers.)Fries的干燥菌核。

【原植物】菌核形状不规则，呈大小不一的团块状，坚实，表面紫黑色，有多数凹凸不平的皱纹，内部白色，长5～25cm，直径2～6cm。子实体从埋生于地下的菌核上发出，有柄并多次分枝，形成一丛菌盖，总直径可达20cm。菌盖圆形，直径1～4cm，中部脐状，有淡黄色的纤维鳞片，近白色至浅褐色，无环纹，边缘薄而锐，常内卷，肉质，干后硬而脆。菌肉薄，白色。菌管长约2mm，与菌肉同色，下延，管口圆形至多角形。孢子无色，光滑，圆筒形，一端圆形，一端有歪尖。

【主产地】主产于陕西、云南，河南、甘肃、山西、吉林、四川等地亦产。也有人工栽培。湖北省猪苓主产于竹山、竹溪等县。

【功能主治】利水渗湿。用于小便不利，水肿，泄泻，淋浊，带下。

【优势与特色】

1. 道地性考证

猪苓始载于《神农本草经》，列为中品，曰："猪苓，味甘，平。主治痎疟，解毒，辟蛊疰不详，利水道。久服轻身，耐老。一名猳猪矢。生衡山谷。"《吴普本草》："如茯苓，或生宛朐(今山东菏泽市)。八月采。"《新修本草》："生衡山山谷及济阴(今山东省定陶区西北)、宛朐。"《本草图经》："猪苓，生衡山山谷及济阴、宛朐，今蜀州、眉州亦有之。"《本草纲目》："生衡山山谷及济阴、宛朐，今蜀州、眉州亦有之。"《药物出产辨》："以陕西兴安县、江中府为佳。" 由此可看出，古代茯苓主要产于山东、四川、陕西。《中华本草》等认为茯苓分布于黑龙江、吉林、辽宁、河北、山西、陕西、甘肃、河南、湖北、四川、贵州、云南。

2. 品质特色

呈条形、类圆形或扁块状，有的有分枝，长5～25cm，直径2～6cm。表面黑色、灰黑色或棕黑色，皱缩或有瘤状突起。体轻，质硬，断面类白色或黄白色，略呈颗粒状。气微，味淡。以个大、皮黑、肉白、体较重者为佳。

3. 产业化

目前，全国有部分省市有栽培，其中陕西省、四川省产量较大。湖北省有小规模栽培。竹溪、竹山等县有野生猪苓分布。湖北梦阳药业股份有限公司生产的猪苓多糖胶囊，在猪苓的道地药材产地陕西秦岭开展猪苓种源的研究，打造道地药材的产地公司模式，从源头上解决药材的质量问题，具有很大的市场潜力。

第二节　第二批中药重点品种

白　果

Baiguo

GINKGO SEMEN

【别名】银杏核、公孙树子、鸭脚树子。

【来源】为银杏科植物银杏 *Ginkgo biloba* L. 的干燥成熟种子。

【原植物】落叶乔木。枝分长枝与短枝。叶簇生于短枝，或螺旋状散生于长枝上，扇形，上缘浅波状，有时中央浅裂或深裂，脉叉状分枝；叶柄长。花单性异株，稀同株，球花生于短枝叶腋或苞腋；雄球花成柔荑花序状；雌球花有长梗，梗端2叉，叉端生一珠座，每珠座生1个胚珠，仅一个发育。种子核果状，椭圆形至近球形，外种皮肉质，有白粉，熟时橙黄色。花期3—4月，种子9—11月成熟。

【主产地】主产于安徽宁国、宣城，浙江诸暨，江苏泰兴、泰州、姜堰，山东郯州，湖北安陆、随州。

【功能主治】敛肺定喘，止带缩尿。用于痰多喘咳，带下白浊，遗尿尿频。

【优势与特色】

1. 道地性考证

有关白果的最早记载是在宋朝,一名银杏。宋代王继先在《绍兴本草》中记载道:"银杏,世之果实。味苦、甘,平,无毒。唯炒或煮食之,生食戟人。诸处皆产之,唯宣州形大者好。"该书中指出安徽产的白果质量好。到了明朝时期的本草著作《本草品汇精要》:"银杏无毒,植生。银杏炒食煮食皆可,生食发病(出《饮膳正要》),名鸭脚。谨按:树高五六丈,径三四尺,叶似鸭脚,五六月结实如李,八九月熟则青黄色。采之,浸烂去皮,取核为果,亦名鸭脚。梅圣俞《诗》云:鸭脚类绿李,其名因叶高,是也。出宣域郡,及江南皆有之。(生)五六月生,(采)八月九月取实。曝干。核中肉,壳白肉青黄,味甘苦……"书中指出白果产自安徽宣城以及江南。同时期的陈嘉谟所著的《本草蒙筌》:"(一名银杏,俗呼鸭脚。)在处俱产,树大而高。二更开花,三更结实……"该书中指出白果各处都有生产。李时珍在《本草纲目》中记载:"银杏生江南,以宣城者为胜。树高二三丈。叶薄纵理,俨如鸭掌形,有刻缺,面绿背淡……"李时珍指出白果生长在江南一带,安徽宣城产的白果最好。同时期的李中立的《本草原始》:"银杏,生江南,以宣城为胜……"书中指出白果生长在江南一带,安徽宣城产的白果最好。据上述可知,自古以来银杏的产区较广泛,在全国大部分地区均有种植,古代多认为安徽宣城产者质量最佳。现今银杏的集中产区在湖北、浙江、安徽、江苏、山东、广西、四川、河南、辽宁等地。目前湖北的安陆、随州均为银杏的道地产区之一,两地所产银杏均获国家地理标志产品。

2. 品质特色

本品略呈椭圆形,一端稍尖,另端钝,长1.5~2.5cm,宽1~2cm,厚约1cm。表面黄白色或淡棕黄色,平滑,具2~3条棱。中种皮(壳)骨质,坚硬。内种皮膜质,种仁宽卵球形或椭圆形,一端淡棕色,另一端金黄色,横断面外层黄色,胶质样,内层淡黄色或淡绿色,粉性,中间有空隙。气微,味甘、微苦。白果以粒大、壳色黄白、种仁饱满、断面色淡黄者为佳。

3. 产业化

银杏在我国作为观赏树及药用植物被广泛栽培,资源量占全世界的70%。白果是银杏树的种子,呈椭圆形至近球形,可食用也可入药。目前我国银杏的自然分布北起辽宁东南部,西达甘肃东部、四川盆地西缘,南到广东广西,东到江苏沿海地区,以江苏、山东、浙江、广西居多,其中江苏占全国种植面积的50%,是白果的主要产区,年产量达到1.5万吨。湖北省目前建有4个银杏生产基地,即随州、安陆、巴东和恩施银杏生产基地,总面积达23万余亩。

白　及

Baiji

BLETILLAE RHIZOMA

【别名】白芨。

【来源】为兰科植物白及*Bletilla striata*(Thunb.)Reichb. f. 的干燥块茎。

【原植物】多年生草本。假鳞茎扁球形,上面具荸荠似的环带,富黏性。茎粗壮,劲直。叶4~6枚,狭长圆形或披针形,长达29cm,宽1.5~4cm,先端渐尖,基部收狭成鞘并抱茎。总状花序具3～10朵花，常不分枝或极罕分枝；花序轴或多或少呈“之”字状曲折；花苞片长圆状披针形，长2～2.5cm，开花时常凋落；花大，紫红色或粉红色；萼片和花瓣近等长，狭长圆形，长2.5～3cm，宽0.6～0.8cm，先端急尖；花瓣较萼片稍宽；唇瓣较萼片和花瓣稍短，倒卵状椭圆形，长2～3cm，白色带紫红色，具紫色脉；唇盘上面具5条纵褶片，从基部伸至中裂片近顶部，仅在中裂片上面为波状；蕊柱长1.8～2cm，柱状，具狭翅，稍弓曲。蒴果圆柱形，具6条纵棱。种子细小，多数。花期4—6月，果期7—9月。

【主产地】主产于陕西南部、甘肃东南部、江苏、安徽、浙江、江西、福建、湖北、湖南、广东、广西、四川和贵州。湖北省白及主产于黄冈、宜昌、十堰、恩施、荆门等地。十堰市房县的“房县白及”获国家地理标志产品保护。

【功能主治】收敛止血，消肿生肌。用于咯血，吐血，外伤出血，疮疡肿毒，皮肤皲裂。

【优势与特色】

1. 道地性考证

白及始载于《神农本草经》，曰“白及，生北山山谷”，此处北山为现今陕北地区。《名医别录》记载：“白及生北山山谷及宛朐及越山。”其中宛朐为现今山东曹县西北，越山为今浙江省绍兴市。《太平御览》云：“生北山。又出建康。”建康为现今江苏省南京市。《本草图经》记载：“近江淮、河、陕、汉、黔诸有之，生石山上。”江淮为长江与淮河之间的地方，主要包括河南南部、江苏、安徽中北部地区；河即黄河；陕为现今河南省陕县；汉即指汉江，是长江的支流，流经甘肃、陕西、四川、重庆、湖北、河南六个省市；黔为现今贵州地区。《本草纲目》：“保昇曰，今出申州。”申州为现今河南省信阳市。《本草品汇精要》记载：“【道地】兴州、申州。”兴州为陕西省汉中市略阳县。《药物出产辨》：“产陕西汉中府、安徽安庆府。”因此，经上述考证，历代本草记载的白及产地与现今白及产地是较一致的。湖北作为白及的重要产地之一，2015年“房县白及”通过国家工商行政管理总局商标局核准，获得国家地理标志证明商标。

2. 品质特色

呈不规则扁圆形，多有2～3个爪状分枝，少数具4～5个爪状分枝，长1.5～6cm，厚0.5～3cm。表面灰白色至灰棕色，或黄白色，有数圈同心环节和棕色点状须根痕，上面有突起的茎痕，下面有连接另一块茎的痕迹。质坚硬，不易折断，断面类白色，角质样。气微，味苦，嚼之有黏性。

3. 产业化

21世纪初期，白及野生变家种成功，湖北省白及栽培规模快速增加，主要集中在十堰、宜昌、恩施、黄冈等地区，主要销往全国各大药材市场、制药企业，化工企业和化妆品企业也有较大用量。近年来国内货源供应已经达到饱和并供大于求，价格下降明显。

大　黄

Dahuang

RHEI RADIX ET RHIZOMA

【别名】将军、南大黄、药用大黄。

【来源】为蓼科植物掌叶大黄 *Rheum palmatum* L.、唐古特大黄 *Rheum tanguticum* Maxim. ex Balf. 或药用大黄 *Rheum officinale* Baill. 的干燥根和根茎。湖北产大黄基原植物为药用大黄。

【原植物】

1.掌叶大黄

多年生高大粗壮草本,高达2m,根及根状茎粗壮木质。茎直立中空,叶片长宽近相等,长达60cm,顶端窄渐尖或窄急尖,基部近心形,通常成掌状半5裂,每一大裂片又分为近羽状的窄三角形小裂片,基出脉5条,叶上面粗糙,具乳突状毛,下面及边缘密被短毛;叶柄粗壮,圆柱状,与叶片近等长,密被锈乳突状毛;茎生叶向上渐小,柄亦渐短;托叶鞘大,长达15cm,内面光滑,外表粗糙。大型圆锥花序,分枝较聚拢,密被粗糙短毛;花小,通常为紫红色;花梗长2~2.5mm,关节位于中部以下;花被片6枚,外轮3枚较窄小,内轮3枚较大,宽椭圆形到近圆形,长1~1.5mm;雄蕊9枚,不外露;花盘薄,与花丝基部粘连;子房菱状宽卵形,花柱略反曲,柱头头状。果实矩圆形,两端均下凹,翅宽约2.5mm,纵脉靠近翅的边缘。种子宽卵形,棕黑色。果期果序的分枝直而聚拢。

2.唐古特大黄

与掌叶大黄的主要区别:叶片深裂,裂片常呈三角状披针形或狭线形,裂片窄长。花序分枝紧密,向上直立,紧贴于茎。

3.药用大黄

与上述2种的主要区别:基生叶5浅裂,浅裂片呈大齿形或宽三角形;托叶鞘膜质,较透明,上有短毛。花较大,淡黄绿色,花蕾椭圆形,果枝开展,瘦果边缘不透明。

【主产地】主产于陕西、四川、湖北、贵州、云南等省及河南西南部与湖北交界处。湖北省主要为药用大黄,主产于恩施土家族苗族自治州的恩施市、利川市、宣恩县、建始县、巴东县,以及邻近的宜昌市五峰土家族自治县、长阳县等地。

【功能主治】泻下攻积,清热泻火,凉血解毒,逐瘀通 经,利湿退黄。用于实热积滞便秘,血热,目赤咽肿,痈肿 疔疮,肠痈腹痛,瘀血经闭,产后瘀阻,跌打损伤,湿热痢疾,黄疸尿赤,淋证,水肿;外治烧烫伤。

【优势与特色】

1.道地性考证

大黄始载于《神农本草经》,记载了性味、主治和用法。《吴普本草》中最早提及大黄的植物形态:“二月卷生,生黄赤叶,四四相当,黄茎,高三尺许,三月华黄,五月实黑,三月采根,根有黄汁,切,阴干。”其中对大黄形态及花果期的描述,与药用大黄较为接近。陶弘景《本草经集注》较详细地记载了大黄的产地:“今采益州北部汶山及西山者,虽非河西、陇西,好者犹作紫地锦色,味甚苦涩,色至浓黑。”其中“汶山”为今四川阿坝州东南部,“西山”为今岷山、邛崃山、鹧鸪山,“河西”为青海、甘肃交界处黄河以西,“陇西”为今甘肃定西一带。因此,此时认为甘肃所产大黄质量最优,四川所产次之。苏敬《新修本草》记载:“幽、并以北渐细,气力不如蜀中者。今出宕州、凉州、西羌、蜀地皆有。其茎味酸,堪生啖。亦以解热,多食不利人。陶称蜀地者不及陇西,误矣。”其中“幽”为今河北,“并”为今山西太原,此两处所产大黄气力更弱。可见,苏敬则认为四川产者亦佳。苏颂《本草图经》记载:“大黄,生河西山谷及陇西,今蜀川、河东、陕西州郡皆有之,以蜀川锦文者佳。”“蜀川”为今四川,“河东”为今山西。可见,此时“川大黄”称谓已较为闻名。明清时期,本草著作多重复前人所述,如《本草品汇精要》“道地：蜀州、陕西、凉州”。《本草蒙筌》：“形如牛舌，产自蜀川，必得重实锦文，勿用轻松朽黑。”《本草纲目》：“今人以庄浪出者为最，庄浪即古泾原陇西地，与别录相合。”《植物名实图考》：“今以产四川者良。”民国时期，《药物出产辨》记载：“如有红筋起，色鲜黄者为锦黄，最上等；有一种名西黄，无红锦文，则次之。均产四川汶县、灌县，陕西兴安、汉中。”

综上所述，在魏晋及之前大黄道地产区以四川、甘肃为主，隋唐时期以蜀地（今四川西北部）为主；南北朝时期大黄主产于甘肃地区，认为此处所产品质为优；宋代四川西北部所产大黄佳，已有“川大黄”之称；元代甘肃所产大黄享誉甚高；明清时期甘肃东部及东南部大量种植；民国时期记载均产于四川、陕西等地。

2. 品质特色

本品呈类圆柱形、圆锥形、卵圆形或不规则块 状，长3～17cm，直径3～10cm。除尽外皮者表面黄棕色至红棕色，有的可见类白色网状纹理及星点（异型维管束）散在，残留的外皮棕褐色，多具绳孔及粗皱纹。质坚实，有的中心稍松软，断面淡红棕色或黄棕色，显颗粒性；根茎髓部宽广，有星点环列或散在；根木部发达，具放射状纹理，形成层环明显，无星点。气清香，味苦而微涩，嚼之黏牙，有沙粒感。

3. 产业化

湖北省西南地区药用大黄野生资源丰富，人工栽培历史已有50年以上，种植面积较大，是我国大黄主产区之一。以利川市栽培面积最大，近6万亩，一般亩产大黄药材800kg（干品）。

虎　杖

Huzhang

POLYGONI CUSPIDATI RHIZOMA ET RADIX

【别名】苦杖、斑杖根、大叶蛇总管、活血莲。

【来源】为蓼科植物虎杖*Polygonum cuspidatum* Sieb. et Zucc. 的干燥根茎和根。

【原植物】多年生草本。根状茎粗壮，横走。茎直立，高1～2m，粗壮，空心，具明显的纵棱，具小突起，无毛，散生红色或紫红色斑点。叶宽卵形或卵状椭圆形，长5～12cm，宽4～9cm，近革质，顶端渐尖，基部宽楔形、截形或近圆形，边缘全缘，疏生小突起，两面无毛，沿叶脉具小突起；叶柄长1～2cm，具小突起；托叶鞘膜质，偏斜，长3～5mm，褐色，具纵脉，无毛，顶端截形，无缘毛，常破裂，早落。花单性，雌雄异株，花序圆锥状，长3～8cm，腋生；苞片漏斗状，长1.5～2mm，顶端渐尖，无缘毛，每苞内具2～4朵花；花梗长2～4mm，中下部具关节；花被5深裂，淡绿色，雄花花被片具绿色中脉，无翅，雄蕊8枚，比花被长；雌花花被片外面3枚，背部具翅，果时增大，翅扩展下延，花柱3个，柱头流苏状。瘦果卵形，具3条棱，长4～5mm，黑褐色，有光泽，包于宿存花被内。花期8—9月，果期9—10月。

【主产地】主产于陕西南部、甘肃南部、华东、华中、华南、四川、云南及贵州。湖北省大部分地市均有分布，主产于十堰、黄冈等地。其中，十堰房县军店镇、门谷镇、化龙镇及周边乡镇栽培的虎杖，2016年3月被评为国家农产品地理标志登记产品。

【功能主治】利湿退黄，清热解毒，散瘀止痛，止咳化痰。用于湿热黄疸，淋浊，带下，风湿痹痛，痈肿疮毒，水火烫伤，经闭，癥瘕，跌打损伤，肺热咳嗽。

【优势与特色】

1. 道地性考证

虎杖始载于汉末《名医别录》，列为下品，名虎杖根，“微温。主通利月水，破留血癥结”。此后历代本草多有收载。关于虎杖的产地，《本草经集注》云虎杖根“田野甚多此，状如大马蓼，茎斑而叶圆”。苏颂《本草图经》绘有三幅药图：汾州虎杖，滁州虎杖，越州虎杖；其中滁州虎杖和越州虎杖图与现在的虎杖原植物较类似，汾州图则有些差异；并谓“虎杖，一名苦杖。旧不载所出州郡，今处处有之”。《证类本草》以《本草图经》为基础，将虎杖（虎杖根）自草部下品移入木部中品，引前人记述“生下湿地”“陕西山麓水次甚多”。《本草品汇精要》木部中品之下虎杖根：“（道地）越州、汾州、滁州。”《本草纲目》将虎杖列入草部第十六卷记载，有关产地的描述与前人类同。《中国药学大辞典》有关虎杖产地的记述：“凡山野原泽及路旁恒有生焉。”《中药大辞典》云虎杖“生于山谷溪边。分布于华东、中南、西南及河北、陕西、甘肃等地”。《中华药海》：虎杖“生于山沟、溪边、林下阴湿处。分布于西北、华东、华中、华南及西南个省区”。

综上所述，虎杖为传统常用药材，其原植物为广布物种，喜阴湿之地。湖北是虎杖产区之一。

2. 品质特色

湖北产虎杖，根条粗壮、坚实，皮黑肉黄（外皮棕褐色、断面色黄），味苦、涩。醇溶性浸出物、虎杖苷（白藜芦醇苷）含量均可达标（分别不少于9.0%、0.15%）。栽培条件下，避开常年干旱、土壤板结之地，三年或三年以上采收，产品的大黄素含量一般也能满足药典要求（不少于0.60%）。

3. 产业化

目前，湖北十堰房县、黄冈英山县、随州随县、襄阳谷城、黄冈团风、恩施利川等地，总栽培面积达4万多亩，年产药材5万余吨，供需基本平衡。

雷　公　藤

Leigongteng

RADIX ET RHIZOMA TRIPTERYGII

【别名】黄藤根、黄藤、黄藤木、黄藤草、断肠草。

【来源】为卫矛科植物雷公藤（*Tripterygium wilfordii* Hook. f.）的干燥根。

【原植物】攀缘藤本，高2～3m。小枝红褐色，有棱角，具长圆形的小瘤状突起和锈褐色绒毛。单叶互生，亚革质，卵形、椭圆形或广卵圆形，长5～10cm，宽3～5cm，先端渐尖，基部圆或阔楔形，边缘有细锯齿，上面光滑，下面淡绿色，主脉和侧脉在叶的两面均稍隆起，脉上疏生锈褐色短柔毛；叶柄长约5mm，表面密被锈褐色短绒毛。花小，白色，为顶生或腋生的大形圆锥花序，萼为5浅裂；花瓣5，椭圆形；雄蕊5枚，花丝近基部较宽，着生在杯状花盘边缘；子房上位，三棱状，花柱短，柱头头状。翅果，膜质，先端圆或稍成截形，基部圆形，长约1.5cm，宽约1cm，黄褐色，3条棱，中央通常有种子1粒。种子细长，线形。花期5—6月，果期8—9月。

【主产地】主产于湖北、湖南、广西、福建、江苏、浙江、安徽。

【功能主治】祛风除湿、通络止痛、杀虫，消炎，解毒。用于风湿性关节炎，类风湿性关节炎，腰腿疼，皮肤瘙痒。

【优势与特色】

1. 道地性考证

《本草纲目拾遗》记载雷公藤“生阴山脚下，立夏时发苗，独茎蔓生”“出江西者力大”。《中药大辞典》记载雷公藤多产于背阴多湿稍肥的山坡、山谷、溪边灌木林和次生杂木林中。江西《草药手册》记载雷公藤的根、叶捣烂外敷，半小时后即取，治疗风湿关节炎。《湖南药物志》记载雷公藤可以治疗皮肤发痒和带疮。现代研究《雷公藤研究现状和思考》阐明雷公藤“广泛分布于长江以南各省和西南地区”。《中国植物志》描述雷公藤产于福建、江苏、浙江、安徽、湖北、湖南、广西。

综合以上文献所述，当前流通市场的雷公藤主产地包括湖北、湖南、广西、福建、江苏、浙江、安徽等地。

2. 品质特色

根圆柱形，扭曲，常具茎残基。直径0.5～3cm，商品常切成长短不一的段块。表面土黄色至黄棕色，粗糙，具细密纵向沟纹及环状或半环状裂隙；栓皮层常脱落，脱落处显橙黄色。皮部易剥离，露出黄白色的木部。质坚硬，折断时有粉尘飞扬，断面纤维性；横切面木栓层橙黄色，显层状；韧皮部红棕色；木部黄白色，密布针眼状孔洞，射线较明显。根茎性状与根相似，多平直，有白色或浅红色髓部。气微、特异，味苦微辛。有大毒。

3. 产业化

雷公藤因为毒性较大，放在临床饮用上，除外用外，内服较少。20世纪中、后期，湖北省中医学院研发出雷公藤片、雷公藤双层片等制剂用于临床，治疗风湿性关节炎和类风湿性关节炎，有良好的疗效。但长期服用会造成一些不良反应，如对胃吸收、心血管系统、肾功能等会有危害，故不可多服。雷公藤目前资源需求不大，故野生资源可满足需要，固未见人工种植报道。

牡 丹 皮

Mudanpi

MOUTAN CORTEX

【别名】丹皮、香丹皮、粉丹皮。

【来源】为毛茛科植物牡丹 *Paeonia suffruticosa* Andr. 的干燥根皮。秋季采挖根部，除去细根和泥沙，剥取根皮，晒干；或刮去粗皮，除去木心，晒干。前者习称“连丹皮”，后者习称“刮丹皮”。

【原植物】落叶灌木。茎高达2m；分枝短而粗。叶通常为二回三出复叶，偶尔近枝顶的叶为3枚小叶；顶生小叶宽卵形，长7～8cm，宽5.5～7cm，3裂至中部，裂片不裂或2～3浅裂，表面绿色，无毛，背面淡绿色，有时具白粉，沿叶脉疏生短柔毛或近无毛，小叶柄长1.2～3cm；侧生小叶狭卵形或长圆状卵形，长4.5～6.5cm，宽2.5～4cm，不等2裂至3浅裂或不裂，近无柄；叶柄长5～11cm，和叶轴均无毛。花单生枝顶，直径10～17cm；花梗长4～6cm；苞片5枚，长椭圆形，大小不等；萼片5枚，绿色，宽卵形，大小不等；花瓣5片，或为重瓣，玫瑰色、红紫色、粉红色至白色，通常变异很大，倒卵形，长5～8cm，宽4.2～6cm，顶端呈不规则的波状；雄蕊长1～1.7cm，花丝紫红色、粉红色，上部白色，长约1.3cm，花药长圆形，长4mm；花盘革质，杯状，紫红色，顶端有数个锐齿或裂片，完全包住心皮，在心皮成熟时开裂；心皮5枚，稀更多，密生柔毛。蓇葖长圆形，密生黄褐色硬毛。花期5月，果期6月。

【主产地】主产湖北、湖南、安徽、四川、甘肃、陕西、山东、贵州等地。

【功能主治】清热凉血，活血化瘀。用于热入营血，温毒发斑，吐血衄血，夜热早凉，无汗骨蒸，经闭痛经，跌扑伤痛，痈肿疮毒。

【优势与特色】

1. 道地性考证

牡丹皮始载于《神农本草经》，其曰："土地所出，真伪新陈，并各有法。"《本草纲目》记载牡丹以色丹者为上，虽结子而根上生苗，故谓之牡丹。《本草图经》记载除陕西、四川、重庆、安徽以外，新增山东和浙江两个新产地。《本草备要》"单瓣花红者如要，肉厚者为佳"。《增订伪药条辨》记载用者当属苏丹皮为美。

安徽铜陵凤凰山所产牡丹皮的质量最佳，称为凤丹皮；安徽南陵所产称瑶丹皮；重庆垫江、四川灌县所产称川丹皮；甘肃、陕西及四川康定、泸定所产称西丹皮；四川西昌所产的称西昌丹皮，质量较次。

2. 品质特色

连丹皮：呈筒状或半筒状，有纵剖开的裂缝，略向内卷曲或张开，长5～20cm，直径0.5～1.2cm，厚0.1～0.4cm。外表面灰褐色或黄褐色，有多数横长皮孔样突起和细根痕，栓皮脱落处粉红色；内表面淡灰黄色或浅棕色，有明显的细纵纹，常见发亮的结晶。质硬而脆，易折断，断面较平坦，淡粉红色，粉性。气芳香，味微苦而涩。

刮丹皮：外表面有刮刀削痕，外表面红棕色或淡灰黄色，有时可见灰褐色斑点状残存外皮。

3. 产业化

湖北省是牡丹的原产地和起源地，在襄阳保康县、恩施建始县等地均有野生的牡丹群落，当地也有栽培牡丹的历史传统。目前湖北省主栽的牡丹品种为凤丹，紫斑仅在高海拔地区有少量种植。

辛　夷

Xinyi

MAGNOLIAE FLOS

【别名】望春花、迎春花、木笔花。

【来源】为木兰科植物望春玉兰*Magnolia biondii* Pamp.、玉兰*Magnolia denudata* Desr.或武当木兰*Magnolia sprengeri* Pamp.的干燥花蕾。

【原植物】

1. 望春玉兰

落叶乔木，高可达12m，胸径达1m；树皮淡灰色，光滑；小枝细长，灰绿色，直径3～4mm，无毛；顶芽卵圆形或宽卵圆形，长1.7～3cm，密被淡黄色展开长柔毛。

叶椭圆状披针形、卵状披针形，狭倒卵或卵形长10～18cm，宽3.5～6.5cm，先端急尖，或短渐尖，基部阔楔形，或圆钝，边缘干膜质，下延至叶柄，上面暗绿色，下面浅绿色，初被平伏棉毛，后无毛；侧脉每边10～15条；叶柄长1～2cm，托叶痕为叶柄长的1/5～1/3。

花先叶开放，直径6～8cm，芳香；花梗顶端膨大，长约1cm，具3枚苞片脱落痕；花被9枚，外轮3枚紫红色，近狭倒卵状条形，长约1cm，中内两轮近匙形，白色，外面基部常紫红色，长4～5cm，宽1.3～2.5cm，内轮的较狭小；雄蕊长8～10mm，花药长4～5mm，花丝长3～4mm，紫色；雌蕊长1.5～2cm。

聚合果圆柱形，长8～14 cm，常因部分不育而扭曲；果梗长约1 cm，直径约7 mm，残留长绢毛；蓇葖浅褐色，近圆形，侧扁，具凸起瘤点；种子心形，外种皮鲜红色，内种皮深黑色，顶端凹陷，具"V"形槽，中部凸起，腹部具深沟，末端短尖不明显。花期3月，果期9月。(图5-4)

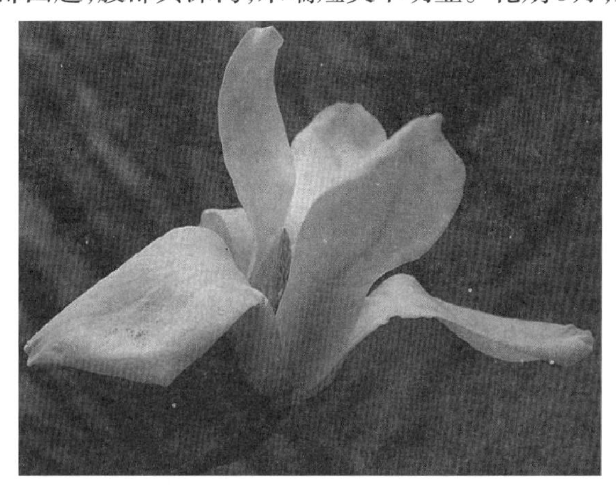

图5-4　望春玉兰植物图

2. 玉兰

落叶乔木，高达25m，胸径1m，枝广展形成宽阔的树冠；树皮深灰色，粗糙开裂；小枝稍粗壮，灰褐色；冬芽及花梗密被淡灰黄色长绢毛。叶纸质，倒卵形、宽倒卵形或、倒卵状椭圆形，基部徒长枝叶椭圆形，长10～15(18)cm，宽6～10(12)cm，先端宽圆、平截或稍凹，具短突尖，中部以下渐狭成楔形，叶上深绿色，嫩时被柔毛，后仅中脉及侧脉留有柔毛，下面淡绿色，沿脉上被柔毛，侧脉每边8～10条，网脉明显；叶柄长1～2.5cm，被柔毛，上面具狭纵沟；托叶痕为叶柄长的1/4～1/3。花蕾卵圆形，花先叶开放，直立，芳香，直径10～16cm；花梗显著膨大，密被淡黄色长绢毛；花被片9枚，白色，基部常带粉红色，近相似，长圆状倒卵形，长6～8(10)cm，宽2.5～4.5(6.5)cm；雄蕊长7～12 mm，花药长6～7mm，侧向开裂；药隔宽约5mm，顶端伸出成短尖头；雌蕊群淡绿色，无毛，圆柱形，长2～2.5cm；雌蕊狭卵形，长3～4mm，具长4mm的锥尖花柱。聚合果圆柱形(在庭园栽培种常因部分心皮不育而弯曲)，长12～15cm，直径3.5～5cm；蓇葖厚木质，褐色，具白色皮孔；种子心形，侧扁，高约9mm，宽约10mm，外种皮红色，内种皮黑色。花期2—3月(亦常于7—9月再开一次花)，果期8—9月。

3. 武当木兰

落叶乔木，高可达21m，树皮淡灰褐色或黑褐色，老干皮具纵裂沟成小块片状脱落。小枝淡黄褐色，后变灰色，无毛。叶倒卵形，长10～18cm，宽4.5～10 cm，先端急尖或急短渐尖，基部楔形，上面仅沿中脉及侧脉疏被平伏柔毛，下面初被平伏细柔毛，叶柄长1～3cm；托叶痕细小。花蕾直立，被淡灰黄色绢毛，花先叶开放，杯状，有芳香，花被片12(14)枚，近相似，外面玫瑰红色，有深紫色纵纹，倒卵状匙形或匙形，长5～13cm，宽2.5～3.5cm，雄蕊长10～15mm，花药长约5mm，稍分离，药隔伸出成尖头，花丝紫红色，宽扁；雌蕊群圆柱形，长2～3cm，淡绿色，花柱玫瑰红色。聚果圆柱形，长6～18cm；蓇葖扁圆，成熟时褐色。花期3—4月，果期8—9月。

【主产地】

1. 望春玉兰

主产于陕西、甘肃、河南、湖北、四川等地。生于海拔600～2 100 m的山林间。山东青岛有栽培。

2. 玉兰

主产于江西(庐山)、浙江(天目山)、湖南(衡山)、贵州。现全国各大城市园林广泛栽培。

3. 武当木兰

主产于陕西(略阳、留坝、平利、陇县)、甘肃南部、河南西南部、湖北西部、湖南西北部(桑植)、四川东部和东北部。

【功能主治】散风寒，通鼻窍。用于风寒头痛，鼻塞流涕，鼻鼽，鼻渊。

【优势与特色】

1. 道地性考证

辛夷始载于《神农本草经》，列为上品，又名辛矧、侯桃、房木、木笔、迎春、辛雉等。以后历代本草均有收载，如《开宝本草》《本草汇言》《本草纲目》等。具体情况如下。

《神农本草经》记载“生川谷”。《名医别录》曰：“生汉中。”在今陕西汉中。《本草经集注》曰：“今出丹阳近道。”在今江苏南部。《新修本草》曰：“所在皆有。”《开宝本草》记载：“江南地暖正月开，北地寒二月开。”《嘉祐本草》记载：“取花欲开者胜，所在山谷皆有。”《本草图经》记载：“生汉中川谷；人家家园亦有种植。”汉中指现在陕西汉中。《本草汇言》曰：“生汉中、魏兴、梁州山谷，今江浙处处有之，人家园圃多种植。”陕西汉中、安康和四川盆地。《本草蒙筌》记载：“原产生汉中川谷，今则处处有之，人家园庭，亦多种植。”《本草乘雅半偈》曰：“所在有之。”《本草崇原》：“始出汉中、魏兴、梁州川谷，今近道处处有之。人家园亭亦多种植。”《中华本草》：“望春玉兰分布于陕西南部、甘肃、河南西部、湖北西部及四川等地。玉兰分布于安徽、浙江、江西、湖南、等地。武当木兰分布于陕西、甘肃、河南、湖北、四川等地。”

综上分析，南北朝时期，辛夷在南、北皆有分布，主产于汉中(今陕西)一带及江浙地区，且此时多用玉兰入药。

随着社会的发展，辛夷在河南地区规模越来越大。2011年10月，由中国中药博览会认定为道地药材，并颁发了《道地药材认定书》。2013年南召县被中国林学会正式授予“中国玉兰之乡”，南召辛夷成了国家地理标志产品，而今药材市场上所售的辛夷绝大多数也是来源于河南南召的望春花。

2. 品质特色

(1) 望春花：呈长卵形，似毛笔头，长1.2～2.5cm，直径0.8～1.5cm。基部常具短梗，长约

5 mm，梗上有类白色点状皮孔。苞片2～3层，每层2片，两层苞片间有小鳞芽，苞片外表面密被灰白色或灰绿色茸毛，内表面类棕色，无毛。花被片9枚，棕色，外轮花被片3枚，条形，约为内两轮长的1/4，呈萼片状，内两轮花被片6枚，每轮3枚，轮状排列。雄蕊和雌蕊多数，螺旋状排列。体轻，质脆。气芳香，味辛凉而稍苦。

(2) 玉兰：长1.5～3cm，直径1～1.5cm。基部枝梗较粗壮，皮孔浅棕色。苞片外表面密被灰白色或灰绿色茸毛。花被片9枚，内外轮同型。

(3) 武当玉兰：长2～4cm，直径1～2cm。基部枝梗粗壮，皮孔红棕色。苞片外表面密被淡黄色或淡黄绿色茸毛，有的最外层苞片茸毛已脱落而呈黑褐色。花被片10～12(15)枚，内外轮无显著差异。

3. 产业化

结合第四次中药资源普查调查中显示各地区均有分布，而栽培种较多、较集中的主要为河南西南部南召和西峡，特别是南召县辛夷总量逾30万亩，其中盛果期果树逾15万亩，年总产量可达到440万kg。其中皇后乡的天桥村有200～300年生的大树，单株产量100～150kg，被当地群众称为“辛夷王”。

野　菊　花

Yejuhua

CHRYSANTHEMI INDICI FLOS

【别名】苦薏、野山菊。

【来源】为菊科植物野菊 *Chrysanthemum indicum* L.的干燥头状花序。

【原植物】多年生草本，高25～100cm。根茎粗厚，分枝，有长或短的地下匍匐枝。茎直立或基部铺展。基生叶脱落；茎生叶卵形或长圆状卵形，长6～7cm，宽1～2.5cm，羽状分裂或分裂不明显；顶裂片大，侧裂片常2对，卵形或长圆形，全部裂片边缘浅裂或有锯齿；上部叶渐小；全部叶上面有腺体及疏柔毛，下面灰绿色，毛较多，基部渐狭成具翅的叶柄；托叶具锯齿。头状花序直径2.5～4(～5)cm，在茎枝顶端排成伞房状圆锥花序或不规则的伞房花序；总苞直径8～20mm，长5～6mm；总苞片边缘宽膜质；舌状花黄色，雌性；盘花两性，筒状。瘦果全部同形，有5条极细的纵肋，无冠状冠毛。花期9—10月。

【主产地】主产于东北、华北、华东、华中及西南等地。湖北省坡草地、灌丛、河边水湿地及田边、路旁均有分布。

【功能主治】清热解毒，泻火平肝。用于疔疮痈肿，目赤肿痛，头痛眩晕。

【优势与特色】

1. 道地性考证

《本草经集注》于“菊花”条曰：“菊有两种，一种茎紫，气香而味甘，叶可作羹食者，为真；一种青茎而大，作蒿艾气，味苦不堪食者，名苦薏，非真，其华正相似，惟以甘、苦别之尔。”《本草拾遗》谓：“苦薏，花如菊，茎似马兰，生泽畔，似菊。菊甘而薏苦，语曰：苦如薏是也。”《日华子本草》载野菊名，谓：“菊有两种，花大气香茎紫者为甘菊，花小气烈茎青小者名野菊。"《本草纲目》谓:"苦薏,处处原野极多,与菊无异,但叶薄小而多尖,花小而蕊多。"

2. 品质特色

本品呈类球形,直径0.3~1cm,棕黄色。总苞由4~5层苞片组成,外层苞片卵形或条形,外表面中部灰绿色或浅棕色,通常被白毛,边缘膜质;内层苞片长椭圆形,膜质,外表面无毛。总苞基部有的残留总花梗。舌状花1轮,黄色至棕黄色,皱缩卷曲;管状花多数,深黄色。体轻。气芳香,味苦。

3. 产业化

现野菊花的专利多集中在医药保健及日化产品等领域,包括多种含有野菊花的颗粒剂、外用膏剂、中药组合物等及含有野菊花的美白防晒霜、牙膏、洗发水等,也涉及单味野菊花及其复方茶,野菊花含有诸多对人体有益的活性成分,尤其在药物及日化产品开发方面进行了较为全面广泛的开发,但在野菊花茶、保健食品等方面需要加大研发力度,使其发挥更大的经济效益。在茶饮开发方面,野菊花外形独特、色泽金黄、滋味甘醇微苦、口感清爽,四季皆宜,尤其是夏季防暑降温、清热解毒的理想茶饮。野菊花可单独泡饮,或与其他茶叶或者中药配伍使用,或制成保健饮料。目前对野菊花茶的研究文献较少,市面上多见的为将鲜野菊花经晾晒、蒸花、干燥、精制后得到商品野菊花茶,极少野菊花的衍生产品,产品附加值较低,可考虑加工成外观良好风味更佳的饮品。

银 杏 叶

Yinxingye

GINKGO FOLIUM

【别名】白果叶。

【来源】为银杏科植物银杏 *Ginkgo biloba* L.的干燥叶。

【原植物】同"白果"。

【主产地】同"白果"。

【功能主治】活血化瘀,通络止痛,敛肺平喘,化浊降脂。用于瘀血阻络,胸痹心痛,卒中偏瘫,肺虚咳喘,高脂血症。

【优势与特色】

1. 道地性考证

同"白果"。

2. 品质特色

本品多皱折或破碎,完整者呈扇形,长3~12cm,宽5~15cm。黄绿色或浅棕黄色,上缘呈不规则的波状弯曲,有的中间凹入,深者可达叶长的4/5。具二叉状平行叶脉,细而密,光滑无毛,易纵向撕裂。叶基楔形,叶柄长2~8cm。体轻。气微,味微苦。

3. 产业化

银杏叶在古代一般不作药用,但近几十年来,通过研究表明其有多方面的药理作用,尤其在扩张和收缩血管、降血脂、抗氧化等方面效果良好。故现行药典将其作为常用药收载。此外,我国银杏提取物加工利用始于20世纪70年代,起步较晚,但已具有一定规模。据统计，目前全国银杏叶提取物加工企业近200家。目前我国银杏提取物还是以出口为主，银杏叶提取物年产量约为700吨，销售收入约为41 000万元。

我国银杏叶制剂的生产企业很多，剂型丰富，已获得国家生产批号的银杏叶制剂高达121种，涵括了胶囊、片剂、滴丸剂、酊剂、颗粒剂、丸剂、口服液、注射液等。我国银杏叶制剂年销售额已超过60亿元，成为心脑血管领域植物药领先品种之一。银杏叶提取物制剂对心脑血管疾病的疗效显著且无毒副作用。我国银杏叶制剂主要以胶囊和片剂两种为主，注射剂较少。德国于2001年将银杏叶提取物注射剂引入中国，之后我国开始仿制银杏叶注射剂，国内银杏叶注射剂种类主要是舒血宁注射液和银杏达莫注射液。银杏叶注射液制剂在医院市场的份额上升很快。目前银杏叶注射剂类产品规模增长至105.42亿元；银杏叶片剂、胶囊剂产品销售规模增长至35.42亿元。银杏叶制剂除了在药品领域，在保健品、化妆品等领域也有着巨大的潜在需求。

玉　竹

Yuzhu

POLYGONATI ODORATI RHIZOMA

【别名】萎蕤、地节、玉参、尾参。

【来源】为百合科植物玉竹*Polygonatum odoratum*（Mill.）Druce的干燥根茎。

【原植物】多年生草本。根茎圆柱形，直径5～14mm，肉质，黄白色，表面有环节，着生多数须根。茎高20～50cm，具叶7～12枚。叶互生，椭圆形至卵状矩圆形，长5～12cm，宽3～6cm，先端尖，下面带灰白色，下面脉上平滑至呈乳头状粗糙。花序具花1～4朵(在栽培情况下，可多至8朵)，总花梗(单花时为花梗)长1～1.5cm，无苞片或有条状披针形苞片；花被黄绿色至白色，全长13～20mm，花被筒较直，裂片长3～4mm；花丝丝状，近平滑至具乳头状突起，花药长约4mm；子房长3～4mm，花柱长10～14mm。浆果蓝黑色，直径7～10mm，具种子7～9粒。花期5—6月，果期7—9月。

【主产地】栽培品主产于湖南邵阳地区，东北地区，江浙磐安一带，广东连州，尤其湖南邵阳地区以其肉质肥大，产量宏丰，销全国并出口；野生品主产于贵州、云南、四川、安徽、河北、湖北等。

【功能主治】养阴润燥、生津止渴。用于肺胃阴伤，燥热咳嗽，咽干口渴，内热消渴。

【优势与特色】

1. 道地性考证

玉竹作为萎蕤的别名首见于《名医别录》。《神农本草经》载“女萎，列为中品”。《本草经集注》云：“《本经》有女萎无萎蕤，《别录》无女萎有萎蕤，而为用正同。疑女萎即萎蕤也，惟名异尔。”《尔雅义疏》云：“委萎，今之萎蕤，即玉竹也。”《本草纲目》云：“《本经》女萎，乃《尔雅》委萎二字，即《别录》萎蕤也，上古钞写讹为女萎尔。”由上可知，女萎、委萎、萎蕤、玉竹，同物异名尔。《本草纲目》释名谓：“其叶光莹而像竹，其根多节，故有荧及玉竹、地节诸名。”南北朝时期《本草经集注》谓萎蕤：“其根似黄精而小异。”宋代《本草图经》载萎蕤云：“叶狭而长，表白里青，亦类黄精。茎秆强直，似竹箭秆，有节；根黄多须，大如指，长一二尺，或云可啖；三月开青花,结圆实。"明代《本草纲目》云:"其根横生似黄精,差小,黄白色,性柔多须,最难燥。其叶如竹,两两相值。亦可采根种之,极易繁也。嫩叶及根,并可煮淘食茹。"从历代本草对玉竹的形态和生物学特性的描述可知,其基原植物为百合科植物玉竹 *Polygonatum odoratum* (Mill.)Druce。

玉竹的产地历代皆有变迁。《名医别录》云:"生太山山谷及丘陵。"《本草经集注》云:"今处处有。"唐代《四声本草》云:"萎蕤,补中益气,出均州(今湖北丹江口)。"《本草图经》云:"生泰山山谷丘陵,今滁州(今安徽滁州)、舒州(今安徽安庆)及汉中皆有之。"并附滁州、舒州药图。《救荒本草》云:"生太山山谷,及舒州、滁州、均州,今南阳府马鞍山亦有。"明代《本草蒙筌》谓:"泰山山谷多生,滁州舒州俱有。"《本草纲目》云:"处处山中有之。"清代诸本草文献未见玉竹产地描述,可推测明清以前,玉竹来源于野生资源,尚未形成明显的道地产区。

近百年来,本草著作记载了一些玉竹质量优良的产区。清代末《邵阳县乡土志·卷四地理·物产》记载:"药属有元参、玉竹参……玉竹参一名葳蕤,又名女萎,近谷皮洞多产此。"民国时期《药物出产辨》记载:"产北江连州、乐昌一带,名曰西竹。修长,开片好看,但糖质少,味鲜带淡。夏至前后出新。有产直隶北山一带,名曰海竹,又曰津竹,身短,味甜香浓厚,糖质重。凡食玉竹者,非此种莫属。有产湖南,名曰广竹,糖质与海竹同。"

中华人民共和国成立以来,玉竹产地不断发展变化。《中药志》记载:"主产湖南邵东、祁阳,河南洛阳、伊川、栾川,江苏海门、南通,浙江新昌、孝丰……以湖南、河南产量最大,销全国;浙江新昌质最佳,但产量少。"《药材资料汇编》记载:"主产江苏海门,称为江北玉竹。安徽安庆、铜陵、南陵所产称为安玉竹。河北丰润、玉田、遵化、怀来和辽宁绥中、锦西、建昌、凌源、辽阳、海城、盖平所产的统称为关玉竹。"《中华本草》记载玉竹:"主产于浙江、湖南、广东、江苏、河南等地……以湖南、浙江、广东产者质量为佳。"《中药材产销》于玉竹项下单列湘玉竹条目,记载:"湖南邵东等地种植……销全国各地及出口。"

综上分析,古代玉竹药用商品主要来源于野生资源。近百年来,玉竹开始发展栽培,先后形成了浙江、河北、江苏、湖南等主要产地。

2. 品质特色

本品呈不规则厚片或段。外表皮黄白色至淡黄棕色,半透明,有时可见环节。切面角质样或显颗粒性。气微,味甘,嚼之发黏。

3. 产业化

玉竹除作为中药使用外,还被广泛应用于保健食品,主要产品有玉竹饼、玉竹茶、玉竹果脯、玉竹果糖,玉竹酒、玉竹豆腐等,深受消费者青睐。玉竹应用于化妆品效果好、受到消费者的欢迎。

栀　子

Zhizi

GARDENIAE FRUCTUS

【别名】黄栀子、山栀子、红枝子。

【来源】为茜草科植物栀子 *Gardenia jasminoides* Ellis 的干燥成熟果实。

【原植物】常绿灌木，高0.5～2m，幼枝有细毛。叶对生或三叶轮生，革质，长圆状披针形或卵状披针形，长7～14cm，宽2～5cm，先端渐尖或短渐尖，全缘，两面光滑，基部楔形；有短柄；托叶膜质，基部合成一鞘。花单生于枝端或叶腋，大形，白色，极香；花梗极短，常有棱；萼管卵形或倒卵形，上部膨大，先端5～6裂，裂片线形或线状披针形；花冠旋卷，高脚杯状，花冠管狭圆柱形，长约3mm，裂片5或更多，倒卵状长圆形；雄蕊6枚，着生花冠喉部，花丝极短或缺，花药线形；子房下位1室，花柱厚，柱头棒状。果倒卵形或长椭圆形，有翅状纵棱5～8条，长2.5～4.5cm，黄色，果顶端有宿存花萼。花期5—7月。果期8—11月。

【主产地】主产于湖南、江西、湖北、浙江等省。其中，湖北省栀子主产于咸宁市、宜昌市等地。

【功能主治】泻火除烦，清热利湿，凉血解毒；外用消肿止痛。用于热病心烦，湿热黄疸，淋证涩痛，血热吐衄，目赤肿痛，火毒疮疡。

【优势与特色】

1. 道地性考证

栀子始载于《神农本草经》，列为中品。《名医别录》曰："栀子……生南阳，九月采实，曝干。"南阳，今河南省南阳市。《新修本草》中也如此记载。《本草图经》记载"栀子，生南阳川谷，今南方及西蜀州郡皆有之……南方人竞种以售利"。《植物名实图考长编》载"述异记云：洛阳有卮茜园"。《本草品汇精要》曰："【道地】临江军（今江西清江），江陵府（今湖北江陵），建州（今福建建瓯）。"《中国药材产地生态适宜性区划》中记载："栀子主要分布于江西、福建、湖北等省。"由上述可见，栀子的主产地从古至今发生了较大变化，自元代以后，栀子的道地产区主要为江西、福建、湖北等省。现代栀子在长江中下游地区广泛分布，大部分地区为栽培品。

2. 品质特色

呈长卵圆形或椭圆形，长1.5～3.5cm，直径1～1.5cm。表面红黄色或棕红色，具6条翅状纵棱，棱间常有1条明显的纵脉纹，并有分枝。顶端残存萼片，基部稍尖，有残留果梗。果皮薄而脆，略有光泽；内表面色较浅，有光泽，具2～3条隆起的假隔膜。种子多数，扁卵圆形，集结成团，深红色或红黄色，表面密具细小疣状突起。气微，味微酸而苦。以皮薄、饱满、色红者为佳。

3. 产业化

栀子在湖北省多地均有种植，全省种植面积约1.5万亩。种植的地区主要有恩施土家族苗族自治州建始县，黄冈市蕲春县、英山县、罗田县，麻城市，孝感市大悟县，黄石大冶市，宜昌市长阳县，武汉市新洲区等。

枳　壳

Zhiqiao

AURANTII FRUCTUS

【别名】酸橙枳壳，皮头橙枳壳，钩头橙枳壳，香橼枳壳。

【来源】为芸香科植物酸橙 *Citrus aurantium* L. 及其栽培变种的干燥未成熟果实。

【原植物】小乔木,茎枝三棱形,光滑,有长刺。单叶复叶,互生;叶柄有狭长形的或心脏形的翼;叶片革质,卵形或倒卵形,长5~10cm,宽0.6~1.5cm,全缘或具有不明显的锯齿,两面无毛,具有半透明油点。总状花序,亦有单生或簇生于当年枝端或叶腋者;花萼5裂;花瓣5片,白色,长椭圆形;雄蕊约25枚,花丝基部部分愈合;子房上位,约12室,每室内含胚珠多数,柱头状。果圆形而稍扁,橙黄色,果皮粗糙。花期4—5月,果期6—11月。

【主产地】主产于江西、四川、湖北、贵州等省。

【功能主治】理气宽中,行滞消胀。

【优势与特色】

1. 道地性考证

《本草图经》载枳壳"生商州川谷,今京西(河南洛阳、郑州一带)、江湖州郡(江州指的是江西省,湖州指的是浙江的湖州)皆有之,以商州者为佳"。《橘录》载:"近时难得枳实,人多植枸橘于篱落间。收其实。剖干之。以之和药。味与商州之枳几逼真矣。"《本草崇原》记载"出河内洛西及江湖州郡皆有,进时出于江西者为多"。洛西位于今甘肃省。枳壳产区向西迁移。《中国药学大辞典》记载:"枳壳产四川为最。江西次之。福州又次之。日本亦有产但质味不佳。"《增订伪药条辨》记载:"江西沙河出者,细皮肉厚而结,色白气清香而佳,龙虎山出者亦佳。四川出者名川枳壳,色黄肉厚,味带酸,次之。江浙衢州出者,皮粗色黄,卷口心大肉薄,亦次。浙江黄埠出者,肉松而大,有灯盏之名,更次,洋枳壳者,或既此。"龙虎山和沙河均位于江西省境内。此时枳壳产区向南迁移至四川、福建等地。目前,《中国道地药材》与《中药志》记载:"枳壳主要栽培于浙江、江西、湖南、四川等省"。

2. 品质特色

呈半球形,直径3~5cm。外果皮棕褐色至褐色,有颗粒状突起,突起的顶端有凹点状油室;有明显的花柱残迹或果梗痕。切面中果皮黄白色,光滑而稍隆起,厚0.4~1.3cm,边缘散有1~2列油室,瓢囊7~12瓣,少数至15瓣,汁囊干缩呈棕色至棕褐色,内藏种子。质坚硬,不易折断。气清香,味苦、微酸。

竹　节　参

Zhujieshen

PANACIS JAPONICI RHIZOMA

【别名】竹节人参、竹节三七、白三七。

【来源】为五加科植物竹节参*Panax japonicus* C.A. Mey.的干燥根茎。

【原植物】多年生草本;主根肉质,圆柱形或纺锤形,淡黄色;根状茎很短,多较明显;茎高30~60cm。掌状复叶3~6片轮生茎顶;小叶3~5枚,中央一片最大,椭圆至长椭圆形,长8~12cm,宽3~5cm,先端长渐尖,基部楔形,下延,边缘有锯齿,上面脉上散生少数刚毛,下面无毛,最外一侧生小叶较小;小叶柄长达2.5cm。伞形花序单个顶生;花小,淡黄绿色;萼边缘有5齿;花瓣5片;雄蕊5枚;子房下位,2室;花柱2个,分离。果扁球形,成熟时鲜红色。花期7—8月,果期9—10月。

【分布及资源】竹节参主要分布于中国东北、云南、贵州、安徽、江西、陕西、湖南、湖北、四川等地，河北偶有栽培，我国西南地区土家族、苗族集聚地民间常用中草药。恩施宣恩、咸丰为目前我国竹节参的主产地。20世纪90年代，湖北省竹节参野生转家种获得成功，并建有种植基地。

【功能主治】散瘀止血，消肿止痛，祛痰止咳，补虚强壮。用于痨嗽咯血，跌扑损伤，咳嗽痰多，病后虚弱。

【优势与特色】

1. 道地性考证

竹节参始载于《百草镜》，因根状茎如竹节而得名。明代《本草原始》在三七项下的附图形竹鞭状，结节膨大，每节有一圆形而微凹的茎痕，侧面有根眼。其图注曰："三七类竹节参，味甘而苦，亦似人参味，但色不同，参色黄白，而三七黄黑。"由图文分析其特征，此三七应为竹节参类。这可能是记载竹节参入药的最早文献。清代《本草纲目拾遗》的昭参项下记载："浙产台温山中，出一种竹节三七，色白如僵蚕，每条上有凹痕如臼，云此种血症良药。"并引沈学士云："竹节三七即昭参，解酲第一，有中酒者，嚼少许，立时即解。"按上述药材性状、性味及功效等特征，与现在的竹节参相符。竹节参在鄂西土家族、苗族、民间药用历史较久，在当地习称"白三七"。

2. 品质特色

药材略呈圆柱形，稍弯曲，有的具肉质侧根，长5～22cm，直径0.8～2.5cm。表面黄色或黄褐色，粗糙，有致密的纵皱纹及根痕，节明显，节间长0.8～2cm，每节有一凹陷的茎痕。质硬，断面黄白色至淡黄棕色，黄色点状维管束排列成环。气微，味苦、后微甜。

3. 产业化

椿木营乡是湖北省恩施土家族苗族自治州竹节参发展的重点乡镇，经过多年发展，至2021年8月，全乡竹节参种植面积2 000多亩，年综合产量30万千克，综合产值7 200万元，竹节参种植、加工已形成相对完整的产业链。

紫　苏　叶

Zisuye

PERILLAE FOLIUM

【别名】苏叶。

【来源】为唇形科植物紫苏*Perilla frutescens*（L.）Britt.的干燥叶。

【原植物】一年生草本，具特异香气。茎钝四棱形，绿色或绿紫色，密被长柔毛。叶对生，叶片卵形至宽卵形，边缘有粗锯齿，两面绿色或紫色或仅下面紫色，具柔毛并有细腺点，轮伞花序组成偏向一侧的顶生及腋生总状花序，密被长柔毛。花萼钟形，有黄色腺点，花冠白色至紫红色，二唇形。雄蕊4枚，2强，花柱基地着生，柱头2裂。小坚果近球形，具网纹。花期6—7月，果期7—月。

【主产地】主产于湖北、河南、四川、广东、江苏、浙江、河北等省。

【功能主治】解表散寒，行气和胃。用于风寒感冒，咳嗽呕恶，妊娠呕吐，鱼蟹中毒。

【优势与特色】

1. 道地性考证

紫苏叶以“苏”之名始载于《名医别录》,列为中品。陶弘景曰:“苏叶有紫色,而气甚香。”苏颂曰:“紫苏处处有之,以背面皆紫者为佳。”胡世林《中国道地药材》中记述:“现时生产基地以湖北产量为大,销全国。”《中华本草记载》:“紫苏叶以湖北、河南、四川、广东、江苏等地产量大,并以湖北、广东、河北等地品质佳。”由上述可见,湖北省为紫苏叶的道地产区之一。

2. 品质特色

叶片多皱缩卷曲、破碎,完整者展平后卵圆形,长4~11cm,宽2.5~9cm。先端长尖或急尖,基部圆形或宽楔形,边缘具圆锯齿。两面紫色或上表面绿色,下表面紫色,疏生灰白色毛,下表皮有多数凹点状的腺鳞。叶柄长2~7cm,紫色或紫绿色。质脆。带嫩枝者,枝的直径2~5mm,紫绿色,断面中部有髓。气清香,味微辛。

3. 产业化

目前,湖北咸宁通城紫苏叶因品质优良等特点而驰名省内外,已成通城一大特色绿色产业。

第六章　湖北省主要种植药材名录

通过实地考察和走访调查，对湖北省栽培药用植物资源和养殖药用动物资源开展了较为系统的调查，结果显示，截至2021年底，全省种植（养殖）的药用动、植物药材有164种，500亩以上的药材品种有菊花、半夏、麦冬、茶叶、金银花、栀子、天麻、山麦冬、牡丹皮、葛根、白前、化橘红、玄参、黄柏、杜仲、泽泻、枳实、青皮、艾叶、苍术、白芷、枳壳、桔梗、芡实、白术、丹参、厚朴、白芍、湖北贝母、柴胡、射干、前胡、山楂、黄精、白及、当归、野菊花、益母草、夏枯草、连翘、陈皮、杜仲叶、延胡索、川牛膝、截叶栝楼、天冬、吴茱萸、瓜蒌、决明子、薄荷、白果、杜鹃。详见表6-1。

表6-1　湖北省主要种植药材名录

序号	药材名	种中文名	种拉丁名	栽培面积(亩)	主要病虫害
1	艾叶	艾	*Artemisia argyi* Lévl. et Vant.	3 844	红蜘蛛，根腐病，蚜虫，锈根病
2	八角莲	八角莲	*Dysosma versipellis* (Hance) M. Cheng	2	红蜘蛛
3	白扁豆	扁豆	*Lablab purpureus* (L.) Sweet	3	花叶病毒病
4	白附子	独角莲	*Typhonium giganteum* Engl.	1	
5	白果	银杏	*Ginkgo biloba* L.	500	叶枯病
6	白花小白及	白花小白及	*Bletilla formosana* (Hayata) Schltr. var. limprichtii Schlecht.	70	蛴螬病，枯萎病，地老虎
7	白及	白及	*Bletilla striata* (Thunb.) Rchb. f.	1 109.60	根腐病，块茎腐烂病，蝼蛄，地老虎，金针虫，炭疽病，蛴螬，大实蝇，烂根病，蚜虫，黑斑病，蜗牛
8	白前	柳叶白前	*Cynanchum stauntonii* (Decne.) Schltr. ex Levl.	5 020	蚜虫，地老虎
9	白芍	芍药	*Paeonia lactiflora* Pall.	1 668	叶斑病，地蚕，白芍锈病，锈病，叶霉病，金龟子，金龟子幼虫，蚜虫，灰霉病，褐斑病

续表

序号	药材名	种中文名	种拉丁名	栽培面积(亩)	主要病虫害
10	白首乌	牛皮消	*Cynanchum auriculatum* Royle ex Wight	3	锈病
11	白术	白术	*Atractylodes macrocephala* Koidz.	1 880	白菌病,立枯病,叶腐病,蚜虫,根腐病,白绢病,叶枯病,术籽虫,烂根病,地蚕
12	白芷	白芷	*Angelica dahurica* (Fisch. ex Hoffm.) Benth. et Hook. f. ex Franch. et Sav.	3 092	黄凤蝶,斑枯病,地老虎,根线虫病,立枯病,蚜虫,黑咀虫,稻飞虱,灰斑病,食心虫,叶斑病,紫纹羽病
13	百部	蔓生百部	*Stemona japonica* (Bl.) Miq.	300	根腐病
14	百合	百合	*Lilium brownii* F. E. Br. ex Miellez var. viridulum Baker	272	叶枯病,叶斑病,花叶病,蚜虫,炭疽病,百合疫病,白粉虱,蛴螬
15	板蓝根	菘蓝	*Isatis indigotica* Fort.	105	菜粉蝶,白粉病,霜霉病,跳甲,松蓝霜霉病
16	半夏	半夏	*Pinellia ternata* (Thunb.) Breit.	16 673	红天蛾,细腐病,菜青虫,烂根病,球茎腐烂病,灰霉病,半夏球茎腐烂病,软腐病,黄叶病,半夏病毒病,白星病,叶斑病,半夏软腐病,烫叶病,土壤霉菌
17	半枝莲	半枝莲	*Scutellaria barbata* D. Don	30	地老虎,蚜虫
18	薄荷	薄荷	*Mentha haplocalyx* Briq.	500	薄荷锈病
19	贝母	托星贝母	*Fritillaria tortifolia* X.Z.Duan & X.J.Zheng	15	地老虎,鼢鼠
20	苍术	茅苍术	*Atractylodes lancea* (Thunb.) DC.	3 556	蛴螬,炭疽病,白绢病,绞枯病,根腐病,蚜虫,黑斑病
21	茶叶	茶	*Camellia sinensis* (L.) O. Kuntze	12 000	茶小绿叶蝉
22	柴胡	柴胡	*Bupleurum chinense* DC.	1 484	蚜虫,斑枯病,根腐病
23	车前子	车前	*Plantago asiatica* L.	100	叶斑病
24	陈皮	橘	*Citrus reticulata* Blanco	800	大实蝇
25	赤芍	芍药	*Paeonia lactiflora* Pall.	441.50	地蚕,灰霉病,褐斑病,蛴螬,叶斑病
26	川贝母	川贝母	*Fritillaria cirrhosa* D. Don	1	虫害

续表

序号	药材名	种中文名	种拉丁名	栽培面积(亩)	主要病虫害
27	川牛膝	川牛膝	*Cyathula officinalis* Kuan	655	黑头病,叶斑病,红蜘蛛,自锈病
28	川乌	乌头	*Aconitum carmichaelii* Debx.	50	霜霉病
29	刺五加	刺五加	*Acanthopanax senticosus* (Rupr. et Maxim.) Harms.	8	蚜虫
30	大百部(对叶百部)	对叶百部	*Stemona tuberosa* Lour.	3	
31	大花白及	大花白及	*Bletilla striata* (Thunb.) Rchb. f. var. gebina (Lindl.) Rchb. f.	20	
32	大黄	药用大黄	*Rheum officinale* Baill.	0.50	
33	大黄栀子	大黄栀子	*Gardenia sootepensis* Hutch.	300	褐纹病
34	大青叶	菘蓝	*Isatis indigotica* Fort.	10	松蓝霜霉病
35	大枣	枣	*Ziziphus jujuba* Mill.	10	天牛
36	丹参	丹参	*Salvia miltiorrhiza* Bunge	1 750	蛴螬,蚜虫,金针虫,根腐病,地老虎,蝗虫,银纹夜蛾
37	当归	当归	*Angelica sinensis* (Oliv.) Diels	1 051	黄姜茎基腐病,根腐病
38	党参	党参	*Codonopsis pilosula* (Franch.) Nannf.	40	根腐病
39	地黄	地黄	*Rehmannia glutinosa* (Gaertn.) Libosch. ex Fisch. et Mey.	61	菜心虫,地蚕
40	东当归	东当归	*Angelica acutiloba* (Sieb. et Zucc.) Kitag.	57	菌核病,蚜虫,根腐病,白粉病
41	冬葵子	野葵	*Malva verticillata* L.	8	黄板诱蚜
42	独活	重齿毛当归	*Angelica pubescens* Maxim. f. biserrata Shan et Yuan	84	根腐病,斑枯病,蚜虫
43	杜鹃	小杜鹃	*Cuculus poliocephalus* Latham	500	杜鹃花红蜘蛛
44	杜仲	杜仲	*Eucommia ulmoides* Oliv.	4 039.50	根腐病,蚜虫,立枯病,豹纹木蠹蛾,叶枯病,褐斑病,青虫,角斑病
45	杜仲叶	杜仲	*Eucommia ulmoides* Oliv.	750	

续表

序号	药材名	种中文名	种拉丁名	栽培面积(亩)	主要病虫害
46	法半夏	半夏	*Pinellia ternata* (Thunb.) Breit.	80	地老虎
47	防风	防风	*Saposhnikovia divaricata* (Turcz.) Schischk.	129.50	根腐病,蚜虫,白粉病
48	粉葛	甘葛藤	*Pueraria thomsonii* Benth.	60	
49	佛手	佛手	*Citrus medica* L. var. sarcodactylis Swingle	6	炭疽病
50	附子	乌头	*Aconitum carmichaelii* Debx.	300	蚜虫
51	葛根	野葛	*Pueraria lobata* (Willd.) Ohwi	6 000	菜青虫,葛根腐病
52	瓜蒌	栝楼	*Trichosanthes kirilowii* Maxim.	535	蚜虫,萤火虫,根腐病,炭疽病,潜叶蛾,瓜蒌炭疽病,瓜蒌蔓枯病,瓜小实蝇
53	瓜蒌皮	栝楼	*Trichosanthes kirilowii* Maxim.	45	蚜虫
54	瓜蒌子	双边栝楼	*Trichosanthes rosthornii* Harms	200	蔓枯病,蚜虫
55	关黄柏	黄檗	*Phellodendron amurense* Rupr.	300	蚜虫
56	龟甲	乌龟	*Chinemys reevesii* (Gray)	92	细菌病毒感染
57	荷叶	莲	*Nelumbo nucifera* Gaertn.	7	蚜虫,腐烂病
58	何首乌	何首乌	*Polygonum multiflorum* Thunb.	260	根腐病,叶斑病
59	红豆杉	红豆杉	*Taxus chinensis* (Pilger) Rehd. var. chinensis	140	
60	红花	红花	*Carthamus tinctorius* L.	35	锈病,蚜虫
61	厚朴	凹叶厚朴	*Magnolia officinalis* Rehd. et Wils. var. biloba Rehd. et Wils.	1 688	叶枯病,青虫
62	湖北贝母	湖北贝母	*Fritillaria hupehensis* Hsiao et K. C. Hsia	1 594	线虫病,锈病、蛴螬、蝼蛄、灰霉病,根腐病
63	虎杖	虎杖	*Polygonum cuspidatum* Sieb. et Zucc.	50	
64	花椒	花椒	*Zanthoxylum bungeanum* Maxim.	2	天牛
65	华重楼	华重楼	*Paris polyphylla* Smith. var. chinensis (Franch.) Hara	17	立枯病,茎腐病

续表

序号	药材名	种中文名	种拉丁名	栽培面积(亩)	主要病虫害
66	化橘红	柚	*Citrus grandis* (L.) Osbeck	5 000	潜叶甲
67	黄柏	黄皮树	*Phellodendron chinense* Schneid.	4 734.10	虫害,炭疽病,锈病,根腐病
68	黄花白及	黄花白及	*Bletilla ochracea* Schltr.	40	根腐病,叶斑病、软腐病
69	黄精	多花黄精	*Polygonatum cyrtonema* Hua	1 170.40	黑斑病,地蚕,炭疽病,蛴螬
70	黄连	黄连	*Coptis chinensis* Franch.	341	炭疽病,虫害
71	黄芩	黄芩	*Scutellaria baicalensis* Georgi	130.10	根腐病,菟丝子,蚜虫,叶枯病
72	黄芪	膜荚黄芪	*Astragalus membranaceus* (Fisch.) Bunge	2	白粉病
73	截叶栝楼	截叶栝楼	*Trichosanthes truncata* C. B. Clarke	650	瓜绢螟,瓜蒌炭疽病,瓜蒌枯萎病
74	桔梗	桔梗	*Platycodon grandiflorum* (Jacq.) A. DC.	2 144	蚜虫,灰斑病,斑枯病,枯萎病,桔梗斑枯病,桔梗枯萎病,白粉病,根腐病,桔梗炭疽病,轮纹病
75	金银花	忍冬	*Lonicera japonica* Thunb.	9 533.80	蚜虫,青虫,白斑病,蚜虫病,褐斑病,白粉病,天牛
76	荆芥	荆芥	*Schizonepeta tenuifolia* Briq.	250	根腐病
77	菊花	菊	*Chrysanthemum morifolium* Ramat.	17 255	白斑病,蚜虫,褐斑病,黑斑病,根腐病,红蜘蛛,白粉病,斑枯病
78	决明子	决明	*Cassia obtusifolia* L.	520	蚜虫,灰斑病,轮纹病
79	苦参	苦参	*Sophora flavescens* Ait.	5	蚜虫
80	款冬花	款冬	*Tussilago farfara* L.	30.50	褐斑病,蚜虫,枯叶病
81	莱菔子	萝卜	*Raphanus sativus* L.	300	白粉病
82	雷公藤	雷公藤	*Tripterygium wilfordii* Hook. f.	100	炭疽病
83	莲房	莲	*Nelumbo nucifera* Gaertn.	4	蚜虫
84	莲子	莲	*Nelumbo nucifera* Gaertn.	224	斜纹夜蛾,莲藕黑斑病,蚜虫
85	连翘	连翘	*Forsythia suspensa* (Thunb.) Vahl	827	青虫,叶斑病,缘纹广翅蜡蝉,蜡蝉

续表

序号	药材名	种中文名	种拉丁名	栽培面积(亩)	主要病虫害
86	灵芝	赤芝	*Ganoderma lucidum* (Leyss. ex Fr.) Karst.	150	线虫,鸟类
87	麦冬	麦冬	*Ophiopogon japonicus* (L. f.) Ker—Gawl.	13 801	蝼蛄,蛴螬,黑斑病,根结线虫病
88	玫瑰花	玫瑰	*Rosa rugosa* Thunb.	7	枯枝病
89	牡丹皮	牡丹	*Paeonia suffruticosa* Andr.	6 447	腐根病,叶斑病,灰霉病,蚜虫,地蚕
90	木瓜	木瓜	*Chaenomeles sinensis* (Thouin) Koehne	400	轮纹病,叶枯病
91	木通	三叶木通	*Akebia trifoliata* (Thunb.) Koidz.	40	蚜虫,金龟子
92	木香	木香	*Aucklandia lappa* Decne.	22.50	黑斑病
93	南五味子	华中五味子	*Schisandra sphenanthera* Rehd. et Wils.	50	黄叶病
94	闹羊花	羊踯躅	*Rhododendron molle* (Bl.) G. Don	20	
95	牛膝	牛膝	*Achyranthes bidentata* Blume.	40	菟丝子,根腐病
96	牛蒡子	牛蒡	*Arctium lappa* L.	1	灰斑病
97	糯稻根	糯稻	*Oryza sativa* L. var. glutinosa Matsum.	34	稻象甲
98	佩兰	佩兰	*Eupatorium fortunei* Turcz.	10	蚜虫
99	前胡	白花前胡	*Peucedanum praeruptorum* Dunn	1 274	蚜虫,白粉病
100	青皮	橘	*Citrus reticulata* Blanco	4 000	大实蝇
101	人参	人参	*Panax ginseng* C. A. Mey.	1	
102	桑白皮	桑	*Morus alba* L.	50	桑菌核病
103	桑叶	桑	*Morus alba* L.	300	桑螟
104	桑枝	桑	*Morus alba* L.	90	蚕
105	桑葚	桑	*Morus alba* L.	60	桑粉虱,桑葚菌核病,桑天牛,桑园青枯病

续表

序号	药材名	种中文名	种拉丁名	栽培面积(亩)	主要病虫害
106	山麦冬	山麦冬	*Liriope spicata* (Thunb.) Lour.	7 000	
107	山药	薯蓣	*Dioscorea opposita* Thunb.	3	
108	山银花	红腺忍冬	*Lonicera hypoglauca* Miq.	20	
109	山茱萸	山茱萸	*Cornus officinalis* Sieb. et Zucc.	434	蚜虫病,根腐病,蚱蜢,青虫
110	山楂	山里红	*Crataegus pinnatifida* Bunge var. major N. E. Br.	1 248	红蜘蛛
111	射干	射干	*Belamcanda chinensis* (L.) DC.	1 324	地老虎,青虫,根腐病,锈病,地蚕,钻心虫
112	生姜	姜	*Zingiber officinale* Rosc.	1	姜螟
113	升麻	升麻	*Cimicifuga foetida* L.	30	蛴螬
114	石菖蒲	石菖蒲	*Acorus tatarinowii* Schott	84	稻蝗,青虫
115	石斛	金钗石斛	*Dendrobium nobile* Lindl.	80	根腐病,蜗虫病
116	水蛭	日本医蛭	*Hirudo nipponua* (Whitman)	100	白点病,干枯病
117	丝瓜络	丝瓜	*Luffa cylindrica* (L.) Roem.	50	土蚕
118	太子参	孩儿参	*Pseudostellaria heterophylla* (Miq.) Pax	1	蛴螬,地老虎
119	天冬	天冬	*Asparagus cochinchinensis* (Lour.) Merr.	650	根腐病,红蜘蛛
120	天花粉	栝楼	*Trichosanthes kirilowii* Maxim.	300	
121	天麻	天麻	*Gastrodia elata* Bl.	8 045	白蚁,地老虎,地蚕,鼠害,蝼蛄
122	天南星	天南星	*Arisaema heterophyllum* Blume.	365.20	红天蛾,炭疽病,细菌性软腐病,地蛆
123	甜叶菊	甜叶菊	*Stevia rebaudiana* (Bertoni) Hemsl.	290	斑枯病
124	铁皮石斛	铁皮石斛	*Dendrobium officinale* Kimura et Migo	495	蚜虫,铁皮石斛非盾蚧,红蜘蛛,蜗牛
125	头顶一颗珠	延龄草	*Trillium tschonoskii* Maxim.	5	蛴螬

续表

序号	药材名	种中文名	种拉丁名	栽培面积(亩)	主要病虫害
126	吴茱萸	吴萸	*Tetradium ruticarpum* (A. Jussieu) T. G. Hartley	625	蚜虫，地老虎，霉斑病，锈病
127	五加皮	细柱五加	*Acanthopanax gracilistylus* W. W. Smith	50	蚜虫
128	夏枯草	夏枯草	*Prunella vulgaris* L.	845	根腐病，叶斑病，蚜虫
129	仙鹤草	龙牙草	*Agrimonia pilosa* Ledeb.	30	斑枯病，白绢病，叶斑病，棉红蜘蛛
130	小茴香	茴香	*Foeniculum vulgare* Mill.	10	地老虎，银纹夜蛾
131	辛夷	望春花	*Magnolia biondii* Pamp.	1	幼苗基部腐烂
132	续断	川续断	*Dipsacus asper* Wall. ex Henry	12.50	根腐病
133	玄参	玄参	*Scrophularia ningpoensis* Hemsl.	4 990	叶枯病，红蜘蛛，斑枯病，蚜虫，叶斑病，白粉病
134	延胡索	延胡索	*Corydalis yanhusuo* W. T. Wang ex Z. Y. Su & C. Y. Wu	660	延胡索象甲
135	野菊花	野菊	*Chrysanthemum indicum* L.	1 025	菊天牛
136	益母草	益母草	*Leonurus japonicus* Houtt.	1 000	稻绿蝽
137	银杏叶	银杏	*Ginkgo biloba* L.	302	银杏大蚕蛾，茎腐病，枯叶病
138	鱼腥草	蕺菜	*Houttuynia cordata* Thunb.	383	茎腐病，蛴螬，螨类，叶斑病，红蜘蛛
139	玉兰	玉兰	*Magnolia denudata* Desr.	50	虫害
140	玉竹	玉竹	*Polygonatum odoratum* (Mill.) Druce	255.50	灰斑病，根腐病，叶斑病，地老虎
141	预知子	木通	*Akebia quinata* (Houtt.) Decne.	3	蚜虫，红体叶蝉
142	月季花	月季	*Rosa chinensis* Jacq.	1	虫害
143	皂角刺	皂荚	*Gleditsia sinensis* Lam.	200	食心虫，金龟子，白粉病
144	泽泻	泽泻	*Alisma orientalis* (Sam.) Juzep.	4 032	斑点病，枯黄病，银纹夜蛾，夜稻鹅，蚜虫
145	浙贝母	浙贝母	*Fritillaria thunbergii* Miq.	6	冻害

续表

序号	药材名	种中文名	种拉丁名	栽培面积(亩)	主要病虫害
146	知母	知母	*Anemarrhena asphodeloides* Bunge	346	蛴螬,知母叶斑病
147	重楼	七叶一枝花	*Paris polyphylla* Smith	322.40	白粉病,根腐病,叶枯病,立枯病,茎腐病,猝倒病(叶黄,倒苗),土蚕,蚜虫,叶斑病
148	猪苓	猪苓	*Polyporus umbellatus* (Pers.) Fr.	17	
149	竹节参	竹节参	*Panax japonicus* C. A. Mey.	13.30	霉病,疫病,立枯病,根腐病,锈腐病
150	竹叶柴胡	竹叶柴胡	*Bupleurum marginatum* Wall. ex DC.	22	
151	紫苏梗	紫苏	*Perilla frutescens* (L.) Britt.	80	斑枯病
152	紫菀	紫菀	*Aster tataricus* L. f.	131	银纹夜蛾,白粉病,根腐病
153	芡实	芡	*Euryale ferox* Salisb. ex Konig & Sims	2 000	长腿水叶甲,发黑虫
154	茯苓	茯苓	*Poria cocos* (Schw.) Wolf.	324	线虫,木霉,黑翅大白蚁,白蚁
155	菝葜	菝葜	*Smilax china* L.	220	斑叶病
156	蒌蒿	蒌蒿	*Artemisia selengensis* Turcz. ex Bess.	5	蚜虫
157	薏苡仁	薏苡	*Coix lacryma-jobi* L. var. mayuen (Roman.) Stapf	353	虫害(钻心虫),黑穗病,蚜虫
158	藁本	藁本	*Ligusticum sinense* Oliv.	200	
159	猕猴桃	中华猕猴桃	*Actinidia chinensis* Planch.	30	
160	枇杷叶	枇杷	*Eriobotrya japonica* (Thunb.) Lindl.	51	叶斑病,黄毛虫
161	枳壳	酸橙	*Citrus aurantium* L.	2 206	蚧壳虫,溃疡病,潜叶蛾,蚜虫,红蜘蛛
162	枳实	酸橙	*Citrus aurantium* L.	4 000	大实蝇
163	栀子	栀子	*Gardenia jasminoides* Ellis	8 472	蚜虫,芽枯病,黄化病,叶斑病,蚧虫,褐斑病
164	笃斯越橘	笃斯越橘	*Vaccinium uliginosum* L	2	

第七章 湖北省药用植物名录

通过本次中药资源普查，基本摸清了湖北省药用植物资源家底，湖北省药用植物共4 877种，其中药用藻类植物2种，药用真菌类植物25种，药用地衣类植物6种，药用苔藓类植物13种，药用蕨类植物302种，药用裸子植物47种，药用被子植物3 782种，药用单子叶植物700种，详见表7-1。

表7-1 湖北省药用植物名录

分类	植物名称	学名	所隶属科
药用藻类植物	地木耳	*Nostoc commune* Vauch.	念珠藻科
	总状蕨藻	*Caulerpa racemosa* (Forssk.) J. Agardh	蕨藻科
药用真菌类植物	隆纹黑蛋巢菌	*Cyathus striatus* (Huds) Willd. ex Pers.	鸟巢菌科
	毛木耳	*Auricularia polytricha* (Mont.) Sacc	木耳科
	木耳	*Auricularia auricula* (L.) Underw.	木耳科
	橙耳	*Tremella cinnabarina* (Mont.) Pat.	银耳科
	银耳	*Tremella fuciformis* Berk.	银耳科
	猴头菌	*Hericium erinaceus* (Bull. ex Fr.) Pers.	齿菌科
	彩绒革盖菌	*Coriolus versicolor* (L. ex Fr.) Quél.	多孔菌科
	赤芝	*Ganoderma lucidum* (Leyss. ex Fr.) Karst.	多孔菌科
	茯苓	*Poria cocos* (Schw.) Wolf.	多孔菌科
	桦革裥菌	*Lenzites betulina* (L.) Fr.	多孔菌科
	黄灵芝	*Ganoderma multiplicatum* (Mont.) Pat.	多孔菌科
	木蹄层孔菌	*Pyropolyporus fomentarius* (L. ex Fr.) Teng	多孔菌科
	树舌	*Ganoderma applanatum* (Pers. ex Wall.) Pat.	多孔菌科
	喜热灵芝	*Ganoderma calidophilum* J.D. Zhao, L.W. Hsu & X.Q. Zhang	多孔菌科
	猪苓	*Polyporus umbellatus* (Pers.) Fr.	多孔菌科
	紫芝	*Ganoderma sinense* Zhao, Xu et Zhang	多孔菌科
	深红鬼笔	*Phallus rubicundus* (Bosc.) Fr.	鬼笔科
	竹荪	*Dictyophora indusiata* (Vent. ex Pers.) Desv.	鬼笔科
	大马勃	*Calvatia gigantea* (Batsch ex pers.) Lloyd	灰包科
	头状秃马勃	*Calvatia craniiformis* (Schw.) Fr.	灰包科
	脱皮马勃	*Lasiosphaera fenzlii* Lloyd	灰包科

续表

分类	植物名称	学名	所隶属科
	网纹马勃	*Lycoperdon perlatum* Pers.	灰包科
	小马勃	*Lycoperdon pusillum* Batsch ex Pers.	灰包科
	量湿地星	*Geastrum hygrometricum* Pers.	地星科
	香菇	*Lentinus edodes* (Berk.) Sing.	口蘑科
药用地衣植物	石蕊	*Cladonia rangiferina* (L.) Web.	石蕊科
	石梅衣	*Parmelia saxatilis* (L.) Ach.	梅衣科
	亚洲树发	*Alectoria asiatica* DR.	松萝科
	长松萝	*Usnea longissima* Ach.	松萝科
	石耳	*Umbilicaria esculenta* (Miyoshi) Minks	石耳科
	雪地茶	*Thamnolia subuliformis* (Ehrh.) W. L. Culb.	地茶科
药用苔藓植物	蛇苔	*Conocephalum conicum* (L.) Dum.	蛇苔科
	地钱	*Marchantia polymorpha* L.	地钱科
	泥炭藓	*Sphagnum palustre* L.	泥炭藓科
	葫芦藓	*Funaria hygrometrica* Hedw.	葫芦藓科
	大叶藓	*Rhodobryum roseum* (Hedw.) Limpr.	真藓科
	暖地大叶藓	*Rhodobryum giganteum* (Schwaegr) Par.	真藓科
	真藓(银叶真藓)	*Bryum argenteum* Hedw.	真藓科
	万年藓	*Climacium dendroides* (Hedw.) Web. et Mohr	万年藓科
	大羽藓(羽藓)	*Thuidium cymbifolium* (Dozy et Molk.) Dozy. et Molk.	羽藓科
	大灰藓	*Hypnum plumaeforme* Wils.	灰藓科
	东亚小金发藓	*Pogonatum inflexum* (Lindb.) Lac.	金发藓科
	金发藓	*Polytrichum commune* L. ex Hedw.	金发藓科
	偏叶白齿藓	*Leucodon secundus* (Harv.) Mitt.	白齿藓科
药用蕨类植物	松叶蕨	*Psilotum nudum* (L.) Griseb.	松叶蕨科
	金发石杉	*Huperzia quasipolytrichoides* (Hayata) Ching	石杉科
	马尾杉	*Phlegmariurus phlegmaria* (L.) Holub	石杉科
	千层塔	*Huperzia serrata* (Thunb. ex Murray) Trev.	石杉科
	蛇足石杉	*Huperzia serrata* (Thunb.) Trevis.	石杉科
	扁枝石松	*Diphasiastrum complanatum* (L.) Holub	石松科
	垂穗石松	*Palhinhaea cernua* (L.) Franco & Vasc.	石松科
	垂穗石松(灯笼草)	*Palhinhaea cernua* (L.) Franco et Vasc.	石松科
	多穗石松	*Lycopodium annotinum* L.	石松科
	石松	*Lycopodium japonicum* Thunb.	石松科

续表

分类	植物名称	学名	所隶属科
	藤石松	*Lycopodiastrum casuarinoides* (Spring) Holub ex Dixit	石松科
	玉柏	*Lycopodium obscurum* L.	石松科
	薄叶卷柏	*Selaginella delicatula* (Desv.) Alston	卷柏科
	布朗卷柏	*Selaginella braunii* Baker	卷柏科
	粗叶卷柏	*Selaginella* trachyphylla A.Braun ex Hieron	卷柏科
	翠云草	*Selaginella uncinata* (Desv.) Spring	卷柏科
	垫状卷柏	*Selaginella pulvinata* (Hook. et Grev.) Maxim.	卷柏科
	伏地卷柏	*Selaginella nipponica* Franch. et Sav.	卷柏科
	旱生卷柏	*Selaginella stauntoniana* Spring	卷柏科
	江南卷柏	*Selaginella moellendorffii* Hieron.	卷柏科
	卷柏	*Selaginella tamariscina* (P. Beauv.) Spring	卷柏科
	蔓出卷柏	*Selaginella davidii* Franch	卷柏科
	鞘舌卷柏	*Selaginella vaginata* Spring	卷柏科
	深绿卷柏	*Selaginella doederleinii* Hieron.	卷柏科
	细叶卷柏	*Selaginella labordei* Hieron. ex Christ	卷柏科
	小翠云	*Selaginella kraussiana* A. Braun.	卷柏科
	兖州卷柏	*Selaginella involvens* (Sw.) Spring	卷柏科
	异穗卷柏	*Selaginella heterostachys* Baker	卷柏科
	中华卷柏	*Selaginella sinensis* (Desv.) Spring	卷柏科
	笔管草	*Equisetum ramosissimum* Desf. subsp. debile (Roxb. ex Vauch.) Hauke	木贼科
	木贼	*Equisetum hyemale* L.	木贼科
	披散木贼	*Equisetum diffusum* D. Don	木贼科
	问荆	*Equisetum arvense* L.	木贼科
	尖头瓶尔小草	*Ophioglossum pedunculosum* Desv.	瓶尔小草科
	瓶尔小草	*Ophioglossum vulgatum* L.	瓶尔小草科
	狭叶瓶尔小草	*Ophioglossum thermale* Kom.	瓶尔小草科
	心脏叶瓶尔小草	*Ophioglossum reticulatum* L.	瓶尔小草科
	粗壮阴地蕨	*Botrychium robustum* (Rupr.) Underw.	阴地蕨科
	华东阴地蕨	*Botrychium japonicum* (Prantl) Underw.	阴地蕨科
	蕨萁	*Botrychium virginianum* (L.) Sw.	阴地蕨科
	阴地蕨	*Botrychium ternatum* (Thunb.) Sw.	阴地蕨科
	分株紫萁（变种）	*Osmunda cinnamomeum* L. var. asiatica Fernald	紫萁科

续表

分类	植物名称	学名	所隶属科
	绒紫萁	*Osmunda claytoniana* L. var. pilosa (Wall.) Ching	紫萁科
	紫萁	*Osmunda japonica* Thunb.	紫萁科
	耳形瘤足蕨	*Plagiogyria stenoptera* (Hance) Diels	瘤足蕨科
	华中瘤足蕨	*Plagiogyria euphlebia* (Kunze) Mett.	瘤足蕨科
	海金沙	*Lygodium japonicum* (Thunb.) Sw.	海金沙科
	狭叶海金沙	*Lygodium microstachyum* Desv.	海金沙科
	小叶海金沙	*Lygodium scandens* (L.) Sw.	海金沙科
	大芒萁	*Dicranopteris ampla* Ching et Chiu	里白科
	光里白	*Diplopterygium laevissimum* (Christ) Nakai	里白科
	里白	*Diplopterygium glaucum* (Thunb. ex Houtt.) Nakai	里白科
	芒萁	*Dicranopteris dichotoma* (Thunb.) Bernh.	里白科
	铁芒萁	*Dicranopteris linearis* (Burm.) Underw.	里白科
	翅柄假脉蕨	*Crepidomanes latealatum* (Bosch) Copel.	膜蕨科
	多脉假脉蕨	*Crepidomanes insigne* (Bosch) Fu	膜蕨科
	小果蕗蕨	*Mecodium microsorum* (Bosch) Ching	膜蕨科
	金毛狗脊	*Cibotium barometz* (L.) J. Smith	蚌壳蕨科
	半边旗	*Pteris semipinnata* L.	凤尾蕨科
	刺齿半边旗	*Pteris dispar* Kunze	凤尾蕨科
	凤尾蕨	*Pteris cretica* L. var. nervosa (Thunb.) Ching & S. H. Wu	凤尾蕨科
	剑叶凤尾蕨	*Pteris ensiformis* Burm.	凤尾蕨科
	井栏边草	*Pteris multifida* Poir.	凤尾蕨科
	蜈蚣草	*Eremochloa ciliaris* (L.) Merr.	凤尾蕨科
	溪边凤尾蕨	*Pteris excelsa* Gaud.	凤尾蕨科
	狭叶凤尾蕨	*Pteris henryi* Christ	凤尾蕨科
	岩凤尾蕨	*Pteris deltodon* Baker	凤尾蕨科
	长叶凤尾草	*Pteris longifolia* L.	凤尾蕨科
	猪鬣凤尾蕨	*Pteris actiniopteroides* Christ	凤尾蕨科
	凤尾旱蕨	*Pellaea paupercula* (H. Christ) Ching	中国蕨科
	黑心蕨	*Doryopteris concolor* (Langsd. et Fisch.) Kuhn	中国蕨科
	湖北金粉蕨(变种)	*Onychium moupinense* var. ipii (Ching) Shing	中国蕨科
	华北粉背蕨	*Aleuritopteris kuhnii* (Milde) Ching	中国蕨科
	金粉蕨	*Onychium siliculosum* (Desv.) C. Chr.	中国蕨科

续表

分类	植物名称	学名	所隶属科
	裂叶粉背蕨(变种)	*Aleuritopteris argentea* (S. G. Gmel.) Fée var. geraniifolia Ching & S. K. Wu	中国蕨科
	毛轴碎米蕨	*Cheilosoria chusana* (Hook.) Ching et Shing	中国蕨科
	陕西粉背蕨	*Aleuritopteris shensiensis* Ching	中国蕨科
	栗柄金粉蕨(变种)	*Onychium japonicum* (Thunb.) Kunze var. lucidum (D. Don) H. Christ	中国蕨科
	碎米蕨	*Cheilosoria mysuriensis* (Wall.) Ching et Shing	中国蕨科
	无银粉背蕨	*Aleuritopteris argentea* (Gmel.) Fée var. obscura (Christ) Ching	中国蕨科
	狭叶金粉蕨	*Onychium angustifrons* Ching	中国蕨科
	野雉尾金粉蕨	*Onychium japonicum* (Thunb.) Kuntze	中国蕨科
	野雉尾金粉蕨(原变种)	*Onychium japonicum* (Thunb.) Kunze var. japonicum	中国蕨科
	银粉背蕨	*Aleuritopteris argentea* (S. G. Gmel.) Fée	中国蕨科
	中国蕨	*Sinopteris grevilleoides* (H. Christ) C. Chr. & Ching	中国蕨科
	中华隐囊蕨	*Notholaena chinensis* Baker	中国蕨科
	鞭叶铁线蕨	*Adiantum caudatum* L.	铁线蕨科
	灰背铁线蕨	*Adiantum myriosorum* Baker	铁线蕨科
	假鞭叶铁线蕨	*Adiantum malesianum* J. Ghatak	铁线蕨科
	陇南铁线蕨	*Adiantum roborowskii* Maxim.	铁线蕨科
	毛足铁线蕨	*Adiantum bonatianum* Brause	铁线蕨科
	普通铁线蕨	*Adiantum edgeworthii* Hook.	铁线蕨科
	扇叶铁线蕨	*Adiantum flabellulatum* L.	铁线蕨科
	肾盖铁线蕨	*Adiantum erythrochlamys* Diels	铁线蕨科
	条裂铁线蕨(变型)	*Adiantum capillus*—veneris L. form. dissectum (M. Martens & Galeotti) Ching	铁线蕨科
	铁线蕨	*Adiantum capillus*—veneris L.	铁线蕨科
	铁线蕨(原变型)	*Adiantum capillus*—veneris L. form. capillus—veneris	铁线蕨科
	团羽铁线蕨	*Adiantum capillus*—junonis Rupr.	铁线蕨科
	月芽铁线蕨	*Adiantum edentulum* H. Christ	铁线蕨科
	月芽铁线蕨(原变型)	*Adiantum edentulum* H. Christ form. edentulum	铁线蕨科
	长尾铁线蕨	*Adiantum diaphanum* Blume	铁线蕨科
	掌叶铁线蕨	*Adiantum pedatum* L.	铁线蕨科
	峨眉凤丫蕨	*Coniogramme emeiensis* Ching & K. H. Shing	裸子蕨科
	凤丫蕨	*Coniogramme japonica* (Thunb.) Diels	裸子蕨科

续表

分类	植物名称	学名	所隶属科
	黑轴凤丫蕨	*Coniogramme robusta* (H. Christ) H. Christ	裸子蕨科
	南岳凤丫蕨	*Coniogramme centrochinensis* Ching	裸子蕨科
	普通凤丫蕨	*Coniogramme intermedia* Hieron.	裸子蕨科
	疏网凤丫蕨	*Coniogramme wilsonii* Hieron.	裸子蕨科
	尾尖凤丫蔗	*Coniogramme caudiformis* Ching & K. H. Shing	裸子蕨科
	无毛凤丫蕨(变种)	*Coniogramme intermedia* Hieron. var. glabra Ching	裸子蕨科
	薄盖短肠蕨	*Allantodia hachijoensis* (Nakai) Ching	蹄盖蕨科
	菜蕨	*Callipteris esculenta* (Retz.) J. Sm. ex T. Moore & Houlston	蹄盖蕨科
	单叶双盖蕨	*Diplazium subsinuatum* (Wall. ex Hook. et Grev.) Tagawa	蹄盖蕨科
	鄂西介蕨	*Dryoathyrium henryi* (Baker) Ching	蹄盖蕨科
	格林短肠蕨	*Allantodia glingensis* Ching & Y. X. Ling	蹄盖蕨科
	光蹄盖蕨	*Athyrium otophorum* (Miq.) Koidz.	蹄盖蕨科
	华东安蕨	*Anisocampium sheareri* (Baker) Ching	蹄盖蕨科
	华东蹄盖蕨	*Athyrium nipponicum* (Mett.) Hance	蹄盖蕨科
	华中介蕨	*Dryoathyrium okuboanum* (Makino) Ching	蹄盖蕨科
	华中蹄盖蕨	*Athyrium wardii* (Hook.) Makino	蹄盖蕨科
	介蕨	*Dryoathyrium boryanum* (Willd.) Ching	蹄盖蕨科
	冷蕨	*Cystopteris fragilis* (L.) Bernh.	蹄盖蕨科
	绿叶介蕨	*Dryoathyrium viridifrons* (Makino) Ching	蹄盖蕨科
	日本蹄盖蕨	*Athyrium niponicum* (Mett.) Hance	蹄盖蕨科
	双盖蕨	*Diplazium donianum* (Mett.) Trad. —Blot	蹄盖蕨科
	中华蹄盖蕨	*Athyrium sinense* Rupr.	蹄盖蕨科
	宝兴铁角蕨	*Asplenium exiguum* Beddome	铁角蕨科
	北京铁角蕨	*Asplenium pekinense* Hance	铁角蕨科
	变异铁角蕨	*Asplenium varians* Wall. ex Hook. et Grev.	铁角蕨科
	齿果铁角蕨	*Asplenium cheilosorum* Kunze ex Mett.	铁角蕨科
	倒挂铁角蕨	*Asplenium normale* D. Don	铁角蕨科
	过山蕨	*Camptosorus sibiricus* Rupr.	铁角蕨科
	虎尾铁角蕨	*Asplenium incisum* Thunb.	铁角蕨科
	华南铁角蕨	*Asplenium austrochinense* Ching	铁角蕨科
	华中铁角蕨	*Asplenium sarelii* Hook.	铁角蕨科
	闽浙铁角蕨	*Asplenium wilfordii* Mett. ex Kuhn	铁角蕨科
	三翅铁角蕨	*Asplenium tripteropus* Nakai	铁角蕨科

续表

分类	植物名称	学名	所隶属科
	胎生铁角蕨	*Asplenium planicaule* Wall.	铁角蕨科
	铁角蕨	*Asplenium trichomanes* L.	铁角蕨科
	细茎铁角蕨	*Asplenium tenuicaule* Hayata	铁角蕨科
	狭翅铁角蕨	*Asplenium wrightii* Eaton ex Hook.	铁角蕨科
	长叶铁角蕨	*Asplenium prolongatum* Hook.	铁角蕨科
	肿足蕨	*Hypodematium crenatum* (Forssk.) Kühn.	肿足蕨科
	齿牙毛蕨	*Cyclosorus dentatus* (Forssk.) Ching	金星蕨科
	峨眉茯蕨	*Leptogramma scallanii* (Christ) Ching	金星蕨科
	干旱毛蕨	*Cyclosorus aridus* (D. Don) Tagawa	金星蕨科
	贯众叶溪边蕨	*Stegnogramma cyrtomioides* (C. Chr.) Ching	金星蕨科
	华南毛蕨	*Cyclosorus parasiticus* (L.) Farwell	金星蕨科
	渐尖毛蕨	*Cyclosorus acuminatus* (Houtt.) Nakai	金星蕨科
	金星蕨	*Parathelypteris glanduligera* (Kunze) Ching	金星蕨科
	毛蕨	*Cyclosorus interruptus* (Willd.) H. Ito	金星蕨科
	披针新月蕨	*Pronephrium penangianum* (Hook.) Holtt.	金星蕨科
	普通假毛蕨	*Pseudocyclosorus subochthodes* (Ching) Ching	金星蕨科
	普通针毛蕨	*Macrothelypteris torresiana* (Gaud.) Ching	金星蕨科
	西南假毛蕨	*Pseudocyclosorus esquirolii* (Christ.) Ching	金星蕨科
	延羽卵果蕨	*Phegopteris decursive*—pinnata (van Hall.) Fée	金星蕨科
	针毛蕨	*Macrothelypteris oligophlebia* (Baker) Ching	金星蕨科
	中华金星蕨	*Parathelypteris chinensis* Ching ex Shing	金星蕨科
	中日金星蕨	*Parathelypteris nipponica* (Franch. et Sav.) Ching	金星蕨科
	顶芽狗脊	*Woodwardia unigemmata* (Makino) Nakai	乌毛蕨科
	东方狗脊	*Woodwardia orientalis* Sw.	乌毛蕨科
	狗脊	*Woodwardia japonica* (L. f.) Sm.	乌毛蕨科
	狗脊蕨	*Woodwardia japonica* (L. f.) Smith	乌毛蕨科
	荚囊蕨	*Struthiopteris eburnea* (Christ) Ching	乌毛蕨科
	苏铁蕨	*Brainea insignis* (Hook.) J. Smith	乌毛蕨科
	乌毛蕨	*Blechnum orientale* L.	乌毛蕨科
	东方荚果蕨	*Matteuccia orientalis* (Hook.) Trev.	球子蕨科
	荚果蕨	*Matteuccia struthiopteris* (L.) Tod. var. struthiopteris	球子蕨科
	耳羽岩蕨	*Woodsia polystichoides* Eaton.	岩蕨科
	岩蕨	*Woodsia ilvensis* (L.) R. Br.	岩蕨科

续表

分类	植物名称	学名	所隶属科
	半岛鳞毛蕨	*Dryopteris peninsulae* Kitag.	鳞毛蕨科
	鞭叶耳蕨	*Polystichum craspedosorum* (Maxim.) Diels	鳞毛蕨科
	变异鳞毛蕨	*Dryopteris varia* (L.) O. Kuntze	鳞毛蕨科
	草叶耳蕨	*Polystichum herbaceum* Ching & Z. Y. Liu	鳞毛蕨科
	齿头鳞毛蕨	*Dryopteris labordei* (H. Christ) C. Chr.	鳞毛蕨科
	刺齿贯众	*Cyrtomium caryotideum* (Wall. ex Hook. et Grev) Presl	鳞毛蕨科
	刺头复叶耳蕨	*Arachniodes exilis* (Hance) Ching	鳞毛蕨科
	刺叶耳蕨	*Polystichum acanthophyllum* (Franch.) Christ	鳞毛蕨科
	粗齿鳞毛蕨	*Dryopteris juxtaposita* H. Christ	鳞毛蕨科
	粗茎鳞毛蕨	*Dryopteris crassirhizoma* Nakai	鳞毛蕨科
	大叶耳蕨	*Polystichum grandifrons* C. Chr.	鳞毛蕨科
	大叶贯众	*Cyrtomium macrophyllum* (Makino) Tagawa	鳞毛蕨科
	大羽贯众(存疑种)	*Cyrtomium maximum* Ching & K. H. Shing	鳞毛蕨科
	低头贯众	*Cyrtomium nephrolepioides* (H. Christ) Copel.	鳞毛蕨科
	对马耳蕨	*Polystichum tsus*—simense (Hook.) J. Smith	鳞毛蕨科
	对生耳蕨	*Polystichum deltodon* (Baker) Diels	鳞毛蕨科
	多距复叶耳蕨	*Arachniodes simplicior* (Makino) Ohwi	鳞毛蕨科
	革叶耳蕨	*Polystichum neolobatum* Nakai	鳞毛蕨科
	贯众	*Cyrtomium fortunei* J. Smith	鳞毛蕨科
	黑鳞耳蕨	*Polystichum makinoi* (Tagawa) Tagawa	鳞毛蕨科
	黑鳞鳞毛蕨	*Dryopteris lepidopoda* Hayata	鳞毛蕨科
	黑足鳞毛蕨	*Dryopteris fuscipes* C. Chr.	鳞毛蕨科
	红盖鳞毛蕨	*Dryopteris erythrosora* (D. C. Eaton) Kuntze	鳞毛蕨科
	华东复叶耳蕨	*Arachniodes tripinnata* (Goldm.) Sledge	鳞毛蕨科
	戟叶耳蕨	*Polystichum tripteron* (Kunze) Presl	鳞毛蕨科
	假异鳞毛蕨	*Dryopteris immixta* Ching	鳞毛蕨科
	假长尾复叶耳蕨	*Arachniodes pseudo*—simplicior Ching	鳞毛蕨科
	尖齿耳蕨	*Polystichum acutidens* Christ	鳞毛蕨科
	剑叶耳蕨	*Polystichum xiphophyllum* (Baker) Diels	鳞毛蕨科
	阔鳞鳞毛蕨	*Dryopteris championii* (Benth.) C. Chr.	鳞毛蕨科
	阔叶鳞毛蕨	*Dryopteris campyloptera* Clarkson	鳞毛蕨科
	阔羽贯众	*Cyrtomium yamamotoi* Tagawa	鳞毛蕨科
	镰羽贯众	*Cyrtomium balansae* (Christ) C. Chr.	鳞毛蕨科

续表

分类	植物名称	学名	所隶属科
	两色鳞毛蕨	*Dryopteris bissetiana* (Baker) C. Chr.	鳞毛蕨科
	亮叶耳蕨	*Polystichum lanceolatum* Baker	鳞毛蕨科
	宁陕耳蕨	*Polystichum ningshenense* Ching & Y. P. Hsu	鳞毛蕨科
	披针贯众	*Cyrtomium devexiscapulae* (Koidz.) Koidz. & Ching	鳞毛蕨科
	秦岭贯众	*Cyrtomium tsinglingense* Ching & K. H. Shing	鳞毛蕨科
	全缘贯众	*Cyrtomium falcatum* (L. f.) Presl	鳞毛蕨科
	桫椤鳞毛蕨	*Dryopteris cycadina* (Franch. et Sav.) C. Chr.	鳞毛蕨科
	太平鳞毛蕨	*Dryopteris pacifica* (Nakai) Tagawa	鳞毛蕨科
	尾叶复叶耳蕨	*Arachniodes caudifolia* Ching & Y. T. Hsieh	鳞毛蕨科
	稀羽鳞毛蕨	*Dryopteris sparsa* (D. Don) Kuntze	鳞毛蕨科
	小羽贯众	*Cyrtomium lonchitoides* (H. Christ) H. Christ	鳞毛蕨科
	斜方复叶耳蕨	*Arachniodes rhomboidea* (Wall. ex Mett.) Ching	鳞毛蕨科
	宜昌耳蕨	*Polystichum ichangense* H. Christ	鳞毛蕨科
	异羽复叶耳蕨	*Arachniodes simplicior* (Makino) Ohwi	鳞毛蕨科
	中华复叶耳蕨	*Arachniodes chinensis* (Rosenst.) Ching	鳞毛蕨科
	中华鳞毛蕨	*Dryopteris chinensis* (Baker) Koidz.	鳞毛蕨科
	抱石莲	*Lepidogrammitis drymoglossoides* (Baker) Ching	水龙骨科
	表面星蕨	*Microsorum superficiale* (Blume) Ching	水龙骨科
	大果假瘤蕨	*Phymatopteris griffithiana* (Hook) Pic. Serm. Phymatopsis griffithiana (Hook.) J. Smith	水龙骨科
	大瓦韦	*Lepisorus macrosphaerus* (Baker) Ching	水龙骨科
	盾蕨	*Neolepisorus ovatus* (Bedd.) Ching	水龙骨科
	二色瓦韦	*Lepisorus bicolor* (Takeda) Ching	水龙骨科
	伏石蕨	*Lemmaphyllum microphyllum* Presl	水龙骨科
	骨牌蕨	*Lepidogrammitis rostrata* (Bedd.) Ching	水龙骨科
	光石韦	*Pyrrosia calvata* (Baker) Ching	水龙骨科
	褐叶线蕨	*Colysis wrightii* (Hook.) Ching	水龙骨科
	华北石韦	*Pyrrosia davidii* (Baker) Ching	水龙骨科
	黄瓦韦	*Lepisorus asterolepis* (Baker) Ching	水龙骨科
	喙叶假瘤蕨	*Phymatopteris rhynchophylla* (Hook.) Pic. Serm.	水龙骨科
	江南星蕨	*Microsorum fortunei* (T. Moore) Ching	水龙骨科
	交连假瘤蕨	*Phymatopteris conjuncta* (Ching) Pic. Serm.	水龙骨科
	节肢蕨	*Arthromeris lehmannii* (Mett.) Ching	水龙骨科
	金鸡脚假瘤蕨	*Phymatopteris hastata* (Thunb.) Pic. Serm.	水龙骨科

续表

分类	植物名称	学名	所隶属科
	矩圆线蕨	*Colysis henryi* (Baker) Ching	水龙骨科
	宽底假瘤蕨	*Phymatopteris majoensis* (C. Chr.) Pic. Serm.	水龙骨科
	阔基鳞果星蕨	*Lepidomicrosorium latibasis* Ching & K. H. Shing	水龙骨科
	梨叶骨牌蕨	*Lepidogrammitis pyriformis* (Ching) Ching	水龙骨科
	鳞果星蕨	*Lepisorus buergerianus* (Miq.) Ching & K. H. Shing	水龙骨科
	鳞瓦韦	*Lepisorus oligolepidus* (Baker) Ching	水龙骨科
	龙头节肢蕨	*Arthromeris lungtauensis* Ching	水龙骨科
	庐山石韦	*Pyrrosia sheareri* (Baker) Ching	水龙骨科
	扭瓦韦	*Lepisorus contortus* (Christ) Ching	水龙骨科
	攀援星蕨	*Microsorium buergerianum* (Miq.)Ching	水龙骨科
	披针骨牌蕨	*Lepidogrammitis diversa* (Ros.) Ching	水龙骨科
	日本水龙骨	*Polypodiodes niponica* (Mett.) Ching	水龙骨科
	柔软石韦	*Pyrrosia porosa* (C. Presl) Hovenkamp var. porosa	水龙骨科
	三角叶盾蕨	*Neolepisorus ovatus* Ching form. deltoideus (Hand. —Mazz.) Ching	水龙骨科
	石蕨	*Saxiglossum angustissimum* (Gies.) Ching	水龙骨科
	石韦	*Pyrrosia lingua* (Thunb.) Farw.	水龙骨科
	水龙骨	*Polypodiodes nipponica* (Mett.) Ching	水龙骨科
	丝带蕨	*Drymotaenium miyoshianum* (Makino) Makino	水龙骨科
	贴生石韦	*Pyrrosia adnascens* (Sw.) Ching	水龙骨科
	瓦韦	*Lepisorus thunbergianus* (Kaulf.) Ching	水龙骨科
	尾叶石韦	*Pyrrosia caudifrons* Ching, Boufford & K. H. Shing	水龙骨科
	乌苏里瓦韦	*Lepisorus ussuriensis* (Regel et Maack) Ching	水龙骨科
	屋久假瘤蕨	*Phymatopteris yakushimensis* (Makino) Pic. Serm.	水龙骨科
	西南石韦	*Pyrrosia gralla* (Gies.) Ching	水龙骨科
	狭叶瓦韦	*Lepisorus angustus* Ching	水龙骨科
	相近石韦	*Pyrrosia assimilis* (Baker) Ching	水龙骨科
	相似石韦	*Pyrrosia similis* Ching	水龙骨科
	斜下假瘤蕨	*Phymatopteris stracheyi* (Ching) Pic. Serm.	水龙骨科
	星蕨	*Microsorum punctatum* (L.) Copel.	水龙骨科
	友水龙骨	*Polypodiodes amoena* (Wall. ex Mett.) Ching	水龙骨科
	有边瓦韦	*Lepisorus marginatus* Ching	水龙骨科
	有柄石韦	*Pyrrosia petiolosa* (Christ) Ching	水龙骨科
	粤瓦韦	*Lepisorus obscurevenulosus* (Hayata) Ching	水龙骨科

续表

分类	植物名称	学名	所隶属科
	毡毛石韦	*Pyrrosia drakeana* (Franch.) Ching	水龙骨科
	中华水龙骨	*Polypodiodes chinensis* (H. Christ) S. G. Lu	水龙骨科
	中间骨牌蕨	*Lepidogrammitis intermedia* Ching	水龙骨科
	棕鳞瓦韦	*Lepisorus scolopendrinum* (Ham. ex Don) Mehra et Bir	水龙骨科
	褐柄剑蕨	*Loxogramme duclouxii* H. Christ	剑蕨科
	柳叶剑蕨	*Loxogramme salicifolia* (Makino) Makino	剑蕨科
	匙叶剑蕨	*Loxogramme grammitoides* (Baker) C. Chr.	剑蕨科
	台湾剑蕨	*Loxogramme formosana* Nakai	剑蕨科
	平肋书带蕨	*Vittaria fudzinoi* Makino	书带蕨科
	书带蕨	*Vittaria flexuosa* Fée	书带蕨科
	小叶书带蕨	*Vittaria modesta* Hand. —Mazz.	书带蕨科
	苹	*Marsilea quadrifolia* L.	苹科
	槐叶苹	*Salvinia natans* (L.) All.	槐叶苹科
	虹鳞肋毛蕨	*Ctenitis rhodolepis* (Clarke) Ching	叉蕨科
	槲蕨	*Drynaria fortunei* (Kunze) J. Sm.	槲蕨科
	姬蕨	*Hypolepis punctata* (Thunb.) Mett.	姬蕨科
	溪洞碗蕨	*Dennstaedtia wilfordii* (T. Moore) H. Christ	姬蕨科
	细毛碗蕨	*Dennstaedtia pilosella* (Hook.) Ching	姬蕨科
	边缘鳞盖蕨	*Microlepia marginata* (Houtt.) C. Chr.	姬蕨科*
	碗蕨	*Dennstaedtia scabra* (Wall. ex Hook.) T. Moore var. scabra	姬蕨科*
	蕨	*Pteridium aquilinum* (L.) Kuhn var. Iatiusculum (Desv.) Underw. ex Heller	蕨科
	蕨菜	*Pteridium excelsum* (Bl.) Ching	蕨科
	毛轴蕨	*Pteridium revolutum* (Bl.) Nakai	蕨科
	食蕨	*Pteridium esculentum* (G. Forst.) Nakai	蕨科
	假团叶陵齿蕨	*Lindsaea simulans* Ching	陵齿蕨科
	乌蕨	*Odontosoria chinensis* (L.) J.Sm.	陵齿蕨科
	莎草蕨	*Schizaea digitata* (L.) Sw.	莎草蕨科
	肾蕨	*Nephrolepis auriculata* (L.) Trimen	肾蕨科
	长叶实蕨	*Bolbitis heteroclita* (Presl) Ching	实蕨科
	水蕨	*Ceratopteris thalictroides* (L.) Brongn.	水蕨科
	稀子蕨	*Monachosorum henryi* Christ	稀子蕨科
	骨碎补	*Davallia mariesii* Moore ex Baker	骨碎补科
	披针观音座莲	*Angiopteris caudatiformis* Hieron.	观音座莲科

续表

分类	植物名称	学名	所隶属科
药用裸子植物	叉叶苏铁	*Cycas bifida* (Dyer) K.D.Hill	苏铁科
	苏铁	*Cycas revoluta* Thunb.	苏铁科
	银杏	*Ginkgo biloba* L.	银杏科
	矮松	*Pinus virginiana* Mill.	松科
	巴山冷杉	*Abies fargesii* Franch.	松科
	白皮松	*Pinus bungeana* Zucc. ex Endl.	松科
	高山松	*Pinus densata* Mast.	松科
	黑松	*Pinus thunbergii* Parl.	松科
	华山松	*Pinus armandii* Franch.	松科
	金钱松	*Pseudolarix amabilis* (Nelson) Rehd.	松科
	冷杉	*Abies fabri* (Mast.) Craib	松科
	落叶松	*Larix gmelinii* (Rupr.) Rupr.	松科
	马尾松	*Pinus massoniana* Lamb.	松科
	秦岭冷杉	*Abies chensiensis* Tiegh.	松科
	日本落叶松	*Larix kaempferi* (Lamb.) Carrière	松科
	湿地松	*Pinus elliottii* Engelm.	松科
	铁坚油杉	*Keteleeria davidiana* (Bertr.) Beissn.	松科
	雪松	*Cedrus deodara* (Roxb.) G. Don	松科
	油松	*Pinus tabuliformis* Carr.	松科
	长白鱼鳞云杉	*Picea jezoensis* Carr. var. Komarovii (Vass.) Cheng et L. K. Fu	松科
	池杉	*Taxodium ascendens* Brongn.	杉科
	柳杉	*Cryptomeria fortunei* Hooibrenk ex Otto et Dietr.	杉科
	日本柳杉	*Cryptomeria japonica* (Thunb. ex L. f.) D. Don	杉科
	杉木	*Cunninghamia lanceolata* (Lamb.) Hook.	杉科
	水杉	*Metasequoia glyptostroboides* Hu et Cheng	杉科
	线叶池杉	*Taxodium ascendens* Brongn. cv. Xianyechisha	杉科
	柏木	*Cupressus funebris* Endl.	柏科
	侧柏	*Platycladus orientalis* (L.) Franco	柏科
	朝鲜崖柏	*Thuja koraiensis* Nakai	柏科
	刺柏	*Juniperus formosana* Hayata	柏科
	杜松	*Juniperus rigida* Sieb. et Zucc.	柏科
	福建柏	*Fokienia hodginsii* (Dunn) Henry et Thomas	柏科
	美国扁柏	*Chamaecyparis lawsoniana* (A. Murray bis) Parl.	柏科

续表

分类	植物名称	学名	所隶属科
	千头柏	*Platycladus orientalis* (Linn.) Franco cv. Sieboldii	柏科
	日本扁柏	*Chamaecyparis obtusa* (Siebold & Zucc.) Endl.	柏科
	圆柏	*Sabina chinensis* (L.) Ant. var. chinensis	柏科
	罗汉松	*Podocarpus macrophyllus* (Thunb.) D. Don var. macrophyllus	罗汉松科
	竹柏	*Nageia nagi* (Thunberg) Kuntze	罗汉松科
	篦子三尖杉	*Cephalotaxus oliveri* Mast.	三尖杉科
	粗榧	*Cephalotaxus sinensis* (Rehd. et Wils.) Li	三尖杉科
	三尖杉	*Cephalotaxus fortunei* Hook. var. Fortunei	三尖杉科
	巴山榧树	*Torreya fargesii* Franch.	红豆杉科
	榧	*Torreya grandis* Fort. ex Lindl.	红豆杉科
	榧树	*Torreya grandis* Fortune ex Lindl.	红豆杉科
	红豆杉	*Taxus chinensis* (Pilger) Rehd. var. chinensis	红豆杉科
	南方红豆杉	*Taxus chinensis* (Pilger) Rehd. var. mairei (Lemée et Lévl.) Cheng et L. K. Fu	红豆杉科
	穗花杉	*Amentotaxus argotaenia* (Hance) Pilg.	红豆杉科
药用被子植物	蕺菜	*Houttuynia cordata* Thunb.	三白草科
	裸蒴	*Gymnotheca chinensis* Decne.	三白草科
	三白草	*Saururus chinensis* (Lour.) Baill.	三白草科
	白花龙	*Styrax faberi* Perkins	安息香科
	白花树	*Styrax tonkinensis* (Pierre) Craib ex Hartw.	安息香科
	白辛树	*Pterostyrax psilophyllus* Diels ex Perkins	安息香科
	秤锤树	*Sinojackia xylocarpa* Hu	安息香科
	赤杨叶	*Alniphyllum fortunei* (Hemsl.) Makino	安息香科
	垂珠花	*Styrax dasyanthus* Perkins	安息香科
	芬芳安息香	*Styrax odoratissimus* Champ.	安息香科
	粉花安息香	*Styrax roseus* Dunn	安息香科
	老鸹铃	*Styrax hemsleyanus* Diels	安息香科
	赛山梅	*Styrax confusus* Hemsl.	安息香科
	栓叶安息香	*Styrax suberifolius* Hook. et Arn.	安息香科
	小叶白辛树	*Pterostyrax corymbosus* Siebold & Zucc.	安息香科
	野茉莉	*Styrax japonicus* Sieb. et Zucc.	安息香科
	中华安息香	*Styrax chinensis* Hu & S. Ye Liang	安息香科
	马比木	*Nothapodytes pittosporoides* (Oliv.) Sleum.	茶茱萸科
	香港鹰爪花	*Artabotrys hongkongensis* Hance	番荔枝科

续表

分类	植物名称	学名	所隶属科
	番木瓜	*Carica papaya* L.	番木瓜科
	橄榄	*Canarium album* (Lour.) Raeusch.	橄榄科
	柄果海桐	*Pittosporum podocarpum* Gagnep.	海桐花科
	短萼海桐	*Pittosporum brevicalyx* (Oliv.) Gagnep.	海桐花科
	光叶海桐	*Pittosporum glabratum* Lindl.	海桐花科
	海金子	*Pittosporum illicioides* Makino	海桐花科
	海桐	*Pittosporum tobira* (Thunb.) Ait.	海桐花科
	棱果海桐	*Pittosporum trigonocarpum* Lévl.	海桐花科
	木果海桐	*Pittosporum xylocarpum* Hu & Wang	海桐花科
	狭叶海桐	*Pittosporum glabratum* var. neriifolium Rehd. et Wils.	海桐花科
	小果海桐	*Pittosporum parvicapsulare* H. T. Chang et Yan	海桐花科
	崖花子	*Pittosporum truncatum* Pritz.	海桐花科
	异叶海桐	*Pittosporum heterophyllum* Franch.	海桐花科
	长果海桐	*Pittosporum pauciflorum* H. & var. oblongum Chang & Yan	海桐花科
	皱叶海桐	*Pittosporum crispulum* Gagnep.	海桐花科
	虎皮楠	*Daphniphyllum oldhami* (Hemsl.) Rosenth.	虎皮楠科
	交让木	*Daphniphyllum macropodum* Miq.	虎皮楠科
	小天蓝绣球	*Phlox drummondii* Hook.	花荵科
	假繁缕	*Theligonum macranthum* Franch.	假繁缕科
	蜡梅	*Chimonanthus praecox* (L.)	蜡梅科
	山蜡梅	*Chimonanthus nitens* Oliv.	蜡梅科
	喜树	*Camptotheca acuminata* Decne.	蓝果树科
	珙桐	*Davidia involucrata* Baill.	蓝果树科*
	三叶青藤	*Illigera trifoliata* (Griff.) Dunn	莲叶桐科
	领春木	*Euptelea pleiosperma* Hook. f. et Thoms.	领春木科
	马尾树	*Rhoiptelea chiliantha* Diels et Hand. —Mazz.	马尾树科
	城口桤叶树	*Clethra fargesii* Franch.	桤叶树科
	贵定桤叶树	*Clethra delavayi* Franch.	桤叶树科
	江南山柳	*Clethra caraleriei* Lévl.	桤叶树科
	绒叶肖竹芋	*Calathea zebrina* (Sims) Lindl.	竹芋科
	白花菜	*Cleome gynandra* L.	山柑科
	黄花草	*Cleome viscosa* L.	山柑科
	醉蝶花	*Cleome spinosa* Jacq.	山柑科

续表

分类	植物名称	学名	所隶属科
	法国梧桐	*Platanus acerifolia* (Ait.) Willd.	悬铃木科
	美国梧桐	*Platanus occidentalis* L.	悬铃木科
	英国梧桐	*Platanus acerifolia* Willd.	悬铃木科
	黄花狸藻	*Utricularia aurea* Lour.	狸藻科
	狸藻	*Utricularia vulgaris* L.	狸藻科
	南方狸藻	*Utricularia australis* R. Br.	狸藻科
	挖耳草	*Utricularia bifida* L.	狸藻科
	小茨藻	*Najas minor* All.	茨藻科
	草胡椒	*Peperomia pellucida* (L.) Kunth	胡椒科
	毛蒟	*Piper puberulum* (Benth.) Maxim.	胡椒科
	山蒟	*Piper hancei* Maxim.	胡椒科
	石南藤	*Piper wallichii* (Miq.) Hand. —Mazz.	胡椒科
	疏果胡椒	*Piper interruptum* Opiz	胡椒科
	小叶爬崖香	*Piper arboricola* C. DC.	胡椒科
	草珊瑚	*Sarcandra glabra* (Thunb.) Nakai	金粟兰科
	多穗金粟兰	*Chloranthus multistachys* Pei	金粟兰科
	湖北金粟兰	*Chloranthus henryi* Hemsl. var. hupehensis (Pamp.) K. F. Wu	金粟兰科
	及己	*Chloranthus serratus* (Thunb.) Roem. et Schult.	金粟兰科
	金粟兰	*Chloranthus spicatus* (Thunb.) Makino	金粟兰科
	宽叶金粟兰	*Chloranthus henryi* Hemsl.	金粟兰科
	毛脉金粟兰	*Chloranthus holostegius* (Hand. —Mazz.) C. Pei et Shan var. trichoneurus K. F. Wu	金粟兰科
	丝穗金粟兰	*Chloranthus fortunei* (A. Gray) Solms	金粟兰科
	天目金粟兰	*Chloranthus tianmushanensis* K. F. Wu	金粟兰科
	狭叶金粟兰	*Chloranthus angustifolius* Oliv.	金粟兰科
	银线草	*Chloranthus japonicus* Sieb.	金粟兰科
	宝兴柳	*Salix moupinensis* Franch.	杨柳科
	川鄂柳	*Salix fargesii* Burk.	杨柳科
	垂柳	*Salix babylonica* L.	杨柳科
	大叶杨	*Populus lasiocarpa* Oliv.	杨柳科
	旱柳	*Salix matsudana* Koidz.	杨柳科
	旱柳（原变种）	*Salix matsudana* Koidz. var. matsudana	杨柳科
	红皮柳	*Salix sinopurpurea* C. Wang et Tung	杨柳科
	黄花柳	*Salix caprea* L.	杨柳科

续表

分类	植物名称	学名	所隶属科
	加杨	*Populus canadensis* Moench	杨柳科
	毛白杨	*Populus tomentosa* Carr.	杨柳科
	杞柳	*Salix integra* Thunb.	杨柳科
	三蕊柳	*Salix triandra* L.	杨柳科
	山杨	*Populus davidiana* Dode	杨柳科
	西柳	*Salix pseudowolohoensis* K. S. Hao ex C. F. Fang & A. K. Skvortsov	杨柳科
	纤柳	*Salix phaidima* C. K. Schneid.	杨柳科
	腺柳	*Salix chaenomeloides* Kimura	杨柳科
	响叶杨	*Populus adenopoda* Maxim.	杨柳科
	小叶杨	*Populus simonii* Carrière	杨柳科
	椅杨	*Populus wilsonii* C. K. Schneid.	杨柳科
	意大利214杨	*Populus canadensis* Moench.I-214	杨柳科
	银叶柳	*Salix chienii* W. C. Cheng	杨柳科
	皂柳	*Salix wallichiana* Anderss.	杨柳科
	皂柳(原变种)	*Salix wallichiana* Andersson var. wallichiana	杨柳科
	紫柳	*Salix wilsonii* Seem.	杨柳科
	钻天杨	*Populus nigra* L. var. italica (Moench.) Koehne	杨柳科
	杨梅	*Myrica rubra* (Lour.) Sieb. et Zucc.	杨梅科
	枫杨	*Pterocarya stenoptera* C. DC.	胡桃科
	胡桃	*Juglans regia* L.	胡桃科
	胡桃楸	*Juglans mandshurica* Maxim.	胡桃科
	湖北枫杨	*Pterocarya hupehensis* Skan	胡桃科
	化香树	*Platycarya strobilacea* Sieb. et Zucc.	胡桃科
	青钱柳	*Cyclocarya paliurus* (Batal.) Iljin	胡桃科
	山核桃	*Carya cathayensis* Sarg.	胡桃科
	野核桃	*Juglans cathayensis* Dode	胡桃科
	白桦	*Betula platyphylla* Suk.	桦木科
	藏刺榛	*Corylus ferox* Wall. var. thibetica (Batal.) Franch.	桦木科
	糙皮桦	*Betula utilis* D. Don	桦木科
	昌化鹅耳枥	*Carpinus tschonoskii* Maxima.	桦木科
	川陕鹅耳枥	*Carpinus fargesiana* H. Winkl.	桦木科
	川榛	*Corylus heterophylla* Fisch. ex Bess. var. sutchuenensis Franch.	桦木科

续表

分类	植物名称	学名	所隶属科
	滇榛	*Corylus yunnanensis* A. Camus	桦木科
	鹅耳枥	*Carpinus turczaninowii* Hance	桦木科
	湖北鹅耳枥	*Carpinus hupeana* Hu	桦木科
	华千金榆	*Carpinus cordata* Bl. var. chinensis Franch.	桦木科
	华榛	*Corylus chinensis* Franch.	桦木科
	江南桤木	*Alnus trabeculosa* Hand. —Mazz.	桦木科
	雷公鹅耳枥	*Carpinus viminea* Lindl.	桦木科
	亮叶桦	*Betula luminifera* H. Winkl.	桦木科
	毛榛	*Corylus mandshurica* Maxim.	桦木科
	桤木	*Alnus cremastogyne* Burk.	桦木科
	千金榆	*Carpinus cordata* Bl.	桦木科
	西桦	*Betula alnoides* Buch. —Ham. ex D. Don	桦木科
	榛	*Corylus heterophylla* Fisch. ex Trauty.	桦木科
	巴东栎	*Quercus engleriana* Seemen	壳斗科
	白栎	*Quercus fabri* Hance	壳斗科
	包果柯	*Lithocarpus cleistocarpus* (Seemen) Rehd. & E. H. Wils.	壳斗科
	枹栎	*Quercus serrata* Murray	壳斗科
	刺叶高山栎	*Quercus spinosa* David	壳斗科
	短尾柯	*Lithocarpus brevicaudatus* (Skan) Hayata	壳斗科
	多脉青冈	*Cyclobalanopsis multinervis* W. C. Cheng & T. Hong	壳斗科
	多穗石栎	*Lithocarpus polystachyus* (Wall.) Rehd.	壳斗科
	高山栎	*Quercus semecarpifolia* Sm.	壳斗科
	钩锥	*Castanopsis tibetana* Hance	壳斗科
	光叶水青冈	*Fagus lucida* Rehd. & E. H. Wils.	壳斗科
	槲栎	*Quercus aliena* Bl.	壳斗科
	槲树	*Quercus dentata* Thunb.	壳斗科
	黄背栎	*Quercus pannosa* Hand. —Mazz.	壳斗科
	黄毛青冈	*Cyclobalanopsis delavayi* (Franch.) schott.	壳斗科
	灰柯	*Lithocarpus henryi* (Seem.) Rehd. et Wils.	壳斗科
	尖叶栎	*Quercus oxyphylla* (E. H. Wils.) Hand. —Mazz.	壳斗科
	橿子栎	*Quercus baronii* Skan	壳斗科
	栲	*Castanopsis fargesii* Franch.	壳斗科
	柯	*Lithocarpus glaber* (Thunb.) Nakai	壳斗科

续表

分类	植物名称	学名	所隶属科
	苦槠	*Castanopsis sclerophylla* (Lindl.) Schott.	壳斗科
	栎子青冈	*Cyclobalanopsis blakei* (Skan) Schottky	壳斗科
	栗	*Castanea mollissima* Bl.	壳斗科
	麻栎	*Quercus acutissima* Carr.	壳斗科
	曼青冈	*Cyclobalanopsis oxyodon* (Miq.) Oerst.	壳斗科
	毛叶槲栎	*Quercus malacotricha* A. Camus	壳斗科
	茅栗	*Castanea seguinii* Dode	壳斗科
	米心水青冈	*Fagus engleriana* Seem.	壳斗科
	木姜叶柯	*Lithocarpus litseifolius* (Hance) Chun	壳斗科
	青冈	*Cyclobalanopsis glauca* (Thunb.) Oerst.	壳斗科
	匙叶栎	*Quercus dolicholepis* A. Camus	壳斗科
	栓皮栎	*Quercus variabilis* Bl.	壳斗科
	水青冈	*Fagus longipetiolata* Seem.	壳斗科
	台湾水青冈	*Fagus hayatae* Palib.	壳斗科
	铁橡栎	*Quercus cocciferoides* Hand. —Mazz.	壳斗科
	乌冈栎	*Quercus phillyraeoides* A. Gray	壳斗科
	细叶青冈	*Cyclobalanopsis gracilis* (Rehd. et Wils.)	壳斗科
	小叶栎	*Quercus chenii* Nakai	壳斗科
	小叶青冈	*Cyclobalanopsis myrsinifolia* (Bl.) Oerst.	壳斗科
	岩栎	*Quercus acrodonta* Seemen	壳斗科
	硬壳柯	*Lithocarpus hancei* (Benth.) Rehd.	壳斗科
	柞槲栎	Quercus ×mongolicodentata Nakai	壳斗科
	锥	*Castanopsis chinensis* Hance	壳斗科
	锥栗	*Castanea henryi* (Skan) Rehd. et Wils.	壳斗科
	大果榆	*Ulmus macrocarpa* Hance	榆科
	大叶榉树	*Zelkova schneideriana* Hand. —Mazz.	榆科
	杭州榆	*Ulmus changii* Cheng	榆科
	黑弹朴	*Celtis bungeana* Bl.	榆科
	黑弹树	*Celtis bungeana* Blume	榆科
	榉树	*Zelkova serrata* (Thunb.) Makino	榆科
	榔榆	*Ulmus parvifolia* Jacq.	榆科
	裂叶榆	*Ulmus laciniata* (Trautv.) Mayr.	榆科
	毛枝榆	*Ulmus androssowii* Litw. var. subhirsuta (Schneid.) P.H.Huang	榆科

续表

分类	植物名称	学名	所隶属科
	朴树	*Celtis sinensis* Pers.	榆科
	青檀	*Pteroceltis tatarinowii* Maxim.	榆科
	珊瑚朴	*Celtis julianae* C. K. Schneid.	榆科
	四蕊朴	*Celtis tetrandra* Roxb.	榆科
	西川朴	*Celtis vandervoetiana* C. K. Schneid.	榆科
	小果朴	*Celtis cerasifera* C. K. Schneid.	榆科
	兴山榆	*Ulmus bergmanniana* C. K. Schneid.	榆科
	榆树	*Ulmus pumila* L.	榆科
	紫弹树	*Celtis biondii* Pamp.	榆科
	薜荔	*Ficus pumila* L.	桑科
	楮	*Broussonetia kazinoki* Siebold	桑科
	川桑	*Morus notabilis* C. K. Schneid.	桑科
	大麻	*Cannabis sativa* L.	桑科
	地果	*Ficus tikoua* Bur.	桑科
	构棘	*Cudrania cochinchinensis* (Lour.) Kudo et Masam.	桑科
	构树	*Broussonetia papyrifera* (L.) Vent.	桑科
	桂木	*Artocarpus nitidus* subsp. lingnanensis (Merr.) Jarr.	桑科
	花叶鸡桑	*Morus australis* Poir. var. inusitata (Levl.) C. Y. Wu	桑科
	华桑	*Morus cathayana* Hemsl.	桑科
	黄葛树	*Ficus virens* Ait.	桑科
	鸡桑	*Morus australis* Poir.	桑科
	鸡爪叶桑	*Morus australis* Poir. var. linearipartita Cao	桑科
	尖叶榕	*Ficus henryi* Warb.	桑科
	裂叶桑	*Morus trilobata* (S. S. Chang) Z. Y. Cao	桑科
	菱叶冠毛榕	*Ficus gasparriniana* Miq. var. laceratifola (Levl. et Vant.) Corner	桑科
	绿叶冠毛榕	*Ficus gasparriniana* Miq. var. viridescens (Levl. et Vant.) Corner	桑科
	葎草	*Humulus scandens* (Lour.) Merr.	桑科
	蒙桑	*Morus mongolica* (Bureau) C. K. Schneid.	桑科
	爬藤榕	*Ficus sarmentosa* Buch. —Ham. ex J. E. Smith. var. impressa (Champ.) Corner	桑科
	桑	*Morus alba* L.	桑科
	水蛇麻	*Fatoua villosa* (Thunb.) Nakai	桑科
	拓树	*Cudrania tricuspidata* (Carrière) Bureau ex Lavalle	桑科

续表

分类	植物名称	学名	所隶属科
	藤构	*Broussonetia kaempferi* Siebold var. australis T. Suzuki	桑科
	天仙果	*Ficus erecta* Thunb. var. beecheyana (Hook. et Arn.) King	桑科
	尾尖爬藤榕	*Ficus sarmentosa* Buch. —Ham. ex J. E. Sm. var. lacrymans (Levl. et Vant.) Corner	桑科
	尾叶榕	*Ficus heteropleura* Bl.	桑科
	无花果	*Ficus carica* L.	桑科
	细裂叶鸡桑	*Morus australis* Poir. var. incisa C. Y. Wu	桑科
	薜荔	*Ficus pumila* Linn.	桑科
	岩木瓜	*Ficus tsiangii* Merr. ex Corner	桑科
	异叶榕	*Ficus heteromorpha* Hemsl.	桑科
	长叶冠毛榕	*Ficus gasparriniana* Miq. var. esquirolii (Levl. et Vant.) Corner	桑科
	柘树	*Maclura tricuspidata* Carr.	桑科
	柘藤	*Maclura fruticosa* (Roxburgh) Corner	桑科
	珍珠莲	*Ficus sarmentosa* Buch. —Ham. ex J. E. Sm. var. henryi (King ex Oliv.) Corner	桑科
	矮冷水花	*Pilea peploides* (Gaudich.) Hook. & Arn.	荨麻科
	艾麻	*Laportea cuspidata* (Wedd.) Friis	荨麻科
	白面苎麻	*Boehmeria clidemioides* Miq.	荨麻科
	波缘冷水花	*Pilea cavaleriei* Lévl.	荨麻科
	赤车	*Pellionia radicans* (Sieb. et Zucc.) Wedd.	荨麻科
	赤麻	*Boehmeria silvestrii* (Pamp.) W. T. Wang	荨麻科
	粗齿冷水花	*Pilea sinofasciata* C. J. Chen	荨麻科
	翠茎冷水花	*Pilea hilliana* Hand. —Mazz.	荨麻科
	大蝎子草	*Girardinia diversifolia* (Link) Friis	荨麻科
	大叶冷水花	*Pilea martinii* (Lévl.) Hand. —Mazz.	荨麻科
	大叶苎麻	*Boehmeria longispica* Steud.	荨麻科
	短齿楼梯草	*Elatostema brachyodontum* (Hand. —Mazz.) W. T. Wang	荨麻科
	海南冷水花	*Pilea tsiangiana* Metc.	荨麻科
	花点草	*Nanocnide japonica* Bl.	荨麻科
	喙萼冷水花	*Pilea symmeria* Wedd.	荨麻科
	假楼梯草	*Lecanthus peduncularis* (Wall. ex Royle) Wedd.	荨麻科
	渐尖楼梯草	*Elatostema acuminatum* (Poir.) Brongn.	荨麻科
	宽叶荨麻	*Urtica laetevirens* Maxim.	荨麻科
	冷水花	*Pilea notata* C. H. Wright	荨麻科

续表

分类	植物名称	学名	所隶属科
	裂叶荨麻(存疑种)	*Urtica lobatifolia* S. S. Ying	荨麻科
	隆脉冷水花	*Pilea lomatogramma* Hand. —Mazz.	荨麻科
	楼梯草	*Elatostema involucratum* Franch. et Sav.	荨麻科
	庐山楼梯草	*Elatostema stewardii* Merr.	荨麻科
	毛花点草	*Nanocnide lobata* Wedd.	荨麻科
	念珠冷水花	*Pilea monilifera* Hand. —Mazz.	荨麻科
	糯米团	*Gonostegia hirta* (Bl.) Miq.	荨麻科
	墙草	*Parietaria micrantha* Ledeb.	荨麻科
	锐齿楼梯草	*Elatostema cyrtandrifolium* (Zollinger & Moritzi) Miquel	荨麻科
	三角形冷水花	*Pilea swinglei* Merr.	荨麻科
	山冷水花	*Pilea japonica* (Maxim.) Hand. —Mazz.	荨麻科
	石筋草	*Pilea plataniflora* C. H. Wright	荨麻科
	水麻	*Debregeasia orientalis* C. J. Chen	荨麻科
	透茎冷水花	*Pilea pumila* (L.) A. Gray	荨麻科
	托叶楼梯草	*Elatostema nasutum* Hook. f.	荨麻科
	椭圆叶水麻	*Debregeasia elliptica* C. J. Chen	荨麻科
	雾水葛	*Pouzolzia zeylanica* (L.) Benn.	荨麻科
	细齿冷水花	*Pilea scripta* (Buch. —Ham. ex D. Don) Wedd.	荨麻科
	细野麻	*Boehmeria gracilis* C. H. Wright	荨麻科
	小赤麻	*Boehmeria spicata* (Thunb.) Thunb.	荨麻科
	小叶冷水花	*Pilea microphylla* (L.) Liebm.	荨麻科
	蝎子草	*Girardinia suborbiculata* C. J. Chen	荨麻科
	序叶苎麻	*Boehmeria clidemioides* Miq. var. diffusa (Wedd.) Hand. —Mazz.	荨麻科
	悬铃叶苎麻	*Boehmeria tricuspis* (Hance) Makino	荨麻科
	荨麻	*Urtica fissa* Pritz.	荨麻科
	宜昌楼梯草	*Elatostema ichangense* H. Schroter	荨麻科
	异叶楼梯草	*Elatostema monandrum* (D. Don) Hara	荨麻科
	异株荨麻	*Urtica dioica* L.	荨麻科
	疣果冷水花	*Pilea verrucosa* Hand. —Mazz.	荨麻科
	疣果楼梯草	*Elatostema trichocarpum* Hand. —Mazz.	荨麻科
	长序苎麻	*Boehmeria dolichostachya* W. T. Wang	荨麻科
	长叶水麻	*Debregeasia longifolia* (Burm. f.) Wedd.	荨麻科
	长叶苎麻	*Boehmeria penduliflora* Wedd. ex Long	荨麻科

续表

分类	植物名称	学名	所隶属科
	长圆楼梯草	*Elatostema oblongifolium* Fu	荨麻科
	珠芽艾麻	*Laportea bulbifera* (Si eb. et Zucc.) Wedd.	荨麻科
	苎麻	*Boehmeria nivea* (L.) Gaudich.	荨麻科
	紫麻	*Oreocnide frutescens* (Thunb.) Miq.	荨麻科
	海檀木	*Ximenia americana* L.	铁青树科
	青皮木	*Schoepfia jasminodora* Sieb. et Zucc.	铁青树科
	百蕊草	*Thesium chinense* Turcz.	檀香科
	急折百蕊草	*Thesium refractum* Mey.	檀香科
	米面翁	*Buckleya henryi* Diels	檀香科
	米面蓊	*Buckleya lanceolata* (Siebold & Zucc.) Miq.	檀香科
	秦岭米面蓊	*Buckleya graebneriana* Diels	檀香科
	扁枝槲寄生	*Viscum articulatum* Burm. f.	桑寄生科
	椆树桑寄生	*Loranthus delavayi* Van Tiegh.	桑寄生科
	枫香槲寄生	*Viscum liquidambaricola* Hayata	桑寄生科
	槲寄生	*Viscum coloratum* (Kom.) Nakai	桑寄生科
	华中桑寄生	*Loranthus pseudo*—odoratus Lingelsh.	桑寄生科
	栗寄生	*Korthalsella japonica* (Thunb.) Engl.	桑寄生科
	毛叶钝果寄生	*Taxillus nigrans* (Hance) Danser	桑寄生科
	桑寄生	*Taxillus sutchuenensis* (Lecomte) Danser	桑寄生科
	锈毛钝果寄生	*Taxillus levinei* (Merr.) H. S. Kiu	桑寄生科
	宝兴马兜铃	*Aristolochia moupinensis* Franch. Aristolochia jinshanensis Z. L. Yang et S. X. Tan	马兜铃科
	北马兜铃	*Aristolochia contorta* Bunge	马兜铃科
	川北细辛	*Asarum chinense* Franch.	马兜铃科
	川滇细辛	*Asarum delavayi* Franch.	马兜铃科
	大花细辛	*Asarum macranthum* Hook. f.	马兜铃科
	大叶马蹄香	*Asarum maximum* Hemsl.	马兜铃科
	单叶细辛	*Asarum himalaicum* Hook. f. et Thomas. ex Klotzsch.	马兜铃科
	杜衡	*Asarum forbesii* Maxim.	马兜铃科
	短尾细辛	*Asarum caudigerellum* C. Y. Cheng et C. S. Yang	马兜铃科
	管花马兜铃	*Aristolochia tubiflora* Dunn	马兜铃科
	贯叶马兜铃	*Aristolochia delavayi* Franch.	马兜铃科
	广防己	*Aristolochia fangchi* Y. C. Wu	马兜铃科
	广西马兜铃	*Aristolochia kwangsiensis* Chun et How ex C. F. Liang	马兜铃科

续表

分类	植物名称	学名	所隶属科
	葫芦叶马兜铃	*Aristolochia cucurbitoides* C. F. Liang	马兜铃科
	华细辛	*Asarum sieboldii* Miq.	马兜铃科
	金耳环	*Asarum insigne* Diels	马兜铃科
	马兜铃	*Aristolochia debilis* Sieb. et Zucc.	马兜铃科
	马蹄香	*Saruma henryi* Oliv.	马兜铃科
	木通马兜铃	*Aristolochia manshuriensis* Kom.	马兜铃科
	偏花马兜铃	*Aristolochia obliqua* S. M. Hwang	马兜铃科
	祁阳细辛	*Asarum magnificum* Tsiang ex C. Y. Cheng	马兜铃科
	青城细辛	*Asarum splendens*（Maekawa）C. Y. Cheng et C. S. Yang	马兜铃科
	双叶细辛	*Asarum caulescens* Maxim.	马兜铃科
	铜钱细辛	*Asarum debile* Franch.	马兜铃科
	尾花细辛	*Asarum caudigerum* Hance	马兜铃科
	小叶马蹄香	*Asarum ichangense* C. Y. Cheng et C. S. Yang	马兜铃科
	寻骨风	*Aristolochia mollissima* Hance	马兜铃科
	异叶马兜铃	*Aristolochia kaempferi* Willd. f. heterophylla（Hemsl.）S. M. Hwang	马兜铃科
	长毛细辛	*Asarum pulchellum* Hemsl.	马兜铃科
	长叶马兜铃	*Aristolochia championii* Merr. et Chun；Aristolochia compressicaulis Z. L. Yang	马兜铃科
	红冬蛇菰	*Balanophora harlandii* Hook. f.	蛇菰科
	日本蛇菰	*Balanophora japonica* Makino	蛇菰科
	疏花蛇菰	*Balanophora laxiflora* Hemsl.	蛇菰科
	穗花蛇菰	*Balanophora spicata* Hayata	蛇菰科
	筒鞘蛇菰	*Balanophora involucrata* Hook. f.	蛇菰科
	宜昌蛇菰	*Balanophora henryi* Hemsl.	蛇菰科
	巴天酸模	*Rumex patientia* L.	蓼科
	白花蓼	*Polygonum coriarium* Grig.	蓼科
	抱茎蓼	*Polygonum amplexicaule* D. Don	蓼科
	萹蓄	*Polygonum aviculare* L.	蓼科
	萹蓄（原变种）	*Polygonum aviculare* L. var. aviculare	蓼科
	蚕茧草	*Polygonum japonicum* Meissn.	蓼科
	蚕茧草（原变种）	*Polygonum japonicum* Meisn. var. japonicum	蓼科
	草血竭	*Polygonum paleaceum* wall. ex Hook. f.	蓼科
	齿翅蓼	*Fallopia dentatoalata*（F. Schmidt）Holub	蓼科

续表

分类	植物名称	学名	所隶属科
	齿果酸模	*Rumex dentatus* L.	蓼科
	赤胫散	*Polygonum runcinatum* Buch. —Ham. ex D. Don var. sinense Hemsl.	蓼科
	春蓼	*Polygonum persicaria* L.	蓼科
	刺蓼	*Polygonum senticosum* (Meissn.) Franch. et Sav.	蓼科
	刺酸模	*Rumex maritimus* L.	蓼科
	丛枝蓼	*Polygonum posumbu* Buch. —Ham. ex D. Don	蓼科
	大花蓼	*Polygonum japonicum* Meisner	蓼科
	大箭叶蓼	*Polygonum darrisii* Lévl	蓼科
	钝叶酸模	*Rumex obtusifolius* L.	蓼科
	二歧蓼	*Polygonum dichotomum* Blume	蓼科
	伏毛蓼	*Polygonum pubescens* Bl.	蓼科
	杠板归	*Polygonum perfoliatum* L.	蓼科
	光蓼	*Polygonum glabrum* Willd.	蓼科
	何首乌	*Polygonum multiflorum* Thunb.	蓼科
	何首乌(原变种)	*Fallopia multiflora* (Thunb.) Haraldson var. multiflora	蓼科
	红蓼	*Polygonum orientale* L.	蓼科
	虎杖	*Polygonum cuspidatum* Sieb. et Zucc.	蓼科
	火炭母	*Polygonum chinense* L.	蓼科
	鸡爪大黄	*Rheum tanguticum* Maxim. ex Balf.	蓼科
	戟叶蓼	*Polygonum thunbergii* Sieb. et Zucc.	蓼科
	箭叶蓼	*Polygonum sieboldii* Meissn.	蓼科
	金荞麦	*Fagopyrum dibotrys* (D. Don) Hara	蓼科
	金线草	*Antenoron filiforme* (Thunb.) Roberty et Vautier	蓼科
	卷茎蓼	*Fallopia convolvulus* (Linnaeus) A. Love	蓼科
	苦荞麦	*Fagopyrum tataricum* (L.) Gaertn.	蓼科
	蓼子草	*Polygonum criopolitanum* Hance	蓼科
	毛蓼	*Polygonum barbatum* L.	蓼科
	毛脉蓼	*Fallopia multiflora* var. ciliinervis (Nakai) Yonekura & H. Ohashi	蓼科
	尼泊尔蓼	*Polygonum nepalense* Meisner	蓼科
	尼泊尔酸模	*Rumex nepalensis* Spreng.	蓼科
	荞麦	*Fagopyrum esculentum* Moench	蓼科
	拳参	*Polygonum bistorta* L.	蓼科
	柔茎蓼	*Polygonum tenellum* H. Lév. var. micranthum (Meisn.) C. Y. Wu	蓼科

续表

分类	植物名称	学名	所隶属科
	疏蓼	*Polygonum praetermissum* Hook. f.	蓼科
	水蓼	*Polygonum hydropiper* L.	蓼科
	水生酸模	*Rumex aquaticus* L.	蓼科
	松林蓼	*Polygonum pinetorum* Hemsl.	蓼科
	酸模	*Rumex acetosa* L.	蓼科
	酸模叶蓼	*Polygonum lapathifolium* L.	蓼科
	酸模叶蓼（原变种）	*Polygonum lapathifolium* L. var. lapathifolium	蓼科
	太平洋蓼	*Polygonum pacificum* V. Petrov ex Kom.	蓼科
	头花蓼	*Polygonum capitatum* Buch. —Ham. ex D. Don	蓼科
	稀花蓼	*Polygonum dissitiflorum* Hemsl.	蓼科
	习见蓼	*Polygonum plebeium* R. Br.	蓼科
	细柄野荞麦	*Fagopyrum gracilipes*（Hemsl.）Dammer ex Diels	蓼科
	细叶蓼	*Polygonum taquetii* H. Lév.	蓼科
	香蓼	*Polygonum viscosum* Buch. —Ham. ex D. Don	蓼科
	小蓼花	*Polygonum muricatum* Meissn.	蓼科
	小酸模	*Rumex acetosella* L.	蓼科
	小头蓼	*Polygonum microcephalum* D. Don	蓼科
	小野荞麦	*Fagopyrum leptopodum*（Diels）Hedberg	蓼科
	羊蹄	*Rumex japonicus* Houtt.	蓼科
	药用大黄	*Rheum officinale* Baill.	蓼科
	翼蓼	*Pteroxygonum giraldii* Dammer & Diels	蓼科
	愉悦蓼	*Polygonum jucundum* Meissn.	蓼科
	羽叶蓼	*Polygonum runcinatum* Buch. —Ham. ex D. Don	蓼科
	圆基长鬃蓼	*Polygonum longisetum* Bruijn var. rotundatum A. J. Li	蓼科
	圆穗蓼	*Polygonum macrophyllum* D. Don	蓼科
	粘蓼	*Polygonum viscoferum* Mak.	蓼科
	长柄野荞麦	*Fagopyrum statice*（H. Lév.）H. Gross	蓼科
	长刺酸模	*Rumex trisetifer* Stokes	蓼科
	长戟叶蓼	*Polygonum maackianum* Regel	蓼科
	长箭叶蓼	*Polygonum hastatosagittata*（Makino）	蓼科
	长鬃蓼	*Polygonum longisetum* De Bruyn	蓼科
	掌叶大黄	*Rheum palmatum* L.	蓼科
	掌叶蓼	*Polygonum palmatum* Dunn	蓼科

续表

分类	植物名称	学名	所隶属科
	支柱蓼	*Polygonum suffultum* Maxim.	蓼科
	中华抱茎蓼	*Polygonum amplexicaule* D. Don var. sinense Forb. et Hemsl.	蓼科
	中亚酸模	*Rumex popovii* Pachom.	蓼科
	皱叶酸模	*Rumex crispus* L.	蓼科
	珠芽蓼	*Polygonum viviparum* L.	蓼科
	菠菜	*Spinacia oleracea* L.	藜科
	刺藜	*Chenopodium aristatum* L.	藜科
	地肤	*Kochia scoparia* (L.) Schrad.	藜科
	地肤(原变种)	*Kochia scoparia* (L.) Schrad. var. scoparia	藜科
	灰绿叉毛蓬	*Petrosimonia glaucescens* (Bunge) Iljin	藜科
	灰绿藜	*Chenopodium glaucum* L.	藜科
	尖头叶藜	*Chenopodium acuminatum* Willd.	藜科
	角果碱蓬	*Suaeda corniculata* (C. A. Mey.) Bunge	藜科
	菊叶香藜	*Chenopodium foetidum* Schrad.	藜科
	藜	*Chenopodium album* L.	藜科
	千针苋	*Acroglochin persicarioides* (Poir.) Moq.	藜科
	土荆芥	*Chenopodium ambrosioides* L.	藜科
	细穗藜	*Chenopodium gracilispicum* Kung	藜科
	小藜	*Chenopodium serotinum* L.	藜科
	杖藜	*Chenopodium giganteum* D. Don	藜科
	凹头苋	*Amaranthus lividus* L.	苋科
	川牛膝	*Cyathula officinalis* Kuan	苋科
	刺苋	*Amaranthus spinosus* L.	苋科
	钝叶土牛膝	*Achyranthes aspera* L. var. indica L.	苋科
	繁穗苋	*Amaranthus paniculatus* L.	苋科
	反枝苋	*Amaranthus retroflexus* L.	苋科
	红牛膝	*Alternanthera brasiliana* (L.) Kuntze	苋科
	鸡冠花	*Celosia cristata* L.	苋科
	锦绣苋	*Alternanthera bettzickiana* (Regel) Nichols.	苋科
	老鸦谷	*Amaranthus cruentus* L.	苋科
	莲子草	*Alternanthera sessilis* (L.) DC.	苋科
	柳叶牛膝	*Achyranthes longifolia* (Makino) Makino	苋科
	柳叶牛膝(原变型)	*Achyranthes longifolia* (Makino) Makino form. longifolia	苋科

续表

分类	植物名称	学名	所隶属科
	绿穗苋	*Amaranthus hybridus* L.	苋科
	牛膝	*Achyranthes bidentata* Blume.	苋科
	牛膝（原变型）	*Achyranthes bidentata* Blume var. bidentata	苋科
	千日红	*Gomphrena globosa* L.	苋科
	千穗谷	*Amaranthus hypochondriacus* L.	苋科
	青葙	*Celosia argentea* L.	苋科
	少毛牛膝	*Achyranthes bidentata* Blume var. japonica Miq.	苋科
	头花杯苋	*Cyathula capitata* Moq.	苋科
	土牛膝	*Achyranthes aspera* L.	苋科
	尾穗苋	*Amaranthus caudatus* L.	苋科
	喜旱莲子草	*Alternanthera philoxeroides* (Mart.) griseb.	苋科
	苋	*Amaranthus tricolor* L.	苋科
	皱果苋	*Amaranthus viridis* L.	苋科
	光叶子花	*Bougainvillea glabra* Choisy	紫茉莉科
	叶子花	*Bougainvillea spectabilis* Willd.	紫茉莉科
	紫茉莉	*Mirabilis jalapa* L.	紫茉莉科
	垂序商陆	*Phytolacca americana* L.	商陆科
	日本商陆	*Phytolacca japonica* Makino	商陆科
	商陆	*Phytolacca acinosa* Roxb.	商陆科
	心叶日中花	*Mesembryanthemum cordifolium* L. f.	番杏科
	种棱粟米草	*Mollugo verticillata* L.	番杏科
	粟米草	*Mollugo stricta* L.	番杏科*
	大花马齿苋	*Portulaca grandiflora* Hook.	马齿苋科
	马齿苋	*Portulaca oleracea* L.	马齿苋科
	毛马齿苋	*Portulaca pilosa* L.	马齿苋科
	四瓣马齿苋	*Portulaca quadrifida* L.	马齿苋科
	土人参	*Talinum paniculatum* (Jacq.) Gaertn.	马齿苋科
	落葵	*Basella alba* L.	落葵科
	落葵薯	*Anredera cordifolia* (Tenore) Van Steen	落葵科
	白鼓钉	*Polycarpaea corymbosa* (L.) Lam.	石竹科
	簇生泉卷耳	*Cerastium fontanum* subsp. vulgare (Hartman) Greuter & Burdet	石竹科
	大蔓樱草	*Silene pendula* L.	石竹科
	灯心草蚤缀	*Arenaria juncea* Bieb	石竹科

续表

分类	植物名称	学名	所隶属科
	峨眉繁缕	*Stellaria omeiensis* C. Y. Wu et Y. W. Tsui ex P. Ke	石竹科
	鹅肠菜	*Myosoton aquaticum*	石竹科
	鄂西卷耳	*Cerastium wilsonii* Takeda	石竹科
	繁缕	*Stellaria media* (L.) Cyr.	石竹科
	肥皂草	*Saponaria officinalis* L.	石竹科
	高雪轮	*Silene armeria* L.	石竹科
	狗筋蔓	*Cucubalus baccifer* L.	石竹科
	孩儿参	*Pseudostellaria heterophylla* (Miq.) Pax	石竹科
	禾叶繁缕	*Stellaria graminea* L.	石竹科
	鹤草	*Silene fortunei* Vis.	石竹科
	湖北蝇子草	*Silene hupehensis* C. L. Tang	石竹科
	鸡肠繁缕	*Stellaria neglecta* Weihe	石竹科
	坚硬女娄菜	*Silene firma* Siebold & Zucc.	石竹科
	剪春罗	*Lychnis coronata* Thunb.	石竹科
	剪红纱花	*Lychnis senno* Sieb. et Zucc.	石竹科
	剪秋罗	*Lychnis fulgens* Fisch.	石竹科
	老牛筋	*Arenaria juncea* M. Bieb.	石竹科
	麦蓝菜	*Vaccaria segetalis* (Neck.) Garcke	石竹科
	麦仙翁	*Agrostemma githago* L.	石竹科
	蔓孩儿参	*Pseudostellaria davidii* (Franch.) Pax	石竹科
	毛蕊卷耳	*Cerastium pauciflorum* Stev. ex ser. var. oxalidiflorum (Makino) Ohwi	石竹科
	女娄菜	*Silene aprica* Turcz. ex Fisch. et Mey.	石竹科
	漆姑草	*Sagina japonica* (Sw.) Ohwi	石竹科
	箐姑草	*Stellaria vestita* Kurz	石竹科
	球序卷耳	*Cerastium glomeratum* Thuill.	石竹科
	瞿麦	*Dianthus superbus* L.	石竹科
	雀舌草	*Stellaria alsine* Grimm.	石竹科
	石生蝇子草	*Silene tatarinowii* Regel	石竹科
	石竹	*Dianthus chinensis* L.	石竹科
	巫山繁缕	*Stellaria wushanensis* Williams	石竹科
	无心菜	*Arenaria serpyllifolia* L.	石竹科
	细叶孩儿参	*Pseudostellaria sylvatica* (Maxim.) Pax	石竹科
	小无心菜	*Arenaria juncea* Bieb. var. abbreviata Kitag.	石竹科

续表

分类	植物名称	学名	所隶属科
	须苞石竹	*Dianthus barbatus* L.	石竹科
	须弥孩儿参	*Pseudostellaria himalaica* (Franch.) Pax	石竹科
	岩生繁缕	*Stellaria petraea* Bunge	石竹科
	银柴胡	*Stellaria dichotoma* L. var. lanceolata Bunge	石竹科
	蝇子草	*Silene gallica* L.	石竹科
	蚤缀	*Arenaria serphyllifolia* L.	石竹科
	长蕊石头花	*Gypsophila oldhamiana* Miq.	石竹科
	沼生繁缕	*Stellaria palustris* Ehrh. ex Retz.	石竹科
	中国繁缕	*Stellaria chinensis* Regel	石竹科
	莼菜	*Brasenia schreberi* J. F. Gmel.	睡莲科
	莲	*Nelumbo nucifera* Gaertn.	睡莲科
	萍蓬草	*Nuphar pumila* (Timm) DC.	睡莲科
	芡	*Euryale ferox* Salisb. ex Konig & Sims	睡莲科
	芡实	*Euryale ferox* Salisb. ex K. D. Koenig & Sims	睡莲科
	睡莲	*Nymphaea tetragona* Georgi	睡莲科
	雪白睡莲	*Nymphaea candida* C. Presl	睡莲科
	金鱼藻	*Ceratophyllum demersum* L.	金鱼藻科
	连香树	*Cercidiphyllum japonicum* Sieb. et Zucc.	连香树科
	阿尔泰银莲花	*Anemone altaica* Fisch. ex C. A. Mey.	毛茛科
	矮毛茛	*Ranunculus pseudopygmaeus* Hand. —Mazz.	毛茛科
	巴山铁线莲	*Clematis kirilowii* Maxim. var. pashanensis M. C. Chang	毛茛科
	白头翁	*Pulsatilla chinensis* (Bunge) Regelo	毛茛科
	瓣蕊唐松草	*Thalictrum petaloideum* L.	毛茛科
	北乌头	*Aconitum kusnezoffii* Reichb.	毛茛科
	草玉梅	*Anemone rivularis* Buch. —Ham. ex DC.	毛茛科
	川鄂唐松草	*Thalictrum osmundifolium* Finet & Gagnep.	毛茛科
	川鄂乌头	*Aconitum henryi* Pritz.	毛茛科
	川鄂獐耳细辛	*Hepatica henryi* (Oliv.) Steward	毛茛科
	川陕翠雀花	*Delphinium henryi* Franch.	毛茛科
	刺果毛茛	*Ranunculus muricatus* L.	毛茛科
	粗齿铁线莲	*Clematis argentilucida* (Lévl. et Vant.) W. T. Wang	毛茛科
	粗壮唐松草	*Thalictrum robustum* Maxim.	毛茛科
	翠雀	*Delphinium grandiflorum* L.	毛茛科

续表

分类	植物名称	学名	所隶属科
	打破碗花花	*Anemone hupehensis* (Lemoine) Lemoine.	毛茛科
	大花还亮草	*Delphinium anthriscifolium* Hance var. majus Pamp.	毛茛科
	大花威灵仙	*Clematis courtoisii* Hand. —Mazz.	毛茛科
	大火草	*Anemone tomentosa* (Maxim.) Pei	毛茛科
	大叶唐松草	*Thalictrum faberi* Ulbr.	毛茛科
	大叶铁线莲	*Clematis heracleifolia* DC.	毛茛科
	单穗升麻	*Cimicifuga simplex* Wormsk.	毛茛科
	单叶升麻	*Beesia calthaefolia* (Maxim.) Ulbr.	毛茛科
	单叶铁线莲	*Clematis henryi* Oliv.	毛茛科
	等叶花葶乌头	*Aconitum scaposum* Franch. var. hupehanum Rapaics	毛茛科
	滇川银莲花	*Anemone delavayi* Franch.	毛茛科
	滇南草乌	*Aconitum austroyunnanense* W. T. Wang	毛茛科
	东亚唐松草	*Thalictrum minus* L. var. hypoleucum (Siebold & Zucc.) Miq.	毛茛科
	短萼黄连	*Coptis chinensis* Franch. var. brevisepala W. T. Wang et Hsiao	毛茛科
	短梗箭头唐松草	*Thalictrum simplex* L. var. brevipes H. Hara	毛茛科
	短尾铁线莲	*Clematis brevicaudata* DC.	毛茛科
	钝齿铁线莲	*Clematis apiifolia* DC. var. obtusidentata Rehder & E. H. Wilson	毛茛科
	钝萼铁线莲	*Clematis peterae* Hand. —Mazz.	毛茛科
	盾叶唐松草	*Thalictrum ichangense* Lecoy. ex Oliv.	毛茛科
	多果鸡爪草	*Calathodes unciformis* W.T.Wang	毛茛科
	多花乌头	*Aconitum polyanthum* (Finet et Gagnep.) Hand. —Mazz.	毛茛科
	鹅掌草	*Anemone flaccida* Fr. Schmidt	毛茛科
	飞燕草	*Consolida ajacis* (L.) Schur.	毛茛科
	伏毛铁棒锤	*Aconitum flavum* Hand. —Mazz.	毛茛科
	福贡铁线莲	*Clematis tsaii* W. T. Wang	毛茛科
	甘肃耧斗菜	*Aquilegia oxysepala* Trautv. et Mey. var. kansuensis Brühl	毛茛科
	赣皖乌头	*Aconitum finetianum* Hand. —Mazz.	毛茛科
	高山唐松草	*Thalictrum alpinum* L.	毛茛科
	高乌头	*Aconitum sinomontanum* Nakai	毛茛科
	钩柱唐松草	*Thalictrum uncatum* Maxim.	毛茛科
	瓜叶乌头	*Aconitum hemsleyanum* E. Pritz.	毛茛科
	光柱铁线莲	*Clematis longistyla* Hand. —Mazz.	毛茛科
	还亮草	*Delphinium anthriscifolium* Hance	毛茛科

续表

分类	植物名称	学名	所隶属科
	河南翠雀花	*Delphinium honanense* W. T. Wang	毛茛科
	褐毛铁线莲	*Clematis fusca* Turcz.	毛茛科
	黑水银莲花	*Anemone amurensis* (Korsch.) Kom.	毛茛科
	湖北铁线莲	*Clematis hupehensis* Hemsl. & E. H. Wilson	毛茛科
	花葶乌头	*Aconitum scaposum* Franch.	毛茛科
	华北耧斗菜	*Aquilegia yabeana* Kitag.	毛茛科
	华东唐松草	*Thalictrum fortunei* S. Moore	毛茛科
	黄连	*Coptis chinensis* Franch.	毛茛科
	茴茴蒜	*Ranunculus chinensis* Bunge	毛茛科
	鸡爪草	*Calathodes oxycarpa* Sprague	毛茛科
	尖叶唐松草	*Thalictrum acutifolium* (Hand. —Mazz.) Boivin	毛茛科
	箭头唐松草	*Thalictrum simplex* L.	毛茛科
	金佛铁线莲	*Clematis gratopsis* W. T. Wang	毛茛科
	聚叶花葶乌头	*Aconitum scaposum* Franch. var. vaginatum (E. Pritz.) Rapaics	毛茛科
	康定翠雀花	*Delphinium tatsienense* Franch.	毛茛科
	辣蓼铁线莲	*Clematis terniflora* DC. var. mandshurica (Rupr.) Ohwi	毛茛科
	类叶升麻	*Actaea asiatica* Hara	毛茛科
	裂苞鹅掌草	*Anemone flaccida* F. Schmidt var. hofengensis Wuzhi	毛茛科
	耧斗菜	*Aquilegia viridiflora* Pall.	毛茛科
	卵瓣还亮草	*Delphinium anthriscifolium* Hance var. calleryi (Franch.) Finet et Gagnep.	毛茛科
	驴蹄草	*Caltha palustris* L.	毛茛科
	毛萼铁线莲	*Clematis hancockiana* Maxim.	毛茛科
	毛茛	*Ranunculus japonicus* Thunb.	毛茛科
	毛茎翠雀花	*Delphinium hirticaule* Franch.	毛茛科
	毛蕊铁线莲	*Clematis lasiandra* Maxim.	毛茛科
	毛叶威灵仙	*Clematis chinensis* Osbeck f. vestita Rehd.	毛茛科
	美丽毛茛	*Ranunculus pulchellus* C. A. Mey.	毛茛科
	女萎	*Clematis apiifolia* DC.	毛茛科
	黔川乌头	*Aconitum cavaleriei* Lévl. et Vant.	毛茛科
	秦岭翠雀花	*Delphinium giraldii* Diels	毛茛科
	秦岭耧斗菜	*Aquilegia incurvata* Hsiao	毛茛科
	秦岭铁线莲	*Clematis obscura* Maxim.	毛茛科
	秦岭乌头	*Aconitum lioui* W. T. Wang	毛茛科

续表

分类	植物名称	学名	所隶属科
	秋牡丹	*Anemone hupehensis* var. japonica (Thunb.) Bowles et Stearn	毛茛科
	曲柄铁线莲	*Clematis repens* Finet et Gagnep.	毛茛科
	全裂翠雀花	*Delphinium trisectum* W. T. Wang	毛茛科
	人字果	*Dichocarpum sutchuenense* (Franch.) W. T. Wang et Hsiao	毛茛科
	山木通	*Clematis finetiana* Lévl. et Vant.	毛茛科
	升麻	*Cimicifuga foetida* L.	毛茛科
	石龙芮	*Ranunculus sceleratus* L.	毛茛科
	疏序唐松草	*Thalictrum laxum* Ulbr.	毛茛科
	蜀侧金盏花	*Adonis sutchuenensis* Franch.	毛茛科
	太行铁线莲	*Clematis kirilowii* Maxim.	毛茛科
	唐松草	*Thalictrum aquilegiifolium* L. var. sibiricum Regel & Tiling	毛茛科
	天葵	*Semiaquilegia adoxoides* (DC.) Makino	毛茛科
	铁筷子	*Helleborus thibetanus* Franch.	毛茛科
	铁破锣	*Beesia calthifolia* (Maxim. ex Oliv.) Ulbr.	毛茛科
	铁线莲	*Clematis florida* Thunb.	毛茛科
	弯柱唐松草	*Thalictrum uncinulatum* Franch.	毛茛科
	晚花绣球藤	*Clematis montana* var. wilsonii Sprague	毛茛科
	威灵仙	*Clematis chinensis* Osbeck	毛茛科
	尾囊草	*Urophysa henryi* (Oliv.) Ulbr.	毛茛科
	尾叶铁线莲	*Clematis urophylla* Franch.	毛茛科
	乌头	*Aconitum carmichaelii* Debx.	毛茛科
	无距耧斗菜	*Aquilegia ecalcarata* Maxim.	毛茛科
	五裂黄连	*Coptis quinquesecta* W. T. Wang	毛茛科
	五叶铁线莲	*Clematis quinquefoliolata* Hutch.	毛茛科
	西南毛茛	*Ranunculus ficariifolius* H. Lév. & Vaniot	毛茛科
	西南唐松草	*Thalictrum fargesii* Franch. ex Finet et Gagnep.	毛茛科
	狭盔高乌头	*Aconitum sinomontanum* Nakai var. angustius W. T. Wang	毛茛科
	小果唐松草	*Thalictrum microgynum* Lecoy. ex Oliv.	毛茛科
	小毛茛	*Ranunculus ternatus* Thunb.	毛茛科
	小木通	*Clematis armandii* Franch.	毛茛科
	小升麻	*Cimicifuga acerina* (Sieb. et Zucc.) Tanaka	毛茛科
	小蓑衣藤	*Clematis gouriana* Roxb. ex DC.	毛茛科
	星果草	*Asteropyrum peltatum* (Franch.) Drumm. et Hutch.	毛茛科

续表

分类	植物名称	学名	所隶属科
	兴安升麻	*Cimicifuga dahurica* (Turcz.) Maxim.	毛茛科
	绣球藤	*Clematis montana* Buch. —Ham. ex DC.	毛茛科
	锈毛铁线莲	*Clematis leschenaultiana* DC.	毛茛科
	须蕊铁线莲	*Clematis pogonandra* Maxim.	毛茛科
	扬子毛茛	*Ranunculus sieboldii* Miq.	毛茛科
	扬子铁线莲	*Clematis ganpiniana* (H. Lév. & Vaniot) Tamura	毛茛科
	野棉花	*Anemone vitifolia* Buch. —Ham.	毛茛科
	银莲花	*Anemone cathayensis* Kitag.	毛茛科
	禺毛茛	*Ranunculus cantoniensis* DC.	毛茛科
	圆锥铁线莲	*Clematis terniflora* DC.	毛茛科
	獐耳细辛	*Hepatica nobilis* Schreb. var. asiatica (Nakai) Hara	毛茛科
	长柄唐松草	*Thalictrum przewalskii* Maxim.	毛茛科
	长喙唐松草	*Thalictrum macrorhynchum* Franch.	毛茛科
	爪哇唐松草	*Thalictrum javanicum* Bl.	毛茛科
	珠芽唐松草	*Thalictrum chelidonii* DC.	毛茛科
	柱果铁线莲	*Clematis uncinata* Champ. ex Benth.	毛茛科
	紫乌头	*Aconitum episcopale* Lévl.	毛茛科
	纵肋人字果	*Dichocarpum fargesii* (Franch.) W. T. Wang et Hsiao	毛茛科
	草芍药	*Paeonia obovata* Maxim.	毛茛科*
	川赤芍	*Paeonia veitchii* Lynch	毛茛科*
	块根芍药	*Paeonia anomala* L. var. intermedia (C. A. Mey. ex Ledeb.) O. Fedtsch. & B. Fedtsch.	毛茛科*
	牡丹	*Paeonia suffruticosa* Andr.	毛茛科*
	芍药	*Paeonia lactiflora* Pall.	毛茛科*
	紫斑牡丹	*Paeonia suffruticosa* Andrews var. papaveracea (Andrews) Kerner	毛茛科*
	八月瓜	*Holboellia latifolia* Wall.	木通科
	白木通	*Akebia trifoliata* (Thunb.) Koidz. subsp. australis (Diels) T. Shimizu	木通科
	串果藤	*Sinofranchetia chinensis* (Franch.) Hemsl.	木通科
	钝药野木瓜	*Stauntonia leucantha* Diels ex Y. C. Wu	木通科
	猫儿尿	*Decaisnea insignis* (Griff.) Hook. f. et Thoms.	木通科
	猫儿屎	*Decaisnea insignis* (Griff.) Hook. f. et Thoms.	木通科
	木通	*Akebia quinata* (Houtt.) Decne.	木通科
	牛姆瓜	*Holboellia grandiflora* Réaub.	木通科

续表

分类	植物名称	学名	所隶属科
	三叶木通	*Akebia trifoliata* (Thunb.) Koidz.	木通科
	三叶木通(原亚种)	*Akebia trifoliata* (Thunb.) Koidz. subsp. trifoliata	木通科
	尾叶那藤(亚种)	*Stauntonia obovatifoliola* Hayata subsp. urophylla (Hand. —Mazz.) H. N. Qin	木通科
	尾叶那藤	*Stauntonia hexaphylla* (Thunb.) Decne. f. urophylla Hand. —Mazz.	木通科
	五月瓜藤	*Holboellia angustifolia* Wall. _	木通科
	线叶八月瓜	*Holboellia linearifolia* (T. Chen & H. N. Qin) T. Chen.	木通科
	小花鹰爪枫	*Holboellia parviflora* (Hemsl.) Gagn.	木通科
	野木瓜	*Stauntonia chinensis* DC.	木通科
	鹰爪枫	*Holboellia coriacea* Diels	木通科
	大血藤	*Sargentodoxa cuneata* (Oliv.) Rehd. et Wils.	木通科*
	安坪十大功劳	*Mahonia eurybracteata* subsp. ganpinensis (Lévl.) T. S. Ying et Boufford _Mahonia ganpinensis (Lévl.)	小檗科
	八角莲	*Dysosma versipellis* (Hance) M. Cheng	小檗科
	宝兴淫羊藿	*Epimedium davidii* Franch.	小檗科
	川八角莲	*Dysosma veitchii* (Hemsl. et Wils.) Fu ex Ying	小檗科
	川鄂小檗	*Berberis henryana* Schneid.	小檗科
	川鄂淫羊藿	*Epimedium fargesii* Franch.	小檗科
	刺齿十大功劳	*Mahonia setosa* Gagnep.	小檗科
	刺黑珠	*Berberis sargentiana* Schneid.	小檗科
	刺黄连	*Mahonia gracilipes* (Oliv.) Fedde var. epruinosa Ying	小檗科
	粗毛淫羊藿	*Epimedium acuminatum* Franch.	小檗科
	单花小檗	*Berberis candidula* Schneid.	小檗科
	短柄小檗	*Berberis brachypoda* Maxim.	小檗科
	堆花小檗	*Berberis aggregata* C. K. Schneid.	小檗科
	鄂西十大功劳	*Mahonia decipiens* Schneid.	小檗科
	恩施淫羊藿	*Epimedium enshiense* B. L. Guo & P. G. Xiao	小檗科
	贵州八角莲	*Dysosma majorensis* (Gagnepain) M.Hiroe	小檗科
	豪猪刺	*Berberis julianae* Schneid.	小檗科
	红毛七	*Caulophyllum robustum* Maxim.	小檗科
	湖北小檗(原变种)	*Berberis gagnepainii* C. K. Schneid. var. gagnepainii	小檗科
	湖南淫羊藿	*Epimedium hunanense* (Hand. —Mazz.) Hand. —Mazz.	小檗科

续表

分类	植物名称	学名	所隶属科
	华西小檗	*Berberis silva*—taroucana Schneid.	小檗科
	黄芦木	*Berberis amurensis* Rupr.	小檗科
	假豪猪刺	*Berberis soulieana* Schneid	小檗科
	箭叶淫羊藿	*Epimedium sagittatum* (Sieb. et Zucc.) Maxim.	小檗科
	金花小檗	*Berberis wilsonae* Hemsl. et Wils.	小檗科
	宽苞十大功劳	*Mahonia eurybracteata* Fedde	小檗科
	阔叶十大功劳	*Mahonia bealei* (Fort.) Carr.	小檗科
	亮叶十大功劳	*Mahonia nitens* C. K. Schneid.	小檗科
	六角莲	*Dysosma pleiantha* (Hance) Woods.	小檗科
	庐山小檗	*Berberis virgetorum* Schneid.	小檗科
	芒齿小檗	*Berberis triacanthophora* Fedde	小檗科
	木鱼坪淫羊藿	*Epimedium franchetii* Stearn	小檗科
	南川小檗	*Berberis fallaciosa* C. K. Schneid.	小檗科
	南方山荷叶	*Diphylleia sinensis* H. L. Li;Diphylleia grayi Fr. Schmidt	小檗科
	南天竹	*Nandina domestica* Thunb.	小檗科
	拟豪猪刺	*Berberis soulieana* Schneid.	小檗科
	黔岭淫羊藿	*Epimedium leptorrhizum* Stearn	小檗科
	秦岭小檗	*Berberis circumserrata* (Schneid.) Schneid.	小檗科
	日本小檗	*Berberis thunbergii* DC.	小檗科
	柔毛淫羊藿	*Epimedium pubescens* Maxim.	小檗科
	三枝九叶草	*Epimedium sagittatum* (Sieb. & Zucc.) Maxim. var. sagittatum	小檗科
	少齿小檗	*Berberis potaninii* Maxim.	小檗科
	匙叶小檗	*Berberis vernae* Schneid.	小檗科
	四川羊藿	*Epimedium sutchuenense* Franch.	小檗科
	台湾十大功劳	*Mahonia japonica* (Thunb.) DC.	小檗科
	桃儿七	*Sinopodophyllum hexandrum* (Royle) Ying	小檗科
	天平山淫羊藿	*Epimedium myrianthum* Stearn	小檗科
	巫山淫羊藿	*Epimedium wushanense* Ying	小檗科
	细梗十大功劳	*Mahonia gracilipes* (Oliv.) Fedde	小檗科
	细叶十大功劳	*Mahonia fortunei* (Lindl.) Fedde	小檗科
	细叶小檗	*Berberis poiretii* Schneid.	小檗科
	鲜黄小檗	*Berberis diaphana* Maxim.	小檗科

续表

分类	植物名称	学名	所隶属科
	小八角莲	*Dysosma difformis* (Hemsl. et Wils.) T. H. Wang ex Ying	小檗科
	小叶十大功劳	*Mahonia microphylla* Ying & G. R. Long	小檗科
	兴山小檗	*Berberis silvicola* C. K. Schneid.	小檗科
	淫羊藿	*Epimedium brevicornu* Maxim.	小檗科
	长阳十大功劳	*Mahonia sheridaniana* Schneid. ; Mahonia fargesii Takeda	小檗科
	镇坪淫羊藿	*Epimedium ilicifolium* Stearn	小檗科
	直距淫羊藿	*Epimedium mikinorii* Stearn	小檗科
	竹山淫羊藿	*Epimedium zhushanense* K. F. Wu & S. X. Qian	小檗科
	蝙蝠葛	*Menispermum dauricum* DC.	防己科
	草质千金藤	*Stephania herbacea* Gagnep.	防己科
	秤钩风	*Diploclisia affinis* (Oliv.) Diels	防己科
	粉防己	*Stephania tetrandra* S. Moore	防己科
	风龙	*Sinomenium acutum* (Thunb.) Rehd. & E. H. Wils.	防己科
	黄叶地不容	*Stephania viridiflavens* H. S. Lo et H. M. Yang	防己科
	江南地不容	*Stephania excentrica* H. S. Lo	防己科
	金果榄	*Tinospora capillipes* Gagnep.	防己科
	金线吊乌龟	*Stephania cephalantha* Hayata	防己科
	轮环藤	*Cyclea racemosa* Oliv.	防己科
	毛木防己	*Cocculus orbiculatus* (L.) DC. var. mollis (Wall. ex Hook. f. et Thoms.) Hara	防己科
	毛青藤	*Sinomenium acutum* (Thunb.) Rehd. et Wils. var. cinereum Rehd. et Wils.	防己科
	木防己	*Cocculus orbiculatus* (L.) DC.	防己科
	千金藤	*Stephania japonica* (Thunb.) Miers	防己科
	青牛胆	*Tinospora sagittata* (Oliv.) Gagnep.	防己科
	青藤	*Sinomenium acutum* (Thunb.) Rehd. et Wils.	防己科
	桐叶千金藤	*Stephania hernandifolia* (Willd.) Walp.	防己科
	细圆藤	*Pericampylus glaucus* (Lam.) Merr.	防己科
	凹叶厚朴	*Magnolia officinalis* Rehd. et Wils. var. biloba Rehd. et Wils.	木兰科
	凹叶木兰	*Magnolia sargentiana* Rehd. et Wils.	木兰科
	巴东木莲	*Manglietia patungensis* Hu	木兰科
	白兰	*Michelia alba* DC.	木兰科
	北美鹅掌楸	*Liriodendron tulipifera* L.	木兰科

续表

分类	植物名称	学名	所隶属科
	多花含笑	*Michelia floribunda* Finet & Gagnep.	木兰科
	多花木兰	*Magnolia multiflora* M. C. Wang & C. L. Min	木兰科
	峨眉含笑	*Michelia wilsonii* Finet & Gagnep.	木兰科
	鹅掌楸	*Liriodendron chinense* (Hemsl.) sarg.	木兰科
	二乔木兰	*Magnolia soulangeana* Soul. —Bod.	木兰科
	光叶拟单性木兰	*Parakmeria nitida* (W. W. Sm.) Y. W. Law	木兰科
	含笑花	*Michelia figo* (Lour.) Spreng.	木兰科
	荷花玉兰	*Magnolia grandiflora* L.	木兰科
	厚朴	*Magnolia officinalis* Rehd. et wils.	木兰科
	黄山木兰	*Magnolia cylindrica* E. H. Wilson	木兰科
	黄心夜合	*Michelia martinii* (H. Lév.) H. Lév.	木兰科
	绢毛木兰	*Magnolia albosericea* Chun & C. H. Tsoong	木兰科
	乐昌含笑	*Michelia chapensis* Dandy	木兰科
	罗田玉兰	*Magnolia pilocarpa* Z. Z. Zhao & Z. W. Xie	木兰科
	山玉兰	*Magnolia delavayi* Franch.	木兰科
	深山含笑	*Michelia maudiae* Dunn	木兰科
	天目木兰	*Magnolia amoena* Cheng	木兰科
	望春花	*Magnolia biondii* Pamp.	木兰科
	武当玉兰	*Magnolia sprengeri* Pamp.	木兰科
	辛夷	*Magnolia biondii* var.multialabastra	木兰科
	星花木兰	*Magnolia tomentosa* Thunb.	木兰科
	兴山五味子	*Schisandra incarnata* Stapf	木兰科
	玉兰	*Magnolia denudata* Desr.	木兰科
	云南含笑	*Michelia yunnanensis* Franch.	木兰科
	长喙厚朴	*Magnolia rostrata* W. W. Smith	木兰科
	紫玉兰	*Magnolia liliiflora* Desr.	木兰科
	黑老虎	*Kadsura coccinea* (Lem.) A. C. Smith	木兰科*
	红花五味子	*Schisandra rubriflora* (Franch.) Rehd et Wils.	木兰科*
	华中五味子	*Schisandra sphenanthera* Rehd. et Wils.	木兰科*
	金山五味子	*Schisandra glaucescens* Diels	木兰科*
	冷饭藤	*Kadsura oblongifolia* Merr.	木兰科*
	毛叶五味子	*Schisandra pubescens* Hemsl. et Wils.	木兰科*
	南五味子	*Kadsura longipedunculata* Finet et Gagnep.	木兰科*

续表

分类	植物名称	学名	所隶属科
	铁箍散	*Schisandra propinqua* (Wall.) Baill. subsp. sinensis (Oliver) R. M. K. Saunders	木兰科*
	五味子	*Schisandra chinensis* (Turcz.) Baill.	木兰科*
	狭叶南五味子	*Kadsura angustifolia* A. C. Smith	木兰科*
	异形南五味子	*Kadsura heteroclita* (Roxb.) Craib	木兰科*
	翼梗五味子	*Schisandra henryi* C. B. Clarke	木兰科*
	八角茴香	*Illicium verum* Hook. f.	木兰科**
	红毒茴	*Illicium lanceolatum* A. C. Smith	木兰科**
	红茴香	*Illicium henryi* Diels	木兰科**
	野八角	*Illicium simonsii* Maxim.	木兰科**
	薄叶润楠	*Machilus leptophylla* Hand. —Mazz.	樟科
	豹皮樟	*Litsea coreana* Lévl. var. sinensis (Allen) Yang et P. H. Huang	樟科
	檫木	*Sassafras tzumu* (Hemsl.) Hemsl.	樟科
	川钓樟	*Lindera pulcherrima* (Wall.) Benth. var. hemsleyana (Diels) H. P. Tsui	樟科
	川鄂新樟	*Neocinnamomum fargesii* (Lec.) Kosterm.	樟科
	川桂	*Cinnamomum wilsonii* Gamble	樟科
	簇叶新木姜子	*Neolitsea confertifolia* (Hemsl.) Merr.	樟科
	大果山胡椒	*Lindera praecox* (Siebold & Zucc.) Blume	樟科
	大叶楠	*Machilus kusanoi* Hayata	樟科
	大叶新木姜子	*Neolitsea levinei* Merr.	樟科
	钝叶木姜子	*Litsea veitchiana* Gamble	樟科
	黑壳楠	*Lindera megaphylla* Hemsl.	樟科
	红果黄肉楠	*Actinodaphne cupularis* (Hemsl.) Gamble	樟科
	红果山胡椒	*Lindera erythrocarpa* Makino	樟科
	红脉钓樟	*Lindera rubronervia* Gamble	樟科
	红叶木姜子	*Litsea rubescens* Lec.	樟科
	猴樟	*Cinnamomum bodinieri* Lévl.	樟科
	湖北木姜子	*Litsea hupehana* Hemsl.	樟科
	华南桂	*Cinnamomum austrosinense* Hung T. Chang	樟科
	黄丹木姜子	*Litsea elongata* (Wall. ex Nees) Benth. et Hook. f.	樟科
	江浙山胡椒	*Lindera chienii* W. C. Cheng	樟科
	绢毛木姜子	*Litsea sericea* (Nees) Hook. f.	樟科
	阔叶樟	*Cinnamomum platyphyllum* (Diels) C. K. Allen	樟科

续表

分类	植物名称	学名	所隶属科
	利川楠	*Phoebe lichuanensis* S. K. Lee	樟科
	利川润楠	*Machilus lichuanensis* W. C. Cheng	樟科
	绿叶甘橿	*Lindera fruticosa* Hemsl.	樟科
	毛山鸡椒	*Litsea cubeba* (Lour.) Pers. var. formosana (Nakai) Yen C. Yang & P. H. Huang	樟科
	毛叶木姜子	*Litsea mollis* Hemsl.	樟科
	木姜润楠	*Machilus litseifolia* S. K. Lee	樟科
	木姜子	*Litsea pungens* Hemsl.	樟科
	楠木	*Phoebe zhennan* S. Lee et F. N. Wei	樟科
	刨花润楠	*Machilus pauhoi* Kanehira	樟科
	秦岭木姜子	*Litsea tsinlingensis* Yen C. Yang & P. H. Huang	樟科
	清香木姜子	*Litsea euosma* W. W. Smith	樟科
	绒毛钓樟	*Lindera floribunda* (Allen) H. P. Tsui	樟科
	绒毛山胡椒	*Lindera nacusua* (D. Don) Merr.	樟科
	绒叶木姜子	*Litsea wilsonii* Gamble	樟科
	肉桂	*Cinnamomum cassia* Presl.	樟科
	润楠叶木姜子	*Litsea machiloides* Yen C. Yang & P. H. Huang	樟科
	三桠乌药	*Lindera obtusiloba* Blume.	樟科
	山胡椒	*Lindera glauca* (Sieb. et Zucc.) Bl.	樟科
	山鸡椒	*Litsea cubeba* (Lour.) Pers.	樟科
	山橿	*Lindera reflexa* Hemsl.	樟科
	山楠	*Phoebe chinensis* Chun	樟科
	四川山胡椒	*Lindera setchuenensis* Gamble	樟科
	天全钓樟	*Lindera tienchuanensis* W. P. Fang & H. S. Kung	樟科
	天竺桂	*Cinnamomum japonicum* Sieb.	樟科
	乌药	*Lindera aggregata* (Sims) Kosterm.	樟科
	巫山新木姜子	*Neolitsea wushanica* (Chun) Merr.	樟科
	无根藤	*Cassytha filiformis* L.	樟科
	狭叶山胡椒	*Lindera angustifolia* Cheng	樟科
	香粉叶	*Lindera pulcherrima* (Nees) Hook. f. var. attenuata C. K. Allen	樟科
	香桂	*Cinnamomum subavenium* Miq.	樟科
	香叶树	*Lindera communis* Hemsl.	樟科
	香叶子	*Lindera fragrans* Oliv.	樟科

续表

分类	植物名称	学名	所隶属科
	湘楠	*Phoebe hunanensis* Hand. —Mazz.	樟科
	小果润楠	*Machilus microcarpa* Hemsl.	樟科
	新樟	*Neocinnamomum delavayi* (Lec.) Liou	樟科
	野黄桂	*Cinnamomum jensenianum* Hand. —Mazz.	樟科
	宜昌木姜子	*Litsea ichangensis* Gamble	樟科
	宜昌润楠	*Machilus ichangensis* Rehd. et wils.	樟科
	阴香	*Cinnamomum burmannii* (C. G. et Th. Nees) Bl.	樟科
	樟	*Cinnamomum camphora* (L.) Presl.	樟科
	竹叶楠	*Phoebe faberi* (Hemsl.) Chun	樟科
	白屈菜	*Chelidonium majus* L.	罂粟科
	北岭黄堇	*Corydalis fargesii* Franch.	罂粟科
	北越紫堇	*Corydalis balansae* Prain	罂粟科
	博落回	*Macleaya cordata* (Willd.) R. Br.	罂粟科
	川东紫堇	*Corydalis acuminata* Franch.	罂粟科
	川鄂黄堇	*Corydalis wilsonii* N. E. Br.	罂粟科
	大叶紫堇（原亚种）	*Corydalis temulifolia* Franch. subsp. temulifolia	罂粟科
	地柏枝	*Corydalis cheilanthifolia* Hemsl.	罂粟科
	地锦苗	*Corydalis sheareri* S. Moore	罂粟科
	东紫堇	*Corydalis buschii* Nanki	罂粟科
	多裂荷青花	*Hylomecon japonica* (Thunb.) Prantl & Kündig var. dissecta (Franch. & Sav.) Fedde	罂粟科
	鄂西黄堇	*Corydalis shennongensis* H. Chuang	罂粟科
	伏生紫堇	*Corydalis decumbens* (Thunb.) Pers.	罂粟科
	荷包牡丹	*Dicentra spectabilis* (L.) Lem.	罂粟科
	荷青花	*Hylomecon japonica* (Thunb.) Prantl et Kündig	罂粟科
	花菱草	*Eschscholzia californica* Cham.	罂粟科
	黄堇	*Corydalis pallida* (Thunb.) Pers.	罂粟科
	黄堇（原变种）	*Corydalis pallida* (Thunb.) Pers. var. pallida	罂粟科
	金罂粟	*Stylophorum lasiocarpum* (Oliv.) Fedde	罂粟科
	刻叶紫堇	*Corydalis incisa* (Thunb.) Pers.	罂粟科
	毛黄堇	*Corydalis tomentella* Franch.	罂粟科
	南黄堇	*Corydalis davidii* Franch.	罂粟科
	全叶延胡索	*Corydalis repens* Mandl. et Mühldorf.	罂粟科

续表

分类	植物名称	学名	所隶属科
	锐裂荷青花	*Hylomecon japonica* (Thunb.) Prantl & Kündig var. subincisa Fedde	罂粟科
	蛇果黄堇	*Corydalis ophiocarpa* Hook. f. & Thoms.	罂粟科
	神农架紫堇	*Corydalis ternatifolia* C. Y. Wu, Z. Y. Su & Lidén	罂粟科
	石生黄堇	*Corydalis saxicola* Bunting	罂粟科
	五脉绿绒蒿	*Meconopsis quintuplinervia* Regel var. quintuplinervia	罂粟科
	小果博落回	*Macleaya microcarpa* (Maxim.) Fedde	罂粟科
	小花黄堇	*Corydalis racemosa* (Thunb.) Pers.	罂粟科
	小花紫堇	*Corydalis minutiflora* C. Y. Wu	罂粟科
	小药八旦子	*Corydalis caudata* (Lam.) Pers.	罂粟科
	血水草	*Eomecon chionantha* Hance	罂粟科
	延胡索	*Corydalis yanhusuo* W. T. Wang ex Z. Y. Su & C. Y. Wu	罂粟科
	野罂粟	*Papaver nudicaule* L.	罂粟科
	罂粟	*Papaver somniferum* L.	罂粟科
	虞美人	*Papaver rhoeas* L.	罂粟科
	长距元胡	*Corydalis schanginii* (Pall.) B Fedtsch.	罂粟科
	珠果黄堇	*Corydalis speciosa* Maxim.	罂粟科
	柱果绿绒蒿	*Meconopsis oliverana* Franch. et Prain	罂粟科
	紫金龙	*Dactylicapnos scandens* (D. Don) Hutch.	罂粟科
	紫堇	*Corydalis edulis* Maxim.	罂粟科
	白菜	*Brassica pekinensis* Rupr.	十字花科
	白花碎米荠	*Cardamine leucantha* (Tausch) O. E. Schulz	十字花科
	北美独行菜	*Lepidium virginicum* L.	十字花科
	播娘蒿	*Descurainia sophia* (L.) Webb ex Prantl	十字花科
	臭荠	*Coronopus didymus* (L.) Sm.	十字花科
	垂果南芥	*Arabis pendula* L.	十字花科
	大叶碎米荠	*Cardamine macrophylla* Willd.	十字花科
	弹裂碎米荠	*Cardamine impatiens* L.	十字花科
	独行菜	*Lepidium apetalum* willd.	十字花科
	风花菜	*Rorippa globosa* (Turcz.) Hayek	十字花科
	甘蓝	*Brassica oleracea* L. var. capitata L.	十字花科
	高山碎米荠	*Cardamine arisanensis* Hayata	十字花科
	光头山碎米荠	*Cardamine engleriana* O. E. Schulz	十字花科

续表

分类	植物名称	学名	所隶属科
	广州焯菜	*Rorippa cantoniensis* (Lour.) Ohwi	十字花科
	焯菜	*Rorippa indica* (L.) Hiern	十字花科
	华中碎米荠	*Cardamine urbaniana* O. E. Schulz.	十字花科
	荠	*Capsella bursa*—pastoris (L.) Medic.	十字花科
	芥	*Brassica juncea* (L.) Czern. et Coss.	十字花科
	芥菜	*Brassica juncea* (L.) Czern.	十字花科
	堇叶碎米荠	*Cardamine violifolia* O. E. Schulz	十字花科
	露珠碎米荠	*Cardamine circaeoides* Hook. f. & Thomson	十字花科
	萝卜	*Raphanus sativus* L.	十字花科
	欧洲菘蓝	*Isatis tinctoria* L.	十字花科
	欧洲油菜	*Brassica napus* L.	十字花科
	匍匐南芥	*Arabis flagellosa* miq.	十字花科
	青菜	*Brassica chinensis* L.	十字花科
	三小叶碎米荠	*Cardamine trifoliolata* Hook. f. et Thoms.	十字花科
	山芥碎米荠	*Cardamine griffithii* Hook. f. & Thomson	十字花科
	山萮菜	*Eutrema yunnanense* Franch.	十字花科
	湿生碎米荠	*Cardamine hygrophila* T. Y. Cheo & R. C. Fang	十字花科
	水田碎米荠	*Cardamine lyrata* Bunge	十字花科
	菘蓝	*Isatis indigotica* Fort.	十字花科
	碎米荠	*Cardamine hirsuta* L.	十字花科
	塌棵菜	*Brassica narinosa* Bailey	十字花科
	葶苈	*Draba nemorosa* L.	十字花科
	屠氏葶苈	*Draba turczaninowii* Pohle et Busch	十字花科
	弯曲碎米荠	*Cardamine flexuosa* With.	十字花科
	无瓣焯菜	*Rorippa dubia* (Pers.) Hara	十字花科
	菥蓂	*Thlaspi arvense* L.	十字花科
	香雪球	*Lobularia maritima* (L.) Desv.	十字花科
	小花糖芥	*Erysimum cheiranthoides* L.	十字花科
	雪里蕻	*Brassica juncea* (Linn.) Czern. & Coss. var. multiceps Tsen & Lee	十字花科
	阴山荠	*Yinshania albiflora* Ma & Y. Z. Zhao	十字花科
	油芥菜	*Brassica juncea* (Linn.) Czern. & Coss. var. gracilis Tsen & Lee	十字花科
	圆锥南芥	*Arabis paniculata* Franch.	十字花科
	芸苔	*Brassica campestris* L.	十字花科

续表

分类	植物名称	学名	所隶属科
	沼生蔊菜	*Rorippa islandica* (Oed.) Borb.	十字花科
	芝麻菜	*Eruca sativa* Mill.	十字花科
	诸葛菜	*Orychophragmus violaceus* (L.) O. E. Schulz	十字花科
	茅膏菜	*Drosera peltata* Smith var. multisepala Y. Z. Ruan	茅膏菜科
	凹叶景天	*Sedum emarginatum* Migo	景天科
	八宝	*Hylotelephium erythrostictum* (Miq.) H. Ohba	景天科
	宝兴景天	*Sedum paoshingense* S. H. Fu	景天科
	齿叶景天	*Sedum odontophyllum* Frŏd.	景天科
	川鄂八宝	*Hylotelephium bonnafousii* (Raym. —Hamet) H. Ohba	景天科
	垂盆草	*Sedum sarmentosum* Bunge	景天科
	大苞景天	*Sedum oligospermum* Maire	景天科
	大叶火焰草	*Sedum drymarioides* Hance	景天科
	东南景天	*Sedum alfredii* Hance	景天科
	短蕊景天	*Sedum yvesii* Raym. —Hamet	景天科
	费菜	*Phedimus aizoon* (Linnaeus) 't Hart	景天科
	佛甲草	*Sedum lineare* Thunb.	景天科
	火焰草	*Castilleja pallida* (L.) Kunth	景天科
	库页红景天	*Rhodiola sachalinensis* A. Bor.	景天科
	菱叶红景天	*Rhodiola henryi* (Diels) S. H. Fu	景天科
	轮叶八宝	*Hylotelephium verticillatum* (L.) H. Ohba	景天科
	轮叶景天	*Sedum chauveaudii* Raym. —Hamet	景天科
	南川景天	*Sedum rosthornianum* Diels	景天科
	平叶景天	*Sedum planifolium* K. T. Fu	景天科
	日本景天	*Sedum japonicum* Sieb. ex Miq.	景天科
	乳毛费菜	*Phedimus aizoon* var. scabrus (Maximowicz) H. Ohba	景天科
	山飘风	*Sedum majus* (Hemsl.) Migo	景天科
	石莲	*Sinocrassula indica* (Decne.) A. Berger	景天科
	瓦松	*Orostachys fimbriata* (Turcz.) A. Berger	景天科
	晚红瓦松	*Orostachys erubescens* (Maxim.) Ohwi	景天科
	细叶景天	*Sedum elatinoides* Franch.	景天科
	小丛红景天	*Rhodiola dumulosa* (Franch.) S. H. Fu	景天科
	小山飘风	*Sedum filipes* Hemsl.	景天科

续表

分类	植物名称	学名	所隶属科
	云南红景天	*Rhodiola yunnanensis* (Franch.) S. H. Fu	景天科
	珠芽景天	*Sedum bulbiferum* Makino	景天科
	白瓣虎耳草	*Saxifraga doyalana* Harry Sm.	虎耳草科
	白背绣球	*Hydrangea hypoglauca* Rehd.	虎耳草科
	白耳菜	*Parnassia foliosa* Hook. f. et Thoms.	虎耳草科
	宝兴茶藨子	*Ribes moupinense* Franch.	虎耳草科
	冰川茶藨子	*Ribes glaciale* Wall.	虎耳草科
	草绣球	*Cardiandra moellendorffii* (Hance) Migo	虎耳草科
	叉叶蓝	*Deinanthe caerulea* Stapf	虎耳草科
	常山	*Dichroa febrifuga* Lour.	虎耳草科
	扯根菜	*Penthorum chinense* Pursh	虎耳草科
	齿瓣虎耳草	*Saxifraga fortunei* Hook. f.	虎耳草科
	赤壁木	*Decumaria sinensis* Oliv.	虎耳草科
	莼兰绣球	*Hydrangea longipes* Franch.	虎耳草科
	大花溲疏	*Deutzia grandiflora* Bunge	虎耳草科
	大落新妇	*Astilbe grandis* Stapf	虎耳草科
	大叶金腰	*Chrysosplenium macrophyllum* Oliv.	虎耳草科
	滇黔金腰	*Chrysosplenium cavaleriei* Lévl. et Vant.	虎耳草科
	东陵绣球	*Hydrangea bretschneideri* Dippel	虎耳草科
	冬青叶鼠刺	*Itea ilicifolia* Oliv.	虎耳草科
	多花落新妇	*Astilbe rivularis* Buch. —Ham. ex D. Don var. myriantha (Diels) J. T. Pan	虎耳草科
	峨眉金腰(变种)	*Chrysosplenium hydrocotylifolium* H. Lév. & Vant. var. emeiense J. T. Pan	虎耳草科
	鄂西虎耳草	*Saxifraga unguipetala* Engl. & Irmsch.	虎耳草科
	粉背溲疏	*Deutzia hypoglauca* Rehd.	虎耳草科
	冠盖藤	*Pileostegia viburnoides* Hook. f. et Thoms.	虎耳草科
	冠盖绣球	*Hydrangea anomala* D. Don	虎耳草科
	鬼灯檠	*Rodgersia podophylla* A. Gray	虎耳草科
	红毛虎耳草	*Saxifraga rufescens* Balf. f.	虎耳草科
	虎耳草	*Saxifraga stolonifera* Meerb. (Curt.)	虎耳草科
	黄山溲疏	*Deutzia glauca* Cheng	虎耳草科
	黄水枝	*Tiarella polyphylla* D. Don	虎耳草科

续表

分类	植物名称	学名	所隶属科
	鸡眼梅花草	*Parnassia wightiana* Wall.	虎耳草科
	金腰	*Chrysosplenium alternifolium* L.	虎耳草科
	绢毛山梅花	*Philadelphus sericanthus* Kochne	虎耳草科
	蜡莲绣球	*Hydrangea strigosa* Rehd.	虎耳草科
	乐思绣球	*Hydrangea rosthornii* Diels	虎耳草科
	落新妇	*Astilbe chinensis* (Maxim.) Franch. et Sav.	虎耳草科
	马桑绣球	*Hydrangea aspera* D. Don	虎耳草科
	毛金腰	*Chrysosplenium pilosum* Maxim.	虎耳草科
	毛药山梅花	*Philadelphus reevesianus* S. Y. Hu	虎耳草科
	梅花草	*Parnassia palustris* L.	虎耳草科
	绵毛金腰	*Chrysosplenium lanuginosum* Hook. f.	虎耳草科
	宁波溲疏	*Deutzia ningpoensis* Rehd.	虎耳草科
	七叶鬼灯檠	*Rodgersia aesculifolia* Batal.	虎耳草科
	球茎虎耳草	*Saxifraga sibirica* L.	虎耳草科
	柔毛金腰(变种)	*Chrysosplenium pilosum* Maxim. var. valdepilosum Ohwi	虎耳草科
	柔毛绣球	*Hydrangea villosa* Rehd.	虎耳草科
	山梅花	*Philadelphus incanus* Koehne	虎耳草科
	山溪金腰	*Chrysosplenium nepalense* D. Don	虎耳草科
	扇叶虎耳草(变种)	*Saxifraga rufescens* Balf. f. var. flabellifolia C. Y. Wu & J. T. Pan	虎耳草科
	舌叶金腰	*Chrysosplenium glossophyllum* H. Hara	虎耳草科
	肾萼金腰	*Chrysosplenium delavayi* Franch.	虎耳草科
	鼠刺	*Itea chinensis* Hook. et Arn.	虎耳草科
	四川溲疏	*Deutzia setchuenensis* Franch.	虎耳草科
	溲疏	*Deutzia scabra* Thunb.	虎耳草科
	太平花	*Philadelphus pekinensis* Rupr.	虎耳草科
	天胡荽金腰	*Chrysosplenium hydrocotylifolium* H. Lév. & Vant.	虎耳草科
	突隔梅花草	*Parnassia delavayi* Franch.	虎耳草科
	西南鬼灯檠	*Rodgersia sambucifolia* Hemsl.	虎耳草科
	西南绣球	*Hydrangea davidii* Franch.	虎耳草科
	细枝茶藨子	*Ribes tenue* Jancz.	虎耳草科
	小虎耳草	*Saxifraga parva* Hemsl.	虎耳草科
	绣球	*Hydrangea macrophylla* (Thunb.) Ser.	虎耳草科
	锈毛金腰	*Chrysosplenium davidianum* Decne. ex Maxim.	虎耳草科

续表

分类	植物名称	学名	所隶属科
	岩白菜	*Bergenia purpurascens* (Hook. f. et Thoms.) Engl.	虎耳草科
	异色溲疏	*Deutzia discolor* Hemsl.	虎耳草科
	异叶虎耳草	*Saxifraga diversifolia* Wall. ex Ser.	虎耳草科
	长江溲疏	*Deutzia schneideriana* Rehd.	虎耳草科
	中国绣球	*Hydrangea chinensis* Maxim.	虎耳草科
	中华金腰	*Chrysosplenium sinicum* Maxim.	虎耳草科
	钻地风	*Schizophragma integrifolium* Oliv.	虎耳草科
	钻丝溲疏	*Deutzia mollis* Duthie	虎耳草科
	鄂西蜡瓣花	*Corylopsis henryi* Hemsl.	金缕梅科
	枫香树	*Liquidambar formosana* Hance	金缕梅科
	红花檵木	*Loropetalum chinense* (R. Br.) Oliv. var. rubrum Yieh	金缕梅科
	檵木	*Loropetalum chinense* (R. Br.) Oliv.	金缕梅科
	金缕梅	*Hamamelis mollis* Oliv.	金缕梅科
	蜡瓣花	*Corylopsis sinensis* Hemsl.	金缕梅科
	牛鼻栓	*Fortunearia sinensis* Rehd. et Wils.	金缕梅科
	缺萼枫香树	*Liquidambar acalycina* H. T. Chang	金缕梅科
	瑞木	*Corylopsis multiflora* Hance	金缕梅科
	山枫香树	*Liquidambar formosana* Hance var. monticola Rehd. & E. H. Wils.	金缕梅科
	水丝梨	*Sycopsis sinensis* Oliv.	金缕梅科
	秃蜡瓣花	*Corylopsis sinensis* Hemsl. var. calvescens Rehd. & E. H. Wils.	金缕梅科
	蚊母树	*Distylium racemosum* Sieb. et Zucc.	金缕梅科
	小叶蚊母树	*Distylium buxifolium* (Hance) Merr.	金缕梅科
	中华蚊母树	*Distylium chinense* (Franch. ex Hemsl.) Diels	金缕梅科
	杜仲	*Eucommia ulmoides* Oliv.	杜仲科
	矮地榆	*Sanguisorba filiformis* (Hook. f.) Hand. —Mazz.	蔷薇科
	矮生栒子	*Cotoneaster dammeri* C. K. Schneid.	蔷薇科
	桉叶悬钩子	*Rubus eucalyptus* Focke	蔷薇科
	白花悬钩子	*Rubus leucanthus* Hance	蔷薇科
	白鹃梅	*Exochorda racemosa* (Lindl.) Rehd.	蔷薇科
	白叶莓	*Rubus innominatus* S. Moore	蔷薇科
	百叶蔷薇	*Rosa centifolia* L.	蔷薇科
	宝兴栒子	*Cotoneaster moupinensis* Franch.	蔷薇科
	草莓	*Fragaria ananassa* (Weston) Duchesne	蔷薇科

续表

分类	植物名称	学名	所隶属科
	插田泡	*Rubus coreanus* Miq.	蔷薇科
	朝天委陵菜	*Potentilla supina* L.	蔷薇科
	川梨	*Pyrus pashia* Buch. —Ham. ex D. Don	蔷薇科
	川莓	*Rubus setchuenensis* Bur. et Franch.	蔷薇科
	垂丝海棠	*Malus halliana* Koehne	蔷薇科
	刺梗蔷薇	*Rosa setipoda* Hemsl. & E. H. Wilson	蔷薇科
	刺毛白叶莓	*Rubus spinulosoides* F. P. Metcalf	蔷薇科
	刺蔷薇	*Rosa acicularis* Lindl.	蔷薇科
	刺叶桂樱	*Laurocerasus spinulosa* (Sieb. et Zucc.) Schneid.	蔷薇科
	粗梗稠李	*Padus napaulensis* (Ser.) C. K. Schneid.	蔷薇科
	粗叶悬钩子	*Rubus alceifolius* Poir.	蔷薇科
	翠蓝绣线菊	*Spiraea henryi* Hemsl.	蔷薇科
	大果花楸	*Sorbus megalocarpa* Rehd.	蔷薇科
	大红泡	*Rubus eustephanus* Focke ex Diels	蔷薇科
	大花枇杷	*Eriobotrya cavaleriei* (Lévl.) Rehd.	蔷薇科
	大乌泡	*Rubus multibracteatus* Lévl. et Vant.	蔷薇科
	大叶桂樱	*Laurocerasus zippeliana* (Miq.) Browicz	蔷薇科
	单瓣白木香	*Rosa banksiae* Ait. var. normalis Regel	蔷薇科
	地榆	*Sanguisorba officinalis* L.	蔷薇科
	棣棠花	*Kerria japonica* (L.) DC.	蔷薇科
	钉柱委陵菜	*Potentilla saundersiana* Royle	蔷薇科
	东方草莓	*Fragaria orientalis* Lozinsk.	蔷薇科
	东京樱花	*Cerasus yedoensis* (Matsum.) T. T. Yu & C. L. Li	蔷薇科
	豆梨	*Pyrus calleryana* Decne.	蔷薇科
	杜梨	*Pyrus betulifolia* Bunge	蔷薇科
	短梗稠李	*Padus brachypoda* (Batalin) C. K. Schneid.	蔷薇科
	钝叶蔷薇	*Rosa sertata* Rolfe	蔷薇科
	盾叶莓	*Rubus peltatus* Maxim.	蔷薇科
	多茎委陵菜	*Potentilla multicaulis* Bunge	蔷薇科
	多裂委陵菜	*Potentilla multifida* L.	蔷薇科
	多毛樱桃	*Cerasus polytricha* (Koehne) T. T. Yu & C. L. Li	蔷薇科
	多腺悬钩子	*Rubus phoenicolasius* Maxim.	蔷薇科
	峨眉蔷薇	*Rosa omeiensis* Rolfe	蔷薇科

续表

分类	植物名称	学名	所隶属科
	鄂西绣线菊	*Spiraea veitchii* Hemsl.	蔷薇科
	恩施栒子	*Cotoneaster fangianus* T. T. Yu	蔷薇科
	翻白草	*Potentilla discolor* Bunge	蔷薇科
	粉花绣球菊	*Spiraea japonica* L. f.	蔷薇科
	粉花绣线菊渐尖叶变种	*Spiraea japonica* Linn. f. var. acuminata Franch.	蔷薇科
	粉团蔷薇	*Rosa multiflora* Thunb. var. cathayensis Rehd. et Wils.	蔷薇科
	粉枝莓	*Rubus biflorus* Buch. —Ham. ex Smith	蔷薇科
	覆盆子	*Rubus idaeus* L.	蔷薇科
	高丛珍珠梅	*Sorbaria arborea* Schneid.	蔷薇科
	高粱泡	*Rubus lambertianus* Ser.	蔷薇科
	弓茎悬钩子	*Rubus flosculosus* Focke	蔷薇科
	菰帽悬钩子	*Rubus pileatus* Focke	蔷薇科
	光滑悬钩子	*Rubus tsangii* Merr.	蔷薇科
	光叶石楠	*Photinia glabra* (Thunb.) Maxim.	蔷薇科
	光叶绣线菊	*Spiraea japonica* L. f. var. fortunei (Planch.) Rehd.	蔷薇科
	广东蔷薇	*Rosa kwangtungensis* T. T. Yu & Tsai	蔷薇科
	贵州石楠	*Photinia bodinieri* H. Lév.	蔷薇科
	海棠花	*Malus spectabilis* (Ait.) Borkh.	蔷薇科
	寒莓	*Rubus buergeri* Miq.	蔷薇科
	黑刺李	*Prunus spinosa* L.	蔷薇科
	红果树	*Stranvaesia davidiana* Decne.	蔷薇科
	红果树波叶变种	*Stranvaesia davidiana* Decne. var. undulata (Decne.) Rehder & E. H. Wilson	蔷薇科
	红花悬钩子	*Rubus inopertus* (Focke) Focke	蔷薇科
	红毛悬钩子	*Rubus pinfaensis* Lévl, et Vant.	蔷薇科
	红泡刺藤	*Rubus niveus* Thunb.	蔷薇科
	红腺悬钩子	*Rubus sumatranus* Miq.	蔷薇科
	洪平杏	*Armeniaca hongpingensis* T. T. Yu & C. L. Li	蔷薇科
	湖北海棠	*Malus hupehensis* (Pamp.) Rehd.	蔷薇科
	湖北花楸	*Sorbus hupehensis* Schneid.	蔷薇科
	湖北山楂	*Crataegus hupehensis* Sarg.	蔷薇科
	花红	*Malus asiatica* Nakai	蔷薇科

续表

分类	植物名称	学名	所隶属科
	华北绣线菊大叶变种	*Spiraea fritschiana* C. K. Schneid. var. angulata (Fritsch ex C. K. Schneid.) Rehder	蔷薇科
	华东覆盆子	*Rubus chingii* Hu	蔷薇科
	华空木	*Stephanandra chinensis* Hance	蔷薇科
	华西花楸	*Sorbus wilsoniana* C. K. Schneid.	蔷薇科
	华中山楂	*Crataegus wilsonii* Sarg.	蔷薇科
	华中悬钩子	*Rubus cockburnianus* Hemsl.	蔷薇科
	华中栒子	*Cotoneaster silvestrii* Pamp.	蔷薇科
	华中樱桃	*Cerasus conradinae* (Koehne) T. T. Yu & C. L. Li	蔷薇科
	黄花委陵菜	*Potentilla chrysantha* Trev.	蔷薇科
	黄毛草莓	*Fragaria nilgerrensis* Schltdl. ex J. Gay	蔷薇科
	黄毛悬钩子	*Rubus fuscorubens* Focke	蔷薇科
	黄泡	*Rubus pectinellus* Maxim.	蔷薇科
	灰白毛莓	*Rubus tephrodes* Hance	蔷薇科
	灰毛泡	*Rubus irenaeus* Focke	蔷薇科
	灰栒子	*Cotoneaster acutifolius* Turcz.	蔷薇科
	火棘	*Pyracantha fortuneana* (Maxim.) Li	蔷薇科
	鸡麻	*Rhodotypos scandens* (Thunb.) Makino.	蔷薇科
	鸡爪茶	*Rubus henryi* Hemsl. & Kuntze	蔷薇科
	假升麻	*Aruncus sylvester* Kostel.	蔷薇科
	尖嘴林檎	*Malus melliana* (Hand. —Mazz.) Rehd.	蔷薇科
	金樱子	*Rosa laevigata* Michx.	蔷薇科
	绢毛匍匐委陵菜	*Potentilla reptans* L. var. sericophylla Franch.	蔷薇科
	绢毛蔷薇	*Rosa sericea* Lindl.	蔷薇科
	空心泡	*Rubus rosifolius* Sm.	蔷薇科
	狼牙委陵菜	*Potentilla cryptotaeniae* Maxim.	蔷薇科
	李	*Prunus salicina* Lindl.	蔷薇科
	李叶绣线菊	*Spiraea prunifolia* Sieb. Et Zucc.	蔷薇科
	李叶绣线菊单瓣变种	*Spiraea prunifolia* Siebold & Zucc. var. simpliciflora (Nakai) Nakai	蔷薇科
	橉木	*Padus buergeriana* (Miq.) T. T. Yu & T. C. Ku	蔷薇科
	菱叶绣线菊	*Spiraea* × *vanhouttei* (Briot) Carrière	蔷薇科
	柳叶栒子皱叶变种	*Cotoneaster salicifolius* Franch. var. rugosus (E. Pritz.) Rehder & E. H. Wilson	蔷薇科

续表

分类	植物名称	学名	所隶属科
	龙芽草	*Agrimonia pilosa* Ledeb.	蔷薇科
	陇东海棠光叶变型	*Malus kansuensis* (Batalin) C. K. Schneid. form. calva Rehder	蔷薇科
	路边青	*Geum aleppicum* Jacq.	蔷薇科
	卵果蔷薇	*Rosa helenae* Rehd. et Wils.	蔷薇科
	椤木石楠	*Photinia davidsoniae* Rehd. et Wils.	蔷薇科
	麻梨	*Pyrus serrulata* Rehd.	蔷薇科
	麻叶绣线菊	*Spiraea cantoniensis* Lour.	蔷薇科
	麦李	*Cerasus glandulosa* (Thunb.) Lois.	蔷薇科
	毛萼红果树	*Stranvaesia amphidoxa* C. K. Schneid.	蔷薇科
	毛萼莓	*Rubus chroosepalus* Focke	蔷薇科
	毛山楂	*Crataegus maximowiczii* Schneid.	蔷薇科
	毛序花楸	*Sorbus keissleri* (C. K. Schneid.) Rehder	蔷薇科
	毛叶木瓜	*Chaenomeles cathayensis* (Hemsl.) C. K. Schneid.	蔷薇科
	毛叶石楠	*Photinia villosa* (Thunb.) DC.	蔷薇科
	毛叶绣线梅	*Neillia ribesioides* Rehd.	蔷薇科
	毛樱桃	*Cerasus tomentosa* (Thunb.) Wall.	蔷薇科
	茅莓	*Rubus parvifolius* L.	蔷薇科
	玫瑰	*Rosa rugosa* Thunb.	蔷薇科
	莓叶委陵菜	*Potentilla fragarioides* L.	蔷薇科
	梅	*Prunus mume* (Sieb.) Sieb. et Zucc.	蔷薇科
	美脉花楸	*Sorbus caloneura* (Stapf) Rehder	蔷薇科
	绵果悬钩子	*Rubus lasiostylus* Focke	蔷薇科
	木瓜	*Chaenomeles sinensis* (Thouin) Koehne	蔷薇科
	木梨	*Pyrus xerophila* T. T. Yu	蔷薇科
	木莓	*Rubus swinhoei* Hance	蔷薇科
	木香花	*Rosa banksiae* W. T. Aiton	蔷薇科
	木帚栒子	*Cotoneaster dielsianus* E. Pritz. ex Diels	蔷薇科
	牛筋条	*Dichotomanthes tristaniicarpa* Kurz	蔷薇科
	攀枝莓	*Rubus flagelliflorus* Focke	蔷薇科
	泡叶栒子	*Cotoneaster bullatus* Boiss.	蔷薇科
	蓬蘽	*Rubus hirsutus* Thunb.	蔷薇科
	枇杷	*Eriobotrya japonica* (Thunb.) Lindl.	蔷薇科
	平枝栒子	*Cotoneaster horizontalis* Decne.	蔷薇科

续表

分类	植物名称	学名	所隶属科
	平枝栒子小叶变种	*Cotoneaster horizontalis* Decne var. perpusillus Schneid.	蔷薇科
	苹果	*Malus pumila* Mill.	蔷薇科
	匍匐栒子	*Cotoneaster adpressus* Bois	蔷薇科
	七姊妹	*Rosa multiflora* Thunb. var. carnea Thory	蔷薇科
	楸子	*Malus prunifolia* (Willd.) Borkh.	蔷薇科
	全缘火棘	*Pyracantha atalantioides* (Hance) Stapf	蔷薇科
	全缘栒子	*Cotoneaster integerrimus* Medic.	蔷薇科
	绒毛石楠	*Photinia schneideriana* Rehd.	蔷薇科
	柔毛路边青	*Geum japonicum* Thunb. var. chinense Bolle	蔷薇科
	软条七蔷薇	*Rosa henryi* Boulenger	蔷薇科
	三花悬钩子	*Rubus trianthus* Focke	蔷薇科
	三裂绣线菊	*Spiraea trilobata* L.	蔷薇科
	三叶海棠	*Malus sieboldii* (Regel) Rehder	蔷薇科
	三叶委陵菜	*Potentilla freyniana* Bornm.	蔷薇科
	三叶悬钩子	*Rubus delavayi* Franch.	蔷薇科
	缫丝花	*Rosa roxburghii* Tratt.	蔷薇科
	沙梨	*Pyrus pyrifolia* (Burm. f.) Nakai.	蔷薇科
	山里红	*Crataegus pinnatifida* Bunge var. major N. E. Br.	蔷薇科
	山莓	*Rubus corchorifolius* L. f.	蔷薇科
	山桃	*Prunus davidiana* (Carr.) Franch.	蔷薇科
	山杏	*Prunus armeniaca* L. var. ansu Maxim.	蔷薇科
	山樱花	*Cerasus serrulata* (Lindl.) G. Don ex London	蔷薇科
	山楂	*Crataegus pinnatifida* Bunge.	蔷薇科
	陕甘花楸	*Sorbus koehneana* C. K. Schneid.	蔷薇科
	陕西绣线菊	*Spiraea wilsonii* Duthie	蔷薇科
	蛇含委陵菜	*Potentilla kleiniana* Wight et Arn.	蔷薇科
	蛇莓	*Duchesnea indica* (Andr.) Focke	蔷薇科
	蛇莓委陵菜	*Potentilla centigrana* Maxim.	蔷薇科
	蛇泡筋	*Rubus cochinchinensis* Tratt.	蔷薇科
	石蚕叶绣线菊	*Spiraea chamaedryfolia* L.	蔷薇科
	石灰花楸	*Sorbus folgneri* (Schneid.) Rehd.	蔷薇科
	石楠	*Photinia serrulata* Lindl.	蔷薇科

续表

分类	植物名称	学名	所隶属科
	疏毛绣线菊	*Spiraea hirsuta* (Hemsl.) C. K. Schneid.	蔷薇科
	水栒子	*Cotoneaster multiflorus* Bunge	蔷薇科
	水榆花楸	*Sorbus alnifolia* (Sieb. et Zucc.) K. Koch	蔷薇科
	硕苞蔷薇	*Rosa bracteata* Wendl.	蔷薇科
	四川樱桃	*Cerasus szechuanica* (Batal.) Yu et Li	蔷薇科
	太平莓	*Rubus pacificus* Hance	蔷薇科
	唐棣	*Amelanchier sinica* (C. K. Schneid.) Chun	蔷薇科
	棠叶悬钩子	*Rubus malifolius* Focke	蔷薇科
	桃	*Prunus persica* (L.) Batsch	蔷薇科
	贴梗海棠	*Chaenomeles speciosa* (Sweet) Nakai	蔷薇科
	土庄绣线菊	*Spiraea pubescens* Turcz.	蔷薇科
	微毛樱桃	*Cerasus clarofolia* (C. K. Schneid.) T. T. Yu & C. L. Li	蔷薇科
	尾萼蔷薇	*Rosa caudata* Baker	蔷薇科
	委陵菜	*Potentilla chinensis* Ser.	蔷薇科
	乌泡子	*Rubus parkeri* Hance	蔷薇科
	五裂悬钩子	*Rubus lobatus* T. T. Yu & L. T. Lu	蔷薇科
	五叶草莓	*Fragaria pentaphylla* Losinsk.	蔷薇科
	五叶鸡爪茶	*Rubus playfairianus* Hemsl. ex Focke	蔷薇科
	西北栒子	*Cotoneaster zabelii* Schneid.	蔷薇科
	西府海棠	*Malus micromalus* Makino	蔷薇科
	西南委陵菜	*Potentilla fulgens* Wall. ex Hook.	蔷薇科
	西南栒子	*Cotoneaster franchetii* Boiss.	蔷薇科
	西南樱桃	*Cerasus duclouxii* (Koehne) Yu et Li	蔷薇科
	喜阴悬钩子	*Rubus mesogaeus* Focke	蔷薇科
	细齿樱桃	*Cerasus serrula* (Franch.) T. T. Yu & C. L. Li	蔷薇科
	细叶地榆	*Sanguisorba tenuifolia* Fisch. ex Link.	蔷薇科
	细圆齿火棘	*Pyracantha crenulata* (D. Don) M. Roem.	蔷薇科
	狭叶绣线菊	*Spiraea japonica* L. f. var. acuminata Franch.	蔷薇科
	腺毛莓	*Rubus adenophorus* Rolfe	蔷薇科
	襄阳山樱桃	*Cerasus cyclamina* (Koehne) T. T. Yu & C. L. Li	蔷薇科
	小果蔷薇	*Rosa cymosa* Tratt.	蔷薇科
	小花龙芽草	*Agrimonia nipponica* Koidz. var. occidentalis Skalicky	蔷薇科
	小叶石楠	*Photinia parvifolia* (Pritz.) Schneid.	蔷薇科

续表

分类	植物名称	学名	所隶属科
	小叶栒子	*Cotoneaster microphyllus* Wall. ex Lindl.	蔷薇科
	杏	*Prunus armeniaca* L.	蔷薇科
	杏李	*Prunus simonii* Carr.	蔷薇科
	秀丽莓	*Rubus amabilis* Focke	蔷薇科
	绣球绣线菊	*Spiraea blumei* G. Don	蔷薇科
	绣线菊	*Spiraea salicifolia* L.	蔷薇科
	绣线梅	*Neillia thyrsiflora* D. Don	蔷薇科
	悬钩子蔷薇	*Rosa rubus* H. Lév. & Vaniot	蔷薇科
	野草莓	*Fragaria vesca* L.	蔷薇科
	野蔷薇	*Rosa multiflora* Thunb.	蔷薇科
	野山楂	*Crataegus cuneata* Siebold & Zucc.	蔷薇科
	宜昌悬钩子	*Rubus ichangensis* Hemsl. et O. Kuntze	蔷薇科
	银叶委陵菜	*Potentilla leuconota* D. Don	蔷薇科
	樱桃	*Cerasus pseudocerasus* (Lindl.) G. Don	蔷薇科
	樱桃李	*Prunus cerasifera* Ehrh.	蔷薇科
	榆叶梅	*Amygdalus triloba* (Lindl.) Ricker	蔷薇科
	郁李	*Prunus japonica* Thunb.	蔷薇科
	月季	*Rosa chinensis* Jacq.	蔷薇科
	窄叶火棘	*Pyracantha angustifolia* (Franch.) C. K. Schneid.	蔷薇科
	粘核毛桃(变种)	*Amygdalus persica* L. var. scleropersica (Rchb.) T. T. Yu & L. T. Lu	蔷薇科
	长叶地榆	*Sanguisorba officinalis* L. var. longifolia (Bertl) Yü et C. L. Li	蔷薇科
	掌叶悬钩子	*Rubus pentagonus* Wall. ex Focke	蔷薇科
	针刺悬钩子	*Rubus pungens* Camb.	蔷薇科
	珍珠梅	*Sorbaria sorbifolia* (L.) A. Br.	蔷薇科
	中华石楠	*Photinia beauverdiana* Schneid.	蔷薇科
	中华石楠厚叶变种	*Photinia beauverdiana* Schneid. var. notabilis (Schneid.) Rehd. et Wils.	蔷薇科
	中华绣线菊	*Spiraea chinensis* Maxim.	蔷薇科
	中华绣线梅	*Neillia sinensis* Oliv.	蔷薇科
	周毛悬钩子	*Rubus amphidasys* Focke ex Diels	蔷薇科
	皱皮木瓜	*Chaenomeles speciosa* (Sweet) Nakai	蔷薇科
	皱叶委陵菜	*Potentilla ancistrifolia* Bunge	蔷薇科
	竹叶鸡爪茶	*Rubus bambusarum* Focke	蔷薇科
	柱序悬钩子	*Rubus subcoreanus* T. T. Yu & L. T. Lu	蔷薇科

续表

分类	植物名称	学名	所隶属科
	紫萼路边青	*Geum rivale* L.	蔷薇科
	鞍叶羊蹄甲	*Bauhinia brachycarpa* Benth.	豆科
	白车轴草	*Trifolium repens* L.	豆科
	白刺花	*Sophora davidii* (Franch.) Skeels	豆科
	白花草木犀	*Melilotus albus* Desr.	豆科
	白花草木樨	*Melilotus alba* Medic ex Desr.	豆科
	白皮锦鸡儿	*Caragana leucophloea* Pojark.	豆科
	百脉根	*Lotus corniculatus* L.	豆科
	扁豆	*Dolichos lablab* L.	豆科
	柄腺山扁豆	*Cassia pumila* Lam.	豆科
	补骨脂	*Psoralea corylifolia* L.	豆科
	菜豆	*Phaseolus vulgaris* L.	豆科
	蚕豆	*Vicia faba* L.	豆科
	糙叶黄耆	*Astragalus scaberrimus* Bunge	豆科
	草木犀	*Melilotus officinalis* (L.) Pall.	豆科
	草木樨	*Melilotus officinalis* (L.) Pall	豆科
	常春油麻藤	*Mucuna sempervirens* Hemsl.	豆科
	赤豆	*Vigna angularis* (Willd) Ohwi et Ohashi	豆科
	赤小豆	*Vigna umbeuagta* Ohwi et Ohashi	豆科
	川鄂米口袋	*Gueldenstaedtia henryi* Ulbr.	豆科
	垂丝紫荆	*Cercis racemosa* Oliv.	豆科
	刺槐	*Robinia pseudoacacia* L.	豆科
	刺桐	*Erythrina variegata* L.	豆科
	刺序木蓝	*Indigofera silvestrii* Pamp.	豆科
	达呼里胡枝子	*Lespedeza davurica* (Laxm.) Schindl.	豆科
	大苞长柄山蚂蝗	*Podocarpium williamsii* (Ohashi) Y. C. Yang & P. H. Huang	豆科
	大豆	*Glycine max* (L.) Merr.	豆科
	大花野豌豆	*Vicia bungei* Ohwi	豆科
	大金刚藤	*Dalbergia dyeriana* Harms	豆科
	大野豌豆	*Vicia gigantea* Bunge	豆科
	大叶胡枝子	*Lespedeza davidii* Franch.	豆科
	大叶野豌豆	*Vicia pseudorobus* Fisch. ex C. A. Meyer	豆科
	单节假木豆	*Dendrolobium lanceolatum* (Dunn) Schindl.	豆科

续表

分类	植物名称	学名	所隶属科
	刀豆	*Canavalia gladiata* (Jacq.) DC.	豆科
	地八角	*Astragalus bhotanensis* Baker	豆科
	豆茶决明	*Cassia nomame* (Sieb.) Kitag.	豆科
	豆角	*Vigna unguiculata* (L.) Walp. subsp. sesquipedalis (L.) Verdc	豆科
	豆薯	*Pachyrhizus erosus* (L.) Urban	豆科
	短梗紫藤	*Wisteria brevidentata* Rehder	豆科
	短豇豆(亚种)	*Vigna unguiculata* (Linn.) Walp. subsp. cylindrica (Linn.) Verdc.	豆科
	短叶决明	*Cassia leschenaultiana* DC.	豆科
	多花胡枝子	*Lespedeza floribunda* Bunge	豆科
	多花木蓝	*Indigofera amblyantha* Craib	豆科
	饿蚂蝗	*Desmodium multiflorum* DC.	豆科
	肥皂荚	*Gymnocladus chinensis* Baill.	豆科
	粉葛(变种)	*Pueraria lobata* (Willd.) Ohwi var. thomsonii (Benth.) Vaniot der Maesen	豆科
	粉叶羊蹄甲	*Bauhinia glauca* (Wall. ex Benth.) Benth.	豆科
	甘葛藤	*Pueraria thomsonii* Benth.	豆科
	葛(变种)	*Pueraria lobata* (Willd.) Ohwi var. lobata	豆科
	光叶红豆	*Ormosia glaberrima* C. Y. Wu	豆科
	广布野豌豆	*Vicia cracca* L.	豆科
	海刀豆	*Canavalia maritima* (Aubl.) Thou.	豆科
	含羞草	*Mimosa pudica* L.	豆科
	含羞草决明	*Cassia mimosoides* L.	豆科
	杭子梢	*Campylotropis macrocarpa* (Bunge) Rehder	豆科
	合欢	*Albizia julibrissin* Durazz.	豆科
	合萌	*Aeschynomene indica* L.	豆科
	河北木蓝	*Indigofera bungeana* Walp.	豆科
	荷包豆	*Phaseolus coccineus* L.	豆科
	黑叶木蓝	*Indigofera nigrescens* King & Prain	豆科
	红车轴草	*Trifolium pratense* L.	豆科
	红豆树	*Ormosia hosiei* Hemsl. et Wils.	豆科
	厚果崖豆藤	*Millettia pachycarpa* Benth.	豆科
	胡枝子	*Lespedeza bicolor* Turcz.	豆科
	湖北紫荆	*Cercis glabra* Pamp.	豆科

续表

分类	植物名称	学名	所隶属科
	花榈木	*Ormosia henryi* Prain	豆科
	花苜蓿	*Medicago ruthenica* (L.) Trautv.	豆科
	华东木蓝	*Indigofera fortunei* Craib	豆科
	华南云实	*Caesalpinia crista* L.	豆科
	华野豌豆	*Vicia chinensis* Franch.	豆科
	槐	*Sophora japonica* L.	豆科
	槐叶决明	*Cassia sophera* L.	豆科
	黄槐决明	*Cassia surattensis* Burm. f.	豆科
	黄毛野扁豆	*Dunbaria fusca* (Wall.) Kurz	豆科
	黄耆	*Astragalus membranaceus* Bunge	豆科
	黄檀	*Dalbergia hupeana* Hance	豆科
	鸡冠刺桐	*Erythrina cristagalli* L.	豆科
	鸡眼草	*Kummerowia striata* (Thunb.) Schindl	豆科
	鸡嘴簕	*Caesalpinia sinensis* (Hemsl.) J. E. Vidal	豆科
	假地豆	*Desmodium heterocarpon* (L.) DC.	豆科
	假地蓝	*Crotalaria ferruginea* Grah. ex Benth.	豆科
	尖叶铁扫帚	*Lespedeza juncea* (L. f.) Pers.	豆科
	尖叶长柄山蚂蝗	*Podocarpium podocarpum* (DC.) Yang et P. H. Huang var. oxyphyllum (DC.) Yan g et P. H. Huang	豆科
	江西崖豆藤	*Millettia kiangsiensis* Z. Wei	豆科
	豇豆	*Vigna unguiculata* (Linn.) Walp.	豆科
	截叶铁扫帚	*Lespedeza cuneata* (Dum. —Cours.) G. Don	豆科
	金合欢	*Acacia farnesiana* (L.) Willd.	豆科
	锦鸡儿	*Caragana sinica* (Buchoz) Rehd.	豆科
	救荒野豌豆	*Vicia sativa* L.	豆科
	决明	*Cassia tora* Linn	豆科
	榼藤子鸡血藤	*Millettia entanoides* Z. Wei	豆科
	苦参	*Sophora flavescens* Ait.	豆科
	宽卵叶长柄山蚂蝗	*Podocarpium podocarpum* (DC.) Yang et Huang var. fallax (Schindl.) Yang et Huang	豆科
	阔叶杭子梢	*Campylotropis latifolia* (Dunn) Schindl.	豆科
	老虎刺	*Pterolobium punctatum* Hemsl.	豆科
	链荚豆	*Alysicarpus vaginalis* (L.) DC.	豆科
	两型豆	*Amphicarpaea edgeworthii* Benth.	豆科

续表

分类	植物名称	学名	所隶属科
	亮叶崖豆藤	*Millettia nitida* Benth.	豆科
	菱叶鹿藿	*Rhynchosia dielsii* Harms ex Diels	豆科
	龙须藤	*Bauhinia championii* (Benth.) Benth.	豆科
	龙牙花	*Erythrina corallodendron* L.	豆科
	鹿藿	*Rhynchosia volubilis* Lour.	豆科
	落花生	*Arachis hypogaea* L.	豆科
	绿豆	*Vigna radiata* (L.) Wilczek	豆科
	绿叶胡枝子	*Lespedeza buergeri* Miq.	豆科
	马鞍叶羊蹄甲	*Bauhinia brachycarpa* Wall. ex Benth.	豆科
	马棘	*Indigofera pseudotinctoria* Matsum.	豆科
	毛豇豆	*Vigna pilosa* (Klein ex Willd.) Baker	豆科
	毛洋槐	*Robinia hispida* L.	豆科
	美丽胡枝子	*Lespedeza formosa* (Vog.) Koehne	豆科
	蒙古黄芪	*Astragalus membranaceus* (Fisch.) Bge. var. mongholicus (Bge.) Hsiao	豆科
	密花豆	*Spatholobus suberectus* Dunn	豆科
	膜荚黄芪	*Astragalus membranaceus* (Fisch.) Bunge	豆科
	木蓝	*Indigofera tinctoria* L.	豆科
	南胡枝子	*Lespedeza wilfordi* Ricker	豆科
	南苜蓿	*Medicago polymorpha* L.	豆科
	农吉利	*Crotalaria sessiliflora* L.	豆科
	欧洲苕子	*Vicia varia* Host	豆科
	披针叶野决明	*Thermopsis lanceolata* R. Br.	豆科
	千斤拔	*Flemingia prostrata* Roxburgh	豆科
	确山野豌豆	*Vicia kioshanica* Bailey.	豆科
	任豆	*Zenia insignis* Chun	豆科
	绒毛胡枝子	*Lespedeza tomentosa* (Thunb.) Sieb. ex Maxim.	豆科
	绒毛山蚂蝗	*Desmodium velutinum* (Willd.) DC.	豆科
	柔毛胡枝子	*Lespedeza pubescens* Hayata	豆科
	三裂叶野葛	*Pueraria phaseoloides* (Roxb.) Benth.	豆科
	三小叶山豆根	*Euchresta trifoliolata* Merr .	豆科
	三籽两型豆	*Amphicarpaea edgeworthii* Bentham	豆科
	山豆根	*Euchresta japonica* Hook. f. ex Regel	豆科

续表

分类	植物名称	学名	所隶属科
	山黑豆	*Dumasia truncata* Sieb. et Zucc	豆科
	山槐	*Albizia kalkora* (Roxb.) Prain	豆科
	山野豌豆	*Vicia amoena* Fisch. ex Ser.	豆科
	山皂角(日本皂荚)	*Gleditsia japonica* Miq.	豆科
	少花米口袋	*Gueldenstaedtia verna* (Georgi) Boriss.	豆科
	树锦鸡儿	*Caragana arborescens* (Amm.) Lam.	豆科
	双荚决明	*Cassia bicapsularis* L.	豆科
	四川黄耆	*Astragalus sutchuenensis* Franch.	豆科
	四川长柄山蚂蝗	*Podocarpium podocarpum* (DC.) Yang et P. H. Hang var. szechuenense (Craib) Yang et P. H. Huang	豆科
	四花野豌豆	*Vicia tetrantha* H. W. Kung	豆科
	四籽野豌豆	*Vicia tetrasperma* (L.) Schreb.	豆科
	苏木蓝	*Indigofera carlesii* Craib	豆科
	藤黄檀	*Dalbergia hancei* Benth.	豆科
	天蓝苜蓿	*Medicago lupulina* L.	豆科
	天香藤	*Albizia corniculata* (Lour.) Druce	豆科
	田菁	*Sesbania cannabina* (Retz.) Pers.	豆科
	铁马鞭	*Lespedeza pilosa* (Thunb.) Sieb. et Zucc.	豆科
	庭藤	*Indigofera decora* Lindl.	豆科
	头序歪头菜	*Vicia ohwiana* Hosokawa	豆科
	土圞儿	*Apios fortunei* Maxim.	豆科
	歪头菜	*Vicia unijuga* A. Br.	豆科
	豌豆	*Pisum sativum* L.	豆科
	网络崖豆藤	*Millettia reticulata* Benth.	豆科
	望江南	*Cassia occidentalis* L.	豆科
	细梗胡枝子	*Lespedeza virgata* (Thunb.) DC.	豆科
	细叶百脉根	*Lotus tenuis* Kit. et Waldst. ex Willd.	豆科
	细长柄山蚂蝗	*Podocarpium leptopus* (Benth.) Y. C. Yang & P. H. Huang	豆科
	狭叶米口袋	*Gueldenstaedtia stenophylla* Bunge	豆科
	香花崖豆藤	*Millettia dielsiana* Harms	豆科
	香槐	*Cladrastis wilsonii* Takeda	豆科
	响铃豆	*Crotalaria albida* Heyne ex Roth	豆科
	象鼻藤	*Dalbergia mimosoides* Franch.	豆科

续表

分类	植物名称	学名	所隶属科
	小巢菜	*Vicia hirsuta* (L.) S. F. Gray	豆科
	小槐花	*Desmodium caudatum* (Thunb.) DC.	豆科
	小鸡藤	*Dumasia forrestii* Diels	豆科
	小决明	*Cassia tora* L.	豆科
	小苜蓿	*Medicago minima* (L.) Grufb.	豆科
	小叶三点金	*Desmodium microphyllum* (Thunb.) DC.	豆科
	兴安胡枝子	*Lespedeza daurica* (Laxm.) Schindl.	豆科
	羊蹄甲	*Bauhinia purpurea* L.	豆科
	野扁豆	*Dunbaria villosa* (Thunb.) Makino	豆科
	野大豆	*Glycine soja* Siebold et Zuccarini	豆科
	野葛	*Pueraria lobata* (Willd.) Ohwi	豆科
	野豇豆	*Vigna vexillata* (L.) A. Rich.	豆科
	野苜蓿	*Medicago falcata* L.	豆科
	野豌豆	*Vicia sepium* L.	豆科
	阴山胡枝子	*Lespedeza inschanica* (Maxim.) Schindl.	豆科
	银荆	*Acacia dealbata* Link	豆科
	印度草木樨	*Melilotus indicus* (L.) All.	豆科
	楹树	*Albizia chinensis* (Osbeck) Merr.	豆科
	硬毛棘豆	*Oxytropis hirta* Bunge	豆科
	硬毛山黑豆	*Dumasia hirsuta* Craib	豆科
	羽叶长柄山蚂蝗	*Podocarpium oldhami* (Oliv.) Yang et P. H. Huang	豆科
	圆锥山蚂蝗	*Desmodium elegans* DC.	豆科
	越南槐	*Sophora tonkinensis* Gagnep.	豆科
	云实	*Caesalpinia decapetala* (Roth) Alston	豆科
	皂荚	*Gleditsia sinensis* Lam.	豆科
	贼小豆	*Vigna minima* (Roxb.) Ohwi et Ohashi	豆科
	窄叶野豌豆	*Vicia sativa* subsp. nigra Ehrhart	豆科
	长柄米口袋	*Gueldenstaedtia harmsii* Ulbr.	豆科
	长柄山蚂蝗	*Podocarpium podocarpum* (DC.) Y. C. Yang et P. H. Huang	豆科
	长波叶山蚂蝗	*Desmodium sequax* Wall.	豆科
	长萼鸡眼草	*Kummerowia stipulacea* (Maxim.) Makino	豆科
	长豇豆(亚种)	*Vigna unguiculata* (Linn.) Walp. subsp. sesquipedalis (Linn.) Verdc.	豆科
	长柔毛野豌豆	*Vicia villosa* Roth	豆科

续表

分类	植物名称	学名	所隶属科
	长圆叶山黑豆	*Dumasia oblongifoliolata* Wang et Tang ex Y. T. Wei et S. Lee	豆科
	褶皮黧豆	*Mucuna lamellata* Wilmot—Dear	豆科
	中华胡枝子	*Lespedeza chinensis* G. Don	豆科
	中华狸尾豆	*Uraria sinensis* (Hemsl.) Franch.	豆科
	中华山黧豆	*Lathyrus dielsianus* Harms	豆科
	中南鱼藤	*Derris fordii* Oliv.	豆科
	猪屎豆	*Crotalaria pallida* Ait.	豆科
	紫荆	*Cercis chinensis* Bunge	豆科
	紫苜蓿	*Medicago sativa* L.	豆科
	紫穗槐	*Amorpha fruticosa* L.	豆科
	紫藤	*Wisteria sinensis* (Sims) Sweet.	豆科
	紫云英	*Astragalus sinicus* L.	豆科
	白花酢浆草	*Oxalis acetosella* L.	酢浆草科
	大花酢浆草	*Oxalis bowiei* Herb. ex Lindl.	酢浆草科
	红花酢浆草	*Oxalis corymbosa* DC.	酢浆草科
	黄花酢浆草	*Oxalis pes*—caprae L.	酢浆草科
	三角酢浆草(亚种)	*Oxalis acetosella* L. subsp. japonica (Franch. & Sav.) H. Hara	酢浆草科
	山酢浆草	*Oxalis griffithii* Edgew. et Hook. f.	酢浆草科
	酢浆草	*Oxalis corniculata* L.	酢浆草科
	草地老鹳草	*Geranium pratense* L.	牻牛儿苗科
	反毛老鹳草	*Geranium strigellum* R. Knuth	牻牛儿苗科
	汉荭鱼腥草	*Geranium robertianum* L.	牻牛儿苗科
	湖北老鹳草	*Geranium rosthornii* R. Knuth	牻牛儿苗科
	灰岩紫地榆	*Geranium franchetii* R. Knuth	牻牛儿苗科
	老鹳草	*Geranium wilfordii* Maxim.	牻牛儿苗科
	牻牛儿苗	*Erodium stephanianum* Willd.	牻牛儿苗科
	尼泊尔老鹳草	*Geranium nepalense* Sweet	牻牛儿苗科
	芹叶牻牛儿苗	*Erodium cicutarium* (L.) L'Hér. ex Aiton	牻牛儿苗科
	鼠掌老鹳草	*Geranium sibiricum* L.	牻牛儿苗科
	天竺葵	Pelargonium ×hortorum L. H. Bailey	牻牛儿苗科
	兴安老鹳草	*Geranium maximowiczii* Regel & Maack	牻牛儿苗科
	野老鹳草	*Geranium carolinianum* L.	牻牛儿苗科

续表

分类	植物名称	学名	所隶属科
	中日老鹳草(变种)	*Geranium nepalense* Sweet var. thunbergii (Siebold ex Lindl. & Paxton) Kud	牻牛儿苗科
	旱金莲	*Tropaeolum majus* L.	旱金莲科
	宿根亚麻	*Linum perenne* L.	亚麻科
	亚麻	*Linum usitatissimum* L.	亚麻科
	野亚麻	*Linum stelleroides* Planch.	亚麻科
	蒺藜	*Tribulus terrestris* L.	蒺藜科
	白鲜	*Dictamnus dasycarpus* Turcz.	芸香科
	臭常山	*Orixa japonica* Thunb.	芸香科
	臭节草	*Boenninghausenia albiflora* (Hook.) Reichb. ex Meisn.	芸香科
	臭辣吴萸	*Evodia fargesii* Dode	芸香科
	臭檀吴萸	*Evodia daniellii* (Benn.) F.B.Forbes & Hemsl.	芸香科
	椿叶花椒	*Zanthoxylum ailanthoides* Sieb. et Zucc.	芸香科
	刺花椒	*Zanthoxylum acanthopodium* DC.	芸香科
	刺壳花椒	*Zanthoxylum echinocarpum* Hemsl.	芸香科
	刺异叶花椒	*Zanthoxylum ovalifolium* Wight var. spinifolium (Rehd. et Wils.) Huang	芸香科
	飞龙掌血	*Toddalia asiatica* (L.) Lam.	芸香科
	佛手	*Citrus medica* L. var. sarcodactylis Swingle	芸香科
	梗花椒	*Zanthoxylum stipitatum* Huang	芸香科
	枸橼	*Citrus medica* L.	芸香科
	贵州花椒	*Zanthoxylum esquirolii* Levl.	芸香科
	花椒	*Zanthoxylum bungeanum* Maxim.	芸香科
	花椒簕	*Zanthoxylum scandens* Bl.	芸香科
	黄檗	*Phellodendron amurense* Rupr.	芸香科
	黄皮树	*Phellodendron chinense* Schneid.	芸香科
	尖叶花椒	*Zanthoxylum oxyphyllum* Edgew.	芸香科
	金柑	*Fortunella japonica* (Thunb.) Swingle	芸香科
	金桔	*Fortunella margarita* (Lour.) Swingle	芸香科
	橘	*Citrus reticulata* Blanco	芸香科
	浪叶花椒	*Zanthoxylum undulatifolium* Hemsl.	芸香科
	簕欓花椒	*Zanthoxylum avicennae* (Lam.) DC.	芸香科
	楝叶吴萸	*Evodia glabrifolia* (Champ. ex Benth.) Huang	芸香科
	楝叶吴茱萸	*Tetradium glabrifolium* (Champion ex Bentham) T. G. Hartley	芸香科

续表

分类	植物名称	学名	所隶属科
	两面针	*Zanthoxylum nitidum* (Roxb.) DC.	芸香科
	裸芸香	*Psilopeganum sinense* Hemsl.	芸香科
	毛刺花椒	*Zanthoxylum acanthopodium* DC. var. timbor Hook. f.	芸香科
	密序吴萸	*Evodia henryi* Dode	芸香科
	柠檬	*Citrus limon* (L.) Burm. f.	芸香科
	青花椒	*Zanthoxylum schinifolium* Sieb. et Zucc.	芸香科
	青椒	*Zanthoxylum schinifolium* Sieb. et Zucc.	芸香科
	石虎	*Evodia rutaecarpa* (Juss.) Benth. var. officinalis (Dode) Huang	芸香科
	疏毛吴茱萸	*Evodia rutaecarpa* (Juss.) Benth. var. bodinieri (Dode) Huang	芸香科
	酸橙	*Citrus aurantium* L.	芸香科
	甜橙	*Citrus sinensis* (L.) Osbeck	芸香科
	秃叶黄檗(变种)	*Phellodendron chinense* Schneid. var. glabriusculum Schneid.	芸香科
	吴萸	*Tetradium ruticarpum* (A. Jussieu) T. G. Hartley	芸香科
	吴茱萸	*Evodia rutaecarpa* (Juss.) Benth.	芸香科
	狭叶花椒	*Zanthoxylum stenophyllum* Hemsl.	芸香科
	香橙	*Citrus junos* Sieb. ex Tanaka	芸香科
	香橼	*Citrus medica* L.	芸香科
	小花花椒	*Zanthoxylum micranthum* Hemsl.	芸香科
	砚壳花椒	*Zanthoxylum dissitum* Hemsl.	芸香科
	野花椒	*Zanthoxylum simulans* Hance	芸香科
	宜昌橙	*Citrus ichangensis* Swing.	芸香科
	异叶花椒	*Zanthoxylum ovalifolium* Wight	芸香科
	茵芋	*Skimmia reevesiana* Fort.	芸香科
	柚	*Citrus grandis* (L.) Osbeck	芸香科
	枳	*Poncirus trifoliata* (L.) Raf.	芸香科
	竹叶花椒	*Zanthoxylum armatum* DC.	芸香科
	臭椿	*Ailanthus altissima* (Mill.) Swingle	苦木科
	苦木	*Picrasma quassioides* (D. Don) Benn.	苦木科
	毛臭椿	*Ailanthus giraldii* Dode	苦木科
	鸦胆子	*Brucea javanica* (L.) Merr.	苦木科
	川楝	*Melia toosendan* side. et Zucc.	楝科
	楝	*Melia azedarach* L.	楝科
	香椿	*Toona sinensis* (A. Juss) Roem	楝科

续表

分类	植物名称	学名	所隶属科
	瓜子金	*Polygala japonica* Houtt.	远志科
	荷包山桂花	*Polygala arillata* Buch. —Ham	远志科
	黄花倒水莲	*Polygala fallax* Hemsl. —P. aureocauda Dunn	远志科
	卵叶远志	*Polygala sibirica* L.	远志科
	尾叶远志	*Polygala caudata* Rehd. et Wils.	远志科
	狭叶香港远志	*Polygala hongkongensis* Hensl. var. stenophylla (Hayata) Migo	远志科
	香港远志	*Polygala hongkongensis* Hemsl.	远志科
	小扁豆	*Polygala tatarinowii* Regel	远志科
	小花远志	*Polygala arvensis* Willd. —P. telepioides Willd. ;P. kinii Courtois	远志科
	远志	*Polygala tenuifolia* Willd.	远志科
	长毛籽远志	*Polygala wattersii* Hance	远志科
	白背叶	*Mallotus apelta* (Lour.) Muell. Arg.	大戟科
	白茶树	*Koilodepas hainanense* (Merr.) Airy—Shaw	大戟科
	白饭树	*Flueggea virosa* (Roxb. ex Willd.) Voigt.	大戟科
	白木乌桕	*Sapium japonicum* (Sieb. et Zucc.) Pax et Hoffm.	大戟科
	斑地锦	*Euphorbia maculata* L.	大戟科
	蓖麻	*Ricinus communis* L.	大戟科
	齿裂大戟	*Euphorbia dentata* Michx.	大戟科
	粗糠柴	*Mallotus philippensis* (Lam.) Müll. Arg. var. philippensis	大戟科
	大戟	*Euphorbia pekinensis* Rupr.	大戟科
	大狼毒	*Euphorbia jolkinii* Boiss.	大戟科
	大叶石岩枫	*Mallotus repandus* (Willd.) Muell. Arg. var. megaphyllus Croiz.	大戟科
	地构叶	*Speranskia tuberculata* (Bunge) Baill.	大戟科
	东南野桐	*Mallotus lianus* Croizat	大戟科
	飞扬草	*Euphorbia hirta* L.	大戟科
	甘遂	*Euphorbia kansui* Liou ex S. B. Ho	大戟科
	杠香藤	*Mallotus repandus* (Willd.) Muell. Arg. var. chrysocarpus (Pamp.) S. M. Hwang	大戟科
	革叶算盘子	*Glochidion daltonii* (Müll. Arg.) Kurz	大戟科
	钩腺大戟	*Euphorbia sieboldiana* Morr. ex Decne.	大戟科
	广东地构叶	*Speranskia cantonensis* (Hance) Pax et Hoffm.	大戟科
	红背山麻杆	*Alchornea trewioides* (Benth.) Muell. Arg.	大戟科
	红桑	*Acalypha wilkesiana* Muell. Arg.	大戟科

续表

分类	植物名称	学名	所隶属科
	厚叶算盘子	*Glochidion hirsutum* (Roxb.) Voigt	大戟科
	湖北大戟	*Euphorbia hylonoma* Hand. —Mazz.	大戟科
	湖北算盘子	*Glochidion wilsonii* Hutch.	大戟科
	滑桃树	*Trewia nudiflora* L.	大戟科
	黄苞大戟	*Euphorbia sikkimensis* Boiss.	大戟科
	黄珠子草	*Phyllanthus virgatus* Forst. f.	大戟科
	假奓包叶	*Discocleidion rufescens* (Franch.) Pax et Hoffm.	大戟科
	狼毒大戟	*Euphorbia fischeriana* Steud.	大戟科
	裂苞铁苋菜	*Acalypha brachystachya* Horn.	大戟科
	落萼叶下珠	*Phyllanthus flexuosus* (Sieb. & Zucc.) Müll. Arg.	大戟科
	毛果算盘子	*Glochidion eriocarpum* Champ. ex Benth.	大戟科
	蜜甘草	*Phyllanthus ussuriensis* Rupr. & Maxim.	大戟科
	蜜柑草	*Phyllanthus ussuriensis* Rupr. et Maxim.	大戟科
	木薯	*Manihot esculenta* Crantz	大戟科
	木油桐	*Vernicia montana* Lour.	大戟科
	尼泊尔野桐	*Mallotus nepalensis* Müll. Arg.	大戟科
	千根草	*Euphorbia thymifolia* L.	大戟科
	青灰叶下珠	*Phyllanthus glaucus* Wall. ex Muell. Arg.	大戟科
	秋枫	*Bischofia javanica* Bl.	大戟科
	雀儿舌头	*Leptopus chinensis* (Bunge) Pojark.	大戟科
	乳浆大戟	*Euphorbia esula* L.	大戟科
	山靛	*Mercurialis leiocarpa* Sieb. & Zucc.	大戟科
	山麻杆	*Alchornea davidii* Franch.	大戟科
	山乌桕	*Sapium discolor* (Champ. ex Benth.) Muell. Arg.	大戟科
	石岩枫	*Mallotus repandus* (Rottler) Müll. Arg.	大戟科
	算盘子	*Glochidion puberum* (L.) Hutch.	大戟科
	铁苋菜	*Acalypha australis* L.	大戟科
	通奶草	*Euphorbia hypericifolia* L.	大戟科
	土瓜狼毒	*Euphorbia prolifera* Buch. —Ham. ex D. Don	大戟科
	尾叶铁苋菜	*Acalypha acmophylla* Hemsl.	大戟科
	乌桕	*Sapium sebiferum* (L.) Roxb.	大戟科
	五月茶	*Antidesma bunius* (L.) Spreng.	大戟科
	小叶地锦	*Parthenocissus chinensis* C.L.Li	大戟科

续表

分类	植物名称	学名	所隶属科
	猩猩草	*Euphorbia cyathophora* Murray	大戟科
	续随子	*Euphorbia lathyris* L.	大戟科
	野桐	*Mallotus tenuifolius* Pax	大戟科
	野梧桐	*Mallotus japonicus* (Thunb.) Muell. Arg.	大戟科
	叶下珠	*Phyllanthus urinaria* L.	大戟科
	一叶萩	*Flueggea suffruticosa* (Pall.) Baill.	大戟科
	银边翠	*Euphorbia marginata* Pursh.	大戟科
	油桐	*Vernicia fordii* (Hemsl.) Airy Shaw	大戟科
	泽漆	*Euphorbia helioscopia* L.	大戟科
	长叶大戟	*Euphorbia donii* Oudejans	大戟科
	重阳木	*Bischofia polycarpa* (H. Lév.) Airy－Shaw	大戟科
	板凳果	*Pachysandra axillaris* Franch.	黄杨科
	大花黄杨	*Buxus henryi* Mayr.	黄杨科
	大叶黄杨	*Buxus megistophylla* H. Lév.	黄杨科
	顶花板凳果	*Pachysandra terminalis* Sieb. et Zucc.	黄杨科
	多毛板凳果	*Pachysandra axillaris* Franch. var. stylosa (Dunn) M. Cheng	黄杨科
	黄杨	*Buxus sinica* (Rehder et E. H. Wilson) M. Cheng	黄杨科
	尖叶黄杨	*Buxus sinica* (Rehd. et Wils.) M. Cheng subsp aemulans (Rehd. et Wils.) M. Cheng	黄杨科
	雀舌黄杨	*Buxus bodinieri* lévl.	黄杨科
	匙叶黄杨	*Buxus harlandii* Hance	黄杨科
	双蕊野扇花	*Sarcococca hookeriana* Baill. var. digyna Franch.	黄杨科
	狭叶黄杨	*Buxus stenophylla* Hance	黄杨科
	野扇花	*Sarcococca ruscifolia* Stapf	黄杨科
	长叶柄野扇花	*Sarcococca longipetiolata* M. Cheng	黄杨科
	马桑	*Coriaria nepalensis* Wall.	马桑科
	红麸杨	*Rhus punjabensis* Stewart var. sinica (Diels) Rehd. et Wils	漆树科
	厚皮树	*Lannea coromandelica* (Houtt.) Merr.	漆树科
	黄连木	*Pistacia chinensis* Bunge	漆树科
	黄栌	*Cotinus coggygria* Scop.	漆树科
	火炬树	*Rhus typhina* L.	漆树科
	毛脉南酸枣	*Choerospondias axillaris* var. pubinervis (Rehder & E. H. Wilson) B. L. Burtt & A. W. Hill	漆树科

续表

分类	植物名称	学名	所隶属科
	毛漆树	*Toxicodendron trichocarpum* (Miq.) Kuntze	漆树科
	南酸枣	*Choerospondias axillaris* (Roxb.) B. L. Burtt et A. W. Hill	漆树科
	漆树	*Toxicodendron vernicifluum* (Stokes) F. A. Barkley	漆树科
	青麸杨	*Rhus potaninii* Maxim.	漆树科
	四川黄栌	*Cotinus szechuanensis* Pènzes	漆树科
	盐肤木	*Rhus chinensis* Mill.	漆树科
	盐肤木（原变种）	*Rhus chinensis* Mill. var. chinensis	漆树科
	野漆	*Toxicodendron succedaneum* (L.) O. Kuntze	漆树科
	秤星树	*Ilex asprella* (Hook. et Arn.) Champ. ex Benth.	冬青科
	齿叶冬青	*Ilex crenata* Thunb.	冬青科
	刺叶冬青	*Ilex bioritsensis* Hayta	冬青科
	大别山冬青	*Ilex dabieshanensis* K. Yao & M. B. Deng	冬青科
	大柄冬青	*Ilex macropoda* Miq.	冬青科
	大果冬青	*Ilex macrocarpa* Oliv.	冬青科
	大叶冬青	*Ilex latifolia* Thunb.	冬青科
	冬青	*Ilex chinensis* Sims	冬青科
	枸骨	*Ilex cornuta* Lindl.	冬青科
	光叶细刺枸骨	*Ilex hylonoma* Hu et Tang var. glabra S. Y. Hu	冬青科
	厚叶冬青	*Ilex elmerrilliana* S. Y. Hu	冬青科
	华中枸骨	*Ilex centrochinensis* S. Y. Hu	冬青科
	具柄冬青	*Ilex pedunculosa* Miq.	冬青科
	满树星	*Ilex aculeolata* Nakai	冬青科
	猫儿刺	*Ilex pernyi* Franch.	冬青科
	毛枝冬青	*Ilex dasyclada* C. Y. Wu	冬青科
	珊瑚冬青	*Ilex corallina* Franch.	冬青科
	神农架冬青	*Ilex shennongjiaensis* T. R. Dudley & S. C. Sun	冬青科
	四川冬青	*Ilex szechwanensis* Loes.	冬青科
	铁冬青	*Ilex rotunda* Thunb.	冬青科
	尾叶冬青	*Ilex wilsonii* Loes.	冬青科
	细齿冬青	*Ilex denticulata* Wall. ex Wight	冬青科
	狭叶冬青	*Ilex fargesii* Franch.	冬青科
	香冬青	*Ilex suaveolens* (Lévl.) Loes	冬青科
	云南冬青	*Ilex yunnanensis* Franch.	冬青科

续表

分类	植物名称	学名	所隶属科
	长柄冬青	*Ilex dolichopoda* Merr. et Chun	冬青科
	长叶枸骨	*Ilex georgei* Comb.	冬青科
	白杜	*Euonymus maackii* Rupr.	卫矛科
	百齿卫矛	*Euonymus centidens* Lévl.	卫矛科
	常春卫矛	*Euonymus hederaceus* Champ. ex Benth.	卫矛科
	垂丝卫矛	*Euonymus oxyphyllus* Miq.	卫矛科
	刺茶美登木	*Maytenus variabilis* (Hemsl.) C. Y. Cheng	卫矛科
	刺果卫矛	*Euonymus acanthocarpus* Franch. var. scandens (Loes.) Blakel. — E. theifoliun Wall. var. scandens Loes.	卫矛科
	大果卫矛	*Euonymus myrianthus* Hemsl.	卫矛科
	大花卫矛	*Euonymus grandiflorus* Wall.	卫矛科
	大芽南蛇藤	*Celastrus gemmatus* Loes.	卫矛科
	灯油藤	*Celastrus paniculatus* Willd. subsp. multiflorus (Roxb.) D. Hou	卫矛科
	冬青卫矛	*Euonymus japonicus* Thunb.	卫矛科
	短梗南蛇藤	*Celastrus rosthornianus* Loes.	卫矛科
	粉背南蛇藤	*Celastrus hypoleucus* (Oliv.) Ward.	卫矛科
	扶芳藤	*Euonymus fortunei* (Turcz.) Hand. —Mazz.	卫矛科
	过山枫	*Celastrus aculeatus* Merr.	卫矛科
	核子木	*Perrottetia racemosa* (Oliv.) Loes.	卫矛科
	灰叶南蛇藤	*Celastrus glaucophyllus* Rehder & E. H. Wilson	卫矛科
	胶州卫矛	*Euonymus kiautschovicus* Loes.	卫矛科
	角翅卫矛	*Euonymus cornutus* Hemsl.	卫矛科
	矩叶卫矛	*Euonymus oblongifolius* Loes. et Rehd.	卫矛科
	苦皮藤	*Celastrus angulatus* Maxim.	卫矛科
	昆明山海棠	*Tripterygium hypoglaucum* (Levl.) Hutch.	卫矛科
	雷公藤	*Tripterygium wilfordii* Hook. f.	卫矛科
	裂果卫矛	*Euonymus dielsianus* Loes. ex Diels	卫矛科
	南川卫矛	*Euonymus bockii* Loes. ex Diels	卫矛科
	南蛇藤	*Celastrus orbiculatus* Thunb.	卫矛科
	青江藤	*Celastrus hindsii* Benth.	卫矛科
	曲脉卫矛	*Euonymus venosus* Hemsl.	卫矛科
	肉花卫矛	*Euonymus carnosus* Hemsl.	卫矛科
	软刺卫矛	*Euonymus aculeatus* Hemsl.	卫矛科

续表

分类	植物名称	学名	所隶属科
	陕西卫矛	*Euonymus schensianus* Maxim.	卫矛科
	石枣子	*Euonymus sanguineus* Loes. ex Diels	卫矛科
	疏花卫矛	*Euonymus laxiflorus* Champ.（+ex Benth.）	卫矛科
	栓翅卫矛	*Euonymus phellomanus* Loes.	卫矛科
	双歧卫矛	*Euonymus distichus* H. Lév.	卫矛科
	丝棉树	*Euonymus bungeaus* Maxim.	卫矛科
	卫矛	*Euonymus alatus*（Thunb.）Sieb	卫矛科
	无柄卫矛	*Euonymus subsessilis* Sprague	卫矛科
	西南卫矛	*Euonymus hamiltonianus* Wall.	卫矛科
	小果卫矛	*Euonymus microcarpus*（Oliv.）Sprague	卫矛科
	小南蛇藤	*Celastrus cuneatus*（Rehd. et Wils.）C. Y. Cheng et T. C. Kao	卫矛科
	银边卫矛	*Euonymus japonicus* L. f. albo—marginata T. Moore ex Rehd.	卫矛科
	疣点卫矛	*Euonymus verrucosoides* Loes.	卫矛科
	圆叶南蛇藤	*Celastrus kusanoi* Hayata.	卫矛科
	长叶卫矛	*Euonymus kwangtungensis* C. Y. Cheng	卫矛科
	紫花卫矛	*Euonymus porphyreus* Loes.	卫矛科
	膀胱果	*Staphylea holocarpa* Hemsl.	省沽油科
	省沽油	*Staphylea bumalda* DC.	省沽油科
	野鸦椿	*Euscaphis japonica*（Thunb.）Dippel	省沽油科
	瘿椒树	*Tapiscia sinensis* Oliv.	省沽油科
	薄叶槭	*Acer tenellum* Pax	槭树科
	梣叶槭	*Acer negundo* L.	槭树科
	茶条槭	*Acer ginnala* Maxim.	槭树科
	房县槭	*Acer Franchetii* Pax	槭树科
	飞蛾槭	*Acer oblongum* Wall. ex DC.	槭树科
	光叶槭	*Acer laevigatum* Wall.	槭树科
	鸡爪槭	*Acer Palmatum* Thunb.	槭树科
	建始槭	*Acer henryi* Pax	槭树科
	金钱槭	*Dipteronia sinensis* Oliv.	槭树科
	苦茶槭	*Acer ginnala* Maxim. subsp. theiferum（Fang.）Fang	槭树科
	阔叶槭	*Acer amplum* Rehder	槭树科
	罗浮槭	*Acer fabri* Hance	槭树科
	秦岭槭	*Acer tsinglingense* W. P. Fang & C. C. Hsieh	槭树科

续表

分类	植物名称	学名	所隶属科
	青榨槭	*Acer davidii* Franch.	槭树科
	三角槭	*Acer buergerianum* Miq.	槭树科
	三峡槭	*Acer wilsonii* Rehder	槭树科
	色木槭	*Acer pictum* Thunb.	槭树科
	扇叶槭	*Acer flabellatum* Rehder	槭树科
	疏花槭	*Acer laxiflorum* Pax	槭树科
	四蕊槭	*Acer Tetramerum* Pax	槭树科
	五尖槭	*Acer maximowiczii* Pax	槭树科
	五裂槭	*Acer oliverianum* Pax	槭树科
	婺源槭	*Acer wuyuanense* W. P. Fang & Y. T. Wu	槭树科
	血皮槭	*Acer griseum* (Franch.) Pax	槭树科
	元宝槭	*Acer truncatum* Bunge	槭树科
	长柄槭	*Acer longipes* Franch. ex Rehder	槭树科
	中华槭	*Acer sinense* Pax	槭树科
	七叶树	*Aesculus chinensis* Bunge	七叶树科
	天师栗	*Aesculus wilsonii* Rehd.	七叶树科
	倒地铃	*Cardiospermum halicacabum* L	无患子科
	复羽叶栾树	*Koelreuteria bipinnata* Franch. var. integrifoliola (Merr.) T. Chen	无患子科
	荔枝	*Litchi chinensis* Sonn.	无患子科
	栾树	*Koelreuteria paniculata* Laxm.	无患子科
	伞花木	*Eurycorymbus cavaleriei* (Levl.) Rehd. & Hand. —Mazz.	无患子科
	台湾栾树	*Koelreuteria elegans* (Seem.) A. C. Smith subsp. formosana (Hayata) Meyer	无患子科
	无患子	*Sapindus mukorossi* Gaertn.	无患子科
	凹萼清风藤	*Sabia emarginata* Lec.	清风藤科
	垂枝泡花树	*Meliosma flexuosa* Pamp.	清风藤科
	多花清风藤	*Sabia schumanniana* Diels subsp. pluriflora (Rehd. & Wils.) Y. F. Wu	清风藤科
	鄂西清风藤	*Sabia campanulata* Wall. ex Roxb. subsp. ritchieae (Rehd. & Wils.) Y. F. Wu	清风藤科
	尖叶清风藤	*Sabia swinhoei* Hemsl. ex Forb. et Hemsl.	清风藤科
	珂楠树	*Meliosma beaniana* Rehd. & Wils.	清风藤科
	泡花树	*Meliosma cuneifolia* Franch.	清风藤科
	清风藤	*Sabia japonica* Maxim.	清风藤科

续表

分类	植物名称	学名	所隶属科
	四川清风藤	*Sabia schumanniana* Diels	清风藤科
	齿萼凤仙花	*Impatiens dicentra* Franch. ex Hook. f	凤仙花科
	大旗瓣凤仙花	*Impatiens macrovexilla* Y. L. Chen	凤仙花科
	耳叶凤仙花	*Impatiens delavayi* Franch.	凤仙花科
	封怀凤仙花	*Impatiens fenghwaiana* Y. L. Chen	凤仙花科
	凤仙花	*Impatiens balsamina* L.	凤仙花科
	牯岭凤仙花	*Impatiens davidii* Franch.	凤仙花科
	红雉凤仙花	*Impatiens oxyanthera* Hook. f.	凤仙花科
	湖北凤仙花	*Impatiens pritzelii* Hook. f.	凤仙花科
	黄金凤	*Impatiens siculifer* Hook. f.	凤仙花科
	睫萼凤仙花	*Impatiens blepharosepala* Pritz. ex Diels	凤仙花科
	睫毛萼凤仙花	*Impatiens blepharosepala* E. Pritz.	凤仙花科
	块节凤仙花	*Impatiens pinfanensis* Hook. f.	凤仙花科
	裂距凤仙花	*Impatiens fissicornis* Maxim.	凤仙花科
	路南凤仙花	*Impatiens loulanensis* Hook. f.	凤仙花科
	美丽凤仙花	*Impatiens bellula* Hook. f.	凤仙花科
	锐齿凤仙花	*Impatiens arguta* Hook. f. et Thoms	凤仙花科
	水金凤	*Impatiens noli*—tangere L.	凤仙花科
	细柄凤仙花	*Impatiens leptocaulon* Hook. f.	凤仙花科
	心萼凤仙花	*Impatiens henryi* Priz. ex Diels	凤仙花科
	野凤仙花	*Impatiens textorii* Miq.	凤仙花科
	翼萼凤仙花	*Impatiens pterosepala* Hook. f	凤仙花科
	窄萼凤仙花	*Impatiens stenosepala* E. Pritz.	凤仙花科
	长翼凤仙花	*Impatiens longialata* Pritz. ex Diels	凤仙花科
	紫萼凤仙花	*Impatiens platychlaena* Hook. f.	凤仙花科
	薄叶鼠李	*Rhamnus leptophylla* Schneid.	鼠李科
	北枳椇	*Hovenia dulcis* Thunb.	鼠李科
	大叶勾儿茶	*Berchemia huana* Rehd.	鼠李科
	滇刺枣	*Ziziphus mauritiana* Lam.	鼠李科
	冻绿	*Rhamnus utilis* Decne.	鼠李科
	多花勾儿茶	*Berchemia floribunda* (Wall.) Brongn	鼠李科
	多脉猫乳	*Rhamnella martinii* (Lévl.) Schneid.	鼠李科
	多叶勾儿茶	*Berchemia polyphylla* Wall. ex M. A. Lawsen	鼠李科

续表

分类	植物名称	学名	所隶属科
	峨眉勾儿茶	*Berchemia omeiensis* Fang ex Y. L. Chen	鼠李科
	梗花雀梅藤	*Sageretia henryi* J. R. Drumm. et Sprague	鼠李科
	勾儿茶	*Berchemia sinica* Schneid.	鼠李科
	钩齿鼠李	*Rhamnus lamprophylla* C. K. Schneid.	鼠李科
	牯岭勾儿茶	*Berchemia kulingensis* Schneid.	鼠李科
	光枝勾儿茶	*Berchemia polyphylla* Wall. ex M. A. Lawsen var. leioclada (Hand. —Mazz.) Hand. —Mazz.	鼠李科
	黑桦树	*Rhamnus maximovicziana* J. J. Vassil.	鼠李科
	湖北鼠李	*Rhamnus hupehensis* Schneid.	鼠李科
	黄背勾儿茶	*Berchemia flavescens* (Wall.) Brongn.	鼠李科
	亮叶鼠李	*Rhamnus hemsleyana* C. K. Schneid.	鼠李科
	卵叶鼠李	*Rhamnus bungeana* J. J. Vassil.	鼠李科
	马甲子	*Paliurus ramosissimus* (Lour.) Poir	鼠李科
	猫乳	*Rhamnella franguloides* (Maxim.) Weberb.	鼠李科
	毛背猫乳	*Rhamnella julianae* C. K. Schneid.	鼠李科
	毛果枳椇	*Hovenia trichocarpa* Chun et Tsiang	鼠李科
	尼泊尔鼠李	*Rhamnus napalensis* (Wall.) Laws.	鼠李科
	雀梅藤	*Sageretia thea* (Osbeck) M. C. Johnst.	鼠李科
	锐齿鼠李	*Rhamnus arguta* Maxim.	鼠李科
	山鼠李	*Rhamnus wilsonii* C. K. Schneid.	鼠李科
	少脉雀梅藤	*Sageretia paucicostata* Maxim.	鼠李科
	鼠李	*Rhamnus davurica* Pall.	鼠李科
	酸枣	*Ziziphus jujuba* Mill. var. spinosa (Bunge) Hu ex H. F. Chow	鼠李科
	桃叶鼠李	*Rhamnus iteinophylla* C. K. Schneid.	鼠李科
	铜钱树	*Paliurus hemsleyanus* Rehd.	鼠李科
	尾叶雀梅藤	*Sageretia subcaudata* C. K. Schneid.	鼠李科
	无刺枣	*Ziziphus jujuba* Mill. var. inermis (Bunge) Rehder	鼠李科
	小冻绿树	*Rhamnus rosthornii* E. Pritz.	鼠李科
	圆叶鼠李	*Rhamnus globosa* Bunge	鼠李科
	云南勾儿茶	*Berchemia yunnanensis* Franch	鼠李科
	枣	*Ziziphus jujuba* Mill.	鼠李科
	长叶冻绿	*Frangula crenata* (Siebold et Zucc.) Miq.	鼠李科
	枳椇	*Hovenia acerba* Lindl.	鼠李科

续表

分类	植物名称	学名	所隶属科
	皱叶雀梅藤	*Sageretia rugosa* Hance	鼠李科
	皱叶鼠李	*Rhamnus rugulosa* Hemsl.	鼠李科
	白蔹	*Ampelopsis japonica* (Thunb.) Makino	葡萄科
	白毛乌蔹莓	*Cayratia albifolia* C. L. Li	葡萄科
	变叶葡萄	*Vitis piasezkii* Maxim.	葡萄科
	刺葡萄	*Vitis davidii* (Roman.) Fox——Spinovitis davidii Roman.	葡萄科
	大果俞藤	*Yua austro*—orientalis (Metcalf) C. L. Li	葡萄科
	大叶蛇葡萄	*Ampelopsis megalophylla* Diels et Gilg	葡萄科
	地锦	*Parthenocissus tricuspidata* (Sieb. et Zucc.) Planch.	葡萄科
	东北蛇葡萄	*Ampelopsis heterophylla* var. brevipedunculata	葡萄科
	东南葡萄	*Vitis chunganensis* Hu	葡萄科
	多花崖爬藤	*Tetrastigma campylocarpum* (Kurz) Planch.	葡萄科
	葛藟葡萄	*Vitis flexuosa* Thunb.	葡萄科
	牯岭蛇葡萄	*Ampelopsis heterophylla* var. kulingensis	葡萄科
	广东蛇葡萄	*Ampelopsis cantoniensis* (Hook. et Arn.) Planch.	葡萄科
	湖北葡萄	*Vitis silvestrii* Pamp.	葡萄科
	花叶地锦	*Parthenocissus henryana* (Hemsl.) Diels et Gilg	葡萄科
	华东葡萄	*Vitis pseudoreticulata* W. T. Wang	葡萄科
	华中乌蔹莓	*Cayratia oligocarpa* (Lévl. et Vant.) Gagnep.	葡萄科
	桦叶葡萄	*Vitis betulifolia* Diels et Gilg	葡萄科
	尖叶乌蔹莓	*Cayratia japonica* (Thunb.) Gagnep. var. pseudotrifolia (W. T. Wang) C. L. Li	葡萄科
	蓝果蛇葡萄	*Ampelopsis bodinieri* (Lévl. et Vant.) Rehd	葡萄科
	菱叶崖爬藤	*Tetrastigma triphyllum* (Gagnep.) W. T. Wang	葡萄科
	绿爬山虎	*Parthenocissus laetivirens* Rehd.	葡萄科
	绿叶地锦	*Parthenocissus laetevirens* Rehder	葡萄科
	葎叶蛇葡萄	*Ampelopsis humulifolia* Bunge	葡萄科
	毛葡萄	*Vitis heyneana* Roemer et Schultes	葡萄科
	毛叶崖爬藤	*Tetrastigma obtectum* (Wall. ex M. A. Lawson) Planch. ex Franch. var. pilosum Gagnep.	葡萄科
	毛枝崖爬藤	*Tetrastigma obovatum* (Laws.) Gagnep	葡萄科
	葡萄	*Vitis vinifera* L.	葡萄科
	秋葡萄	*Vitis romaneti* Roman.	葡萄科

续表

分类	植物名称	学名	所隶属科
	三裂蛇葡萄	*Ampelopsis delavayana* Planch.	葡萄科
	三叶地锦	*Parthenocissus semicordata* (Wallich) Planchon	葡萄科
	三叶乌蔹莓	*Cayratia trifolia* (L.) Domin.	葡萄科
	三叶崖爬藤	*Tetrastigma hemsleyanum* Diels & Gilg	葡萄科
	桑叶葡萄	*Vitis heyneana* Roem. et Schult subsp. ficifolia (Bge.) C. L. Li	葡萄科
	山葡萄	*Vitis amurensis* Rupr.	葡萄科
	上林崖爬藤	*Tetrastigma shanglinense* W. T. Wang.	葡萄科
	蛇葡萄	*Ampelopsis glandulosa* (Wallich) Momiyama	葡萄科
	网脉葡萄	*Vitis wilsonae* Veitch.	葡萄科
	尾叶崖爬藤	*Tetrastigma caudatum* Merr. & Chun	葡萄科
	乌蔹莓	*Cayratia japonica* (Thunb.) Gagnep.	葡萄科
	乌头叶蛇葡萄	*Ampelopsis aconitifolia* Bunge	葡萄科
	五叶地锦	*Parthenocissus quinquefolia* (L.) Planch.	葡萄科
	武汉葡萄	*Vitis wuhanensis* C. L. Li	葡萄科
	显齿蛇葡萄	*Ampelopsis grossedentata* (Hand. —Mazz.) W. T. Wang—A. cantoniensis (Hook. et Arn.) Planch. var. grossedentata Hand. —Mazz.	葡萄科
	小果葡萄	*Vitis balansana* Planch.	葡萄科
	小叶葡萄	*Vitis sinocinerea* W. T. Wang	葡萄科
	心叶乌蔹莓	*Cayratia cordifolia* C. Y. Wu ex C. L. Li	葡萄科
	崖爬藤	*Tetrastigma obtectum* (Wall.) Planch.	葡萄科
	异叶地锦	*Parthenocissus dalzielii* Gagnep.	葡萄科
	异叶爬山虎	*Parthenocissus heterophylla* (Bl.) Merr	葡萄科
	异叶蛇葡萄	*Ampelopsis glandulosa* (Wallich) Momiyama var. heterophylla (Thunberg) Momiyama	葡萄科
	蘡薁	*Vitis bryoniifolia* Bunge	葡萄科
	俞藤	*Yua thomsonii* (Laws.) C. L. Li	葡萄科
	羽叶蛇葡萄	*Ampelopsis chaffanjonii* (Lévl.) Rehd.	葡萄科
	圆叶乌蔹莓	*Cayratia trifolia* (L.) Domin var. quinquefoliola W. T. Wang	葡萄科
	掌裂蛇葡萄	*Ampelopsis delavayana* Planch. var. glabra (Diels & Gilg) C. L. Li	葡萄科
	杜英	*Elaeocarpus decipiens* Hemsl.	杜英科
	日本杜英	*Elaeocarpus japonicus* Sieb. & Zucc.	杜英科
	中华杜英	*Elaeocarpus chinensis* (Gardn. et Champ.) Hook. f. ex Benth	杜英科

续表

分类	植物名称	学名	所隶属科
	扁担杆	*Grewia biloba* G. Don	椴树科
	刺蒴麻	*Triumfetta rhomboidea* Jacq.	椴树科
	椴树	*Tilia tuan* Szyszl.	椴树科
	粉椴	*Tilia oliveri* Szyszyl.	椴树科
	光果田麻	*Corchoropsis psilocarpa* Harms et Loes.	椴树科
	华椴	*Tilia chinensis* Maxim.	椴树科
	黄麻	*Corchorus capsularis* L.	椴树科
	毛糯米椴	*Tilia henryana* Szyszyl.	椴树科
	少脉椴	*Tilia paucicostata* Maxim.	椴树科
	田麻	*Corchoropsis tomentosa*（Thunb.）Makino	椴树科
	甜麻	*Corchorus aestuans* L.	椴树科
	小花扁担杆	*Grewia biloba* G. Don var. parviflora（Bge.）Hand. —Mazz.	椴树科
	拔毒散	*Sida szechuensis* Matsuda	锦葵科
	白背黄花稔	*Sida rhombifolia* L.	锦葵科
	草棉	*Gossypium herbaceum* L.	锦葵科
	地桃花	*Urena lobata* L.	锦葵科
	冬葵	*Malva verticillata* L.	锦葵科
	梵天花	*Urena procumbens* L.	锦葵科
	刚毛黄蜀葵	*Abelmoschus manihot*（L.）Medicus var. pungens（Roxb.）Hochr.	锦葵科
	湖南黄花稔	*Sida cordifolioides* Feng	锦葵科
	华苘麻	*Abutilon sinense* Oliv.	锦葵科
	黄花稔	*Sida acuta* Burm. f.	锦葵科
	黄葵	*Abelmoschus moschatus* Medic.	锦葵科
	黄蜀葵	*Abelmoschus manihot*（L.）Medicus	锦葵科
	箭叶秋葵	*Abelmoschus sagittifolius*（Kurz）Merr.	锦葵科
	锦葵	*Malva sinensis* Cav.	锦葵科
	咖啡黄葵	*Abelmoschus esculentus*（L.）Moench	锦葵科
	陆地棉	*Gossypium hirsutum* L.	锦葵科
	木芙蓉	*Hibiscus mutabilis* L.	锦葵科
	木槿	*Hibiscus syriacus* L.	锦葵科
	桤叶黄花稔	*Sida alnifolia* L.	锦葵科
	苘麻	*Abutilon theophrasti* Medic.	锦葵科
	三月花葵	*Lavatera trimestris*（L.）Salisb	锦葵科

续表

分类	植物名称	学名	所隶属科
	蜀葵	*Althaea rosea* Linnaeus	锦葵科
	心叶黄花稔	*Sida cordifolia* L.	锦葵科
	野西瓜苗	*Hibiscus trionum* L.	锦葵科
	圆叶锦葵	*Malva pusilla* Smith	锦葵科
	朱槿	*Hibiscus rosa*—sinensis L.	锦葵科
	家麻树	*Sterculia pexa* Pierre	梧桐科
	马松子	*Melochia corchorifolia* L.	梧桐科
	山芝麻	*Helicteres angustifolia* L.	梧桐科
	梧桐	*Firmiana simplex*（Linnaeus）W.Wight	梧桐科
	巴东猕猴桃	*Actinidia tetramera* Maxim. var. badongensis C. F. Liang	猕猴桃科
	糙毛猕猴桃	*Actinidia fulvicoma* Hance var. lanata（Hemsl.）C. F. Liang f. hirsuta（Finet et Gagnep.）C. F. Liang	猕猴桃科
	刺毛猕猴桃	*Actinidia chinensis* Planch. var. setosa H. L. Li	猕猴桃科
	大籽猕猴桃	*Actinidia macrosperma* C. F. Liang	猕猴桃科
	对萼猕猴桃	*Actinidia valvata* Dunn	猕猴桃科
	革叶猕猴桃	*Actinidia rubricaulis* Dunn var. coriacea（Finet et Gagnep.）C. F. Liang	猕猴桃科
	葛枣猕猴桃	*Actinidia polygama*（Sieb. et Zucc.）Maxim.	猕猴桃科
	狗枣猕猴桃	*Actinidia kolomikta*（Rupr. et Maxim.）Maxim.	猕猴桃科
	黑蕊猕猴桃	*Actinidia melanandra* Franch.	猕猴桃科
	红茎猕猴桃	*Actinidia rubricaulis* Dunn.	猕猴桃科
	滑叶猕猴桃	*Actinidia laevissima* C. F. Liang	猕猴桃科
	黄毛猕猴桃	*Actinidia fulvicoma* Hance	猕猴桃科
	京梨猕猴桃	*Actinidia callosa* Lindl. var. henryi Maxim.	猕猴桃科
	阔叶猕猴桃	*Actinidia latifolia*（Gardn. et Champ.）Merr.	猕猴桃科
	毛蕊猕猴桃	*Actinidia trichogyna* Franch.	猕猴桃科
	软枣猕猴桃	*Actinidia arguta*（Siebold. et Zucc.）Planch. ex Miq.	猕猴桃科
	四萼猕猴桃	*Actinidia tetramera* Maxim.	猕猴桃科
	异色猕猴桃	*Actinidia callosa* Lindl. var. discolor C. F. Liang	猕猴桃科
	硬齿猕猴桃	*Actinidia callosa* Lindl.	猕猴桃科
	硬毛猕猴桃	*Actinidia chinensis* Planch. var. hispida C. F. Liang	猕猴桃科
	中华猕猴桃	*Actinidia chinensis* Planch.	猕猴桃科
	紫果猕猴果	*Actinidia arguta*（Sieb. et Zucc.）Planch. ex Miq var. purpurea（Rehd.）C. F. Liang	猕猴桃科

续表

分类	植物名称	学名	所隶属科
	茶	*Camellia sinensis* (L.) O. Kuntze	山茶科
	翅柃	*Eurya alata* Kobuski	山茶科
	粗毛石笔木	*Tutcheria hirta* (Hand. —Mazz.) H. L. Li	山茶科
	滇山茶	*Camellia reticulata* Lindl.	山茶科
	格药柃	*Eurya muricata* Dunn var. muricata	山茶科
	厚皮香	*Ternstroemia gymnanthera* (Wight et Arn.) Beddome	山茶科
	湖北瘤果茶	*Camellia hupehensis* H. T. Chang	山茶科
	黄杨叶连蕊茶	*Camellia buxifolia* H. T. Chang	山茶科
	尖连蕊茶	*Camellia cuspidata* Wright var. cuspidata	山茶科
	柃木	*Eurya japonica* Thunb.	山茶科
	毛柄连蕊茶	*Camellia fraterna* Hance	山茶科
	山茶	*Camellia japonica* L.	山茶科
	四角柃	*Eurya tetragonoclada* Merr. et Chun	山茶科
	秃梗连蕊茶	*Camellia dubia* Sealy	山茶科
	微毛柃	*Eurya hebeclados* L. K. Ling	山茶科
	细齿叶柃	*Eurya nitida* Korth.	山茶科
	细枝柃	*Eurya loquaiana* Dunn	山茶科
	小瘤果茶	*Camellia parvimuricata* H. T. Chang	山茶科
	杨桐	*Adinandra millettii* (Hook. et Arn.) Benth. et Hook. f. ex Hance	山茶科
	油茶	*Camellia oleifera* Abel.	山茶科
	窄叶柃	*Eurya stenophylla* Merr. var. stenophylla	山茶科
	紫茎	*Stewartia sinensis* Rehd. et Wils.	山茶科
	八角枫	*Alangium chinense* (Lour.) Harms	八角枫科
	瓜木	*Alangium platanifolium* (Siebold & Zucc.) Harms	八角枫科
	阔叶八角枫	*Alangium faberi* Oliv. var. platyphyllum Ghun et How	八角枫科
	毛八角枫	*Alangium kurzii* Craib	八角枫科
	三裂八角枫	*Alangium platanifolium* (Sieb. et Zucc.) Harms var. trilobum (Miq.) Ohwi——Marlea platanifolia Sieb. et Zucc. var. triloba Miq.	八角枫科
	小花八角枫	*Alangium faberi* Oliv.	八角枫科
	云南八角枫	*Alangium yunnanense* C. Y. Wu ex W. P. Fang	八角枫科
	败酱	*Patrinia scabiosifolia* Fisch. ex Trevir.	败酱科
	斑花败酱	*Patrinia punctiflora* Hsu et H. J. Wang	败酱科

续表

分类	植物名称	学名	所隶属科
	糙叶败酱	*Patrinia rupestris* (Pall .) Juss. subsp. scabra (Bunge) H. J. Wang	败酱科
	宽叶缬草	*Valeriana officinalis* L. var. latifolia Miq.	败酱科
	墓头回	*Patrinia heterophylla* Bunge	败酱科
	攀倒甑	*Patrinia villosa* (Thunb.) Juss.	败酱科
	柔垂缬草	*Valeriana flaccidissima* Maxim.	败酱科
	少蕊败酱	*Patrinia monandra* C. B. Clarke	败酱科
	缬草	*Valeriana officinalis* L.	败酱科
	岩败酱	*Patrinia rupestris* (Pall.) Juss.	败酱科
	窄叶败酱	*Patrinia heterophylla* Bunge subsp. angustifolia (Hemsl.) H. J. Wang	败酱科
	长序缬草	*Valeriana hardwickii* Wall.	败酱科
	蜘蛛香	*Valeriana jatamansi* Jones	败酱科
	矮桃	*Lysimachia clethroides* Duby	报春花科
	矮星宿菜	*Lysimachia pumila* (Baudo) Franch.	报春花科
	巴东过路黄	*Lysimachia patungensis* Hand. —Mazz.	报春花科
	巴山过路黄	*Lysimachia hypericoides* Hemsl.	报春花科
	保康报春	*Primula neurocalyx* Franch.	报春花科
	报春花	*Primula malacoides* Franch.	报春花科
	北延叶珍珠菜	*Lysimachia silvestrii* (Pamp.) Hand. —Mazz.	报春花科
	藏报春	*Primula sinensis* Sabine ex Lindl.	报春花科
	齿萼报春	*Primula odontocalyx* (Franch.) Pax	报春花科
	大叶过路黄	*Lysimachia fordiana* Oliv.	报春花科
	点地梅	*Androsace umbellata* (Lour.) Merr. —Drosera umbellata Lour.	报春花科
	点腺过路黄	*Lysimachia hemsleyana* Maxim. ex Oliv.	报春花科
	点叶落地梅	*Lysimachia punctatilimba* C. Y. Wu	报春花科
	峨眉过路黄	*Lysimachia omeiensis* Hemsl.	报春花科
	鄂报春	*Primula obconica* Hance	报春花科
	耳叶珍珠菜	*Lysimachia auriculata* Hemsl.	报春花科
	管茎过路黄	*Lysimachia fistulosa* Hand —Mazz.	报春花科
	贯叶过路黄	*Lysimachia perfoliata* Hand. —Mazz.	报春花科
	广西过路黄	*Lysimachia alfredii* Hance	报春花科
	过路黄	*Lysimachia christinae* Hance	报春花科
	黑腺珍珠菜	*Lysimachia heterogenea* Klatt.	报春花科
	红根草	*Lysimachia fortunei* Maxim.	报春花科

续表

分类	植物名称	学名	所隶属科
	虎尾草	*Lysimachia barystachys* Bunge	报春花科
	灰绿报春	*Primula cinerascens* Franch.	报春花科
	金爪儿	*Lysimachia grammica* Hance.	报春花科
	临时救	*Lysimachia congestiflora* Hemsl.	报春花科
	露珠珍珠菜	*Lysimachia circaeoides* Hemsl.	报春花科
	卵叶报春	*Primula ovalifolia* Franch.	报春花科
	轮叶过路黄	*Lysimachia klattiana* Hance	报春花科
	落地梅	*Lysimachia paridiformis* Franch.	报春花科
	毛茛叶报春	*Primula cicutariifolia* Pax——P. ranunculoides Chen; P. ranunculoides Chen var. minor Chen.	报春花科
	米仓山报春	*Primula scopulorum* Balf. f. & Farrer	报春花科
	南川过路黄	*Lysimachia nanchuanensis* C. Y. Wu	报春花科
	山萝过路黄	*Lysimachia melampyroides* R. Knugh.	报春花科
	陕西羽叶报春	*Primula filchnerae* R. Knuth	报春花科
	疏头过路黄	*Lysimachia pseudohenryi* Pamp.	报春花科
	綫瓣珍珠菜	*Lysimachia glanduliflora* Hanelt.	报春花科
	无粉报春	*Primula efarinosa* Pax	报春花科
	细梗香草	*Lysimachia capillipes* Hemsl.	报春花科
	狭叶落地梅	*Lysimachia paridiformis* Franch. var. stenophylla Franch.	报春花科
	狭叶珍珠菜	*Lysimachia pentapetala* Bunge.	报春花科
	显苞过路黄	*Lysimachia rubiginosa* Hemsl.	报春花科
	腺药珍珠菜	*Lysimachia stenosepala* Hemsl.	报春花科
	小果香草	*Lysimachia microcarpa* Hand. —Mazz. ex C. Y. Wu	报春花科
	小叶珍珠菜	*Lysimachia parvifolia* Franch. ex Hemsl.	报春花科
	延叶珍珠菜	*Lysimachia decurrens* Forst. f.	报春花科
	叶苞过路黄	*Lysimachia hemsleyi* Franch.	报春花科
	叶头过路黄	*Lysimachia phyllocephala* Hand. —Mazz.	报春花科
	宜昌过路黄	*Lysimachia henryi* Hemsl.	报春花科
	异花珍珠菜	*Lysimachia crispidens* (Hance) Hemsl.	报春花科
	云南报春	*Primula yunnanensis* Franch.	报春花科
	泽珍珠菜	*Lysimachia candida* Lindl.	报春花科
	展枝过路黄	*Lysimachia brittenii* R. Kunth	报春花科
	长蕊珍珠菜	*Lysimachia lobelioides* Wall.	报春花科

续表

分类	植物名称	学名	所隶属科
	长穗珍珠菜	*Lysimachia chikungensis* L. H. Bailey	报春花科
	北美车前	*Plantago virginica* L.	车前科
	车前	*Plantago asiatica* L.	车前科
	大车前	*Plantago major* L.	车前科
	平车前	*Plantago depressa* Willd.	车前科
	柽柳	*Tamarix chinensis* Lour.	柽柳科
	疏花水柏枝	*Myricaria laxiflora* (Franch.) P. Y. Zhang & Y. J. Zhang	柽柳科
	川续断	*Dipsacus asperoides* C. Y. Cheng et T.M.Ai	川续断科
	日本续断	*Dipsacus japonicus* Miq.	川续断科
	双参	*Triplostegia glandulifera* Wall. ex DC.	川续断科
	天目续断	*Dipsacus tianmuensis* C. Y. Cheng & Z. T. Yin	川续断科
	矮生紫背金盘	*Ajuga nipponensis* Makino var. pallescens (Maxim.) C. Y. Wu et C. Chen	唇形科
	白花假糙苏	*Paraphlomis albiflora* (Hemsl.) Hand. —Mazz.	唇形科
	白透骨消	*Glechoma biondiana* (Diels) C. Y. Wu et C. Chen	唇形科
	半枝莲	*Scutellaria barbata* D. Don	唇形科
	薄荷	*Mentha haplocalyx* Briq.	唇形科
	宝盖草	*Lamium amplexicaule* L.	唇形科
	糙苏	*Phlomis umbrosa* Turcz.	唇形科
	柴续断	*Phlomis szechuanensis* C. Y. Wu	唇形科
	齿叶水蜡烛	*Dysophylla sampsonii* Hance	唇形科
	寸金草	*Clinopodium megalanthum* (Diels) C. Y. Wu et Hsuan ex H. W. LI	唇形科
	大萼香茶菜	*Rabdosia macrocalyx* (Dunn) H. Hara	唇形科
	大花糙苏	*Phlomis megalantha* Diels	唇形科
	大花活血丹	*Glechoma sinograndis* C. Y. Wu	唇形科
	大花益母草	*Leonurus macranthus* Maxim.	唇形科
	丹参	*Salvia miltiorrhiza* Bunge	唇形科
	丹参一白花变型	*Salvia miltiorrhiza* Bunge form. alba C. Y. Wu & H. W. Li	唇形科
	淡紫荆芥	*Nepeta yanthina* Franch.	唇形科
	地蚕	*Stachys geobombycis* C. Y. Wu	唇形科
	地埂鼠尾草	*Salvia scapiformis* Hance	唇形科
	地笋	*Lycopus lucidus* Turcz. ex Benth.	唇形科

续表

分类	植物名称	学名	所隶属科
	灯笼草	*Clinopodium polycephalum* (Vaniot) C. Y. Wu et Hsuan ex H. W. Li	唇形科
	丁香罗勒	*Ocimum gratissimum* L.	唇形科
	动蕊花	*Kinostemon ornatum* (Hemsl.) Kudo	唇形科
	独一味	*Lamiophlomis rotata* (Benth.) Kudo	唇形科
	多花筋骨草	*Ajuga multiflora* Bunge	唇形科
	多裂叶荆芥	*Schizonepeta multifida* Briq.	唇形科
	峨眉香科科	*Teucrium omeiense* Sun ex S. Chow	唇形科
	鄂西鼠尾草	*Salvia maximowicziana* Hemsl.	唇形科
	鄂西香茶菜	*Rabdosia henryi* (Hemsl.) Hara	唇形科
	二齿香科科	*Teucrium bidentatum* Hemsl.	唇形科
	粉红动蕊花	*Kinostemon alborubrum* (Hemsl.) C. Y. Wu et S. Chow	唇形科
	风轮菜	*Clinopodium chinense* (Benth.) Kuntze	唇形科
	佛光草	*Salvia substolonifera* Stib.	唇形科
	甘露子	*Stachys sieboldii* Miq.	唇形科
	甘西鼠尾草	*Salvia przewalskii* Maxim.	唇形科
	梗花龙头草	*Meehania fargesii* (Lévl.) C. Y. Wu var. pedunculata (Hemsl.) C. Y. Wu	唇形科
	冠唇花	*Microtoena insuavis* (Hance) Prain ex Dunn	唇形科
	光柄筒冠花	*Siphocranion nudipes* (Hemsl.) Kud	唇形科
	广藿香	*Pogostemon cablin* (Blanco) Benth.	唇形科
	贵州鼠尾草	*Salvia cavaleriei* Lévl.	唇形科
	海州香薷	*Elsholtzia splendens* Nakai ex F. Maekawa—E. haichowensis Sun ex C. H. Hu;E. lun gtangensis Sun ex C. H. Hu	唇形科
	韩信草	*Scutellaria indica* L.	唇形科
	河南黄芩	*Scutellaria honanensis* C. Y. Wu & H. W. Li	唇形科
	河南鼠尾草	*Salvia honania* Bailey	唇形科
	湖北鼠尾草	*Salvia hupehensis* Stib.	唇形科
	湖南黄芩	*Scutellaria hunanensis* C. Y. Wu	唇形科
	华鼠尾草	*Salvia chinensis* Benth.	唇形科
	华西龙头草	*Meehania fargesii* (Lévl.) C. Y. Wu	唇形科
	黄花香茶菜	*Rabdosia sculponeata* (Vant.) H. Hara	唇形科
	黄芩	*Scutellaria baicalensis* Georgi	唇形科
	回回苏	*Perilla frutescens* (L.) Britton var. crispa (Thunb.) Hand. —Mazz.	唇形科

续表

分类	植物名称	学名	所隶属科
	活血丹	*Glechoma longituba* (Nakai) Kupr.	唇形科
	藿香	*Agastache rugosa* (Fisch. et Mev.) O. Kuntze	唇形科
	鸡骨柴	*Elsholtzia fruticosa* (D. Don) Rehd.	唇形科
	假鬃尾草	*Leonurus chaituroides* C. Y. Wu & H. W. Li	唇形科
	江香薷	*Mosla chinensis* 'Jiangxiangru'	唇形科
	姜味草	*Micromeria biflora* (Buch. —Ham. ex D. Don) Benth.	唇形科
	筋骨草	*Ajuga decumbens* Thunb.	唇形科
	京黄芩	*Scutellaria pekinensis* Maxim.	唇形科
	荆芥	*Schizonepeta tenuifolia* Briq.	唇形科
	锯叶峨眉黄芩	*Scutellaria omeiensis* C. Y. Wu var. serratifolia C. Y. Wu et S. Chow	唇形科
	块根小野芝麻	*Galeobdolon tuberiferum* (Makino) C. Y. Wu	唇形科
	荔枝草	*Salvia plebeia* R. Br.	唇形科
	镰叶动蕊花	*Kinostemon ornatum* (Hemsl.) Kudo f. falcatum C. Y. Wu et S. Chow	唇形科
	凉粉草	*Mesona chinensis* Benth.	唇形科
	裂苞香科科	*Teucrium veronicoides* Maxim.	唇形科
	裂叶荆芥	*Schizonepeta tenuifolia* (Benth.) Briq.	唇形科
	邻近风轮菜	*Clinopodium confine* (Hance) O. Kuntze	唇形科
	留兰香	*Mentha spicata* L.	唇形科
	龙头草	*Meehania henryi* (Hemsl.) Sun ex C. Y. Wu	唇形科
	庐山香科科	*Teucrium pernyi* Franch.	唇形科
	罗勒	*Ocimum basilicum* L.	唇形科
	麻叶风轮菜	*Clinopodium urticifolium* (Hace) C. Y. Wu et Hsuan ex H. W. Li	唇形科
	毛水苏	*Stachys baicalensis* Fisch. ex Benth.	唇形科
	毛药花	*Bostrychanthera deflexa* Benth.	唇形科
	毛叶地瓜儿苗	*Lycopus lucidus* Turcz. var. hirtus Regetl	唇形科
	毛叶香茶菜	*Rabdosia japonicus* (Burm. f.) H. Hara	唇形科
	迷迭香	*Rosmarinus officinalis* L.	唇形科
	密花香薷	*Elsholtzia densa* Benth.	唇形科
	蜜蜂花	*Melissa axillaris* (Benth.) Bakh. f.	唇形科
	绵穗苏	*Comanthosphace ningpoensis* (Hemsl.) Hand. —Mazz.	唇形科
	木香薷	*Elsholtzia stauntonii* Benth.	唇形科
	南川鼠尾草	*Salvia nanchuanensis* Sun	唇形科
	南丹参	*Salvia bowleyana* Dunn	唇形科

续表

分类	植物名称	学名	所隶属科
	南方糙苏	*Phlomis umbrosa* Turcz. var. australis Hemsl.	唇形科
	拟丹参	*Salvia sinica* Migo	唇形科
	拟缺香茶菜	*Rabdosia excisoides* (Y. Z. Sun ex C. H. Hu) C. Y. Wu & H. W. Li	唇形科
	牛至	*Origanum vulgare* L.	唇形科
	欧薄荷	*Mentha longifolia* (L.) Huds.	唇形科
	匍匐风轮菜	*Clinopodium repens* (D. Don) Benth.	唇形科
	全唇花	*Holocheila longipedunculata* S. Chow	唇形科
	肉叶龙头草	*Meehania faberi* (Hemsl.) C. Y. Wu	唇形科
	肉叶鞘蕊花	*Coleus carnosifolius* (Hemsl.) Dunn	唇形科
	少花荠苧	*Mosla pauciflora* (C. Y. Wu) C. Y. Wu et H. W. Li	唇形科
	少花荠苎	*Mosla pauciflora* (C. Y. Wu) C. Y. Wu ex H. W. Li	唇形科
	少毛甘露子	*Stachys adulterina* Hemsl.	唇形科
	肾茶	*Clerodendranthus spicatus* (Thunb.) C. Y. Wu ex H. W. Li	唇形科
	石荠苧	*Mosla scabra* (Thunb.) C. Y. Wu et H. W. Li	唇形科
	石荠苎	*Mosla scabra* (Thunb.) C. Y. Wu & H. W. Li	唇形科
	石香薷	*Mosla chinensis* Maxim.	唇形科
	疏毛绒草	*Leucas mollissima* Wall. var. chinensis Benth.	唇形科
	鼠尾草	*Salvia japonica* Thunb.	唇形科
	水虎尾	*Dysophylla stellata* (Lour.) Benth.	唇形科
	水棘针	*Amethystea caerulea* L.	唇形科
	水蜡烛	*Dysophylla yatabeana* Makino	唇形科
	水苏	*Stachys japonica* Miq.	唇形科
	四齿四棱草	*Schnabelia tetrodonta* (Y. Z. Sun) C. Y. Wu & C. Chen	唇形科
	四棱草	*Schnabelia oligophylla* Hand. —Mazz	唇形科
	四裂花黄芩	*Scutellaria quadrilobulata* Sun ex C. H. Hu	唇形科
	碎米桠	*Rabdosia rubescens* (Hemsl.) Hara	唇形科
	穗花香科科	*Teucrium japonicum* Willd.	唇形科
	穗状香薷	*Elsholtzia stachyodes* (Link) C. Y. Wu —Hyptis stachyodes Link	唇形科
	藤状火把花	*Colquhounia seguinii* Vant.	唇形科
	铁轴草	*Teucrium quadrifarium* Buch. —Ham.	唇形科
	尾叶香茶菜	*Rabdosia excisus* (Maxim.) Kudo	唇形科
	五彩苏	*Coleus scutellarioides* (L.) Benth.	唇形科
	西南水苏	*Stachys kouyangensis* (Vaniot) Dunn	唇形科

续表

分类	植物名称	学名	所隶属科
	溪黄草	*Rabdosia serra* (Maxim.) Kudo	唇形科
	细齿异野芝麻	*Heterolamium debile* (Hemsl.) C. Y. Wu var. cardiophyllum (Hemsl.) C. Y. Wu	唇形科
	细风轮菜	*Clinopodium gracile* (Benth.) Matsum.	唇形科
	细叶益母草	*Leonurus sibiricus* L.	唇形科
	狭齿水苏	*Stachys pseudophlomis* C. Y. Wu	唇形科
	狭萼白透骨消	*Glechoma biondiana* (Diels) C. Y. Wu et C. Chen var. angustituba C. Y. Wu et C. Chen	唇形科
	夏枯草	*Prunella vulgaris* L.	唇形科
	夏至草	*Lagopsis supina* (Steph.) Ik.	唇形科
	纤细假糙苏	*Paraphlomis gracilis* Kudo	唇形科
	显脉香茶菜	*Rabdosia nervosus* (Hemsl.) Kudo	唇形科
	线纹香茶菜	*Rabdosia lophanthoides* (Buch. —Ham. ex D. Don) H. Hara	唇形科
	线叶筋骨草	*Ajuga linearifolia* pamp.	唇形科
	香茶菜	*Rabdosia amethystoides* (Benth.) C. Y. Wu et Hsuan	唇形科
	香青兰	*Dracocephalum moldavica* L	唇形科
	香薷	*Elsholtzia ciliata* (Thunb.) Hyland.	唇形科
	香薷状香简草	*Keiskea elsholtzioides* Merr.	唇形科
	小花荠苎	*Mosla cavaleriei* Lévl.	唇形科
	小野芝麻	*Galeobdolon chinense* (Benth.) C. Y. Wu—Lamium chinense Benth.	唇形科
	小叶地笋	*Lycopus coreanus* H. Lév.	唇形科
	小叶韩信草	*Scutellaria indica* L. var. parvifolia (Makino) Makino	唇形科
	小叶假糙苏	*Paraphlomis javanica* (Bl.) Prain var. coronata(Vaniot) C. Y. Wu et H. W. Li	唇形科
	小鱼仙草	*Mosla dianthera* (Buch. —Ham.) Maxim.	唇形科
	斜萼草	*Loxocalyx urticifolius* Hemsl.	唇形科
	心叶荆芥	*Nepeta fordii* Hemsl.	唇形科
	心叶石蚕	*Cardioteucris cordifolia* C. Y. Wu	唇形科
	绣球防风	*Leucas ciliata* Benth.	唇形科
	血见愁	*Teucrium viscidum* Bl.	唇形科
	血盆草	*Salvia cavaleriei* Lévl. var. simplicifolia Stib.	唇形科
	薰衣草	*Lavandula angustifolia* Mill.	唇形科
	岩藿香	*Scutellaria franchetiana* Lévl.	唇形科

续表

分类	植物名称	学名	所隶属科
	药水苏	*Betonica officinalis* L.	唇形科
	野草香	*Elsholtzia cypriani* (pavol.) S. Chow ex Hsu —Lophanthus cypriani pavol.	唇形科
	野生紫苏	*Perilla frutescens* (L.) Britton var. acuta (Odash.) Kud?	唇形科
	野苏子	*Elsholtzia flava* (Benth.) Benth.	唇形科
	野芝麻	*Lamium barbatum* Sieb. et Zucc.	唇形科
	一串红	*Salvia splendens* Ker—Gawl.	唇形科
	异野芝麻	*Heterolamium debile* (Hemsl.) C. Y. Wu	唇形科
	异叶香薷	*Elsholtzia heterophylla* Diels	唇形科
	益母草	*Leonurus japonicus* Houtt.	唇形科
	荫生鼠尾草	*Salvia umbratica* Hance	唇形科
	莸状黄芩	*Scutellaria caryopteroides* Hand. —Mazz.	唇形科
	錾菜	*Leonurus pseudomacranthus* Kitag.	唇形科
	长冠鼠尾草紫参	*Salvia plectranthoides* Griff.	唇形科
	长毛香科科	*Teucrium pilosum* (Pamp.) C. Y. Wu et S. Chow	唇形科
	长叶钩子木	*Rostrinucula sinensis* (Hemsl.) C. Y. Wu	唇形科
	掌叶石蚕	*Rubiteucris palmata* (Benth. ex Hook. f.) Kud?	唇形科
	浙荆芥	*Nepeta everardii* S. Moore	唇形科
	针筒菜	*Stachys oblongifolia* Benth.	唇形科
	珍珠菜	*Pogostemon auricularius* (L.) Hassk.	唇形科
	朱唇	*Salvia coccinea* L.	唇形科
	紫背金盘	*Ajuga nipponensis* Makino	唇形科
	紫背鼠尾草	*Salvia cavaleriei* Lévl. var. erythrophylla (Hemsl.) Stib.	唇形科
	紫花香薷	*Elsholtzia argyi* levl.	唇形科
	紫苏	*Perilla frutescens* (L.) Britt.	唇形科
	鬃尾草	*Chaiturus marrubiastrum* (L.) Spenn.	唇形科
	总序香茶菜	*Rabdosia racemosus* (Hemsl.) H. W. Li	唇形科
	山拐枣	*Poliothyrsis sinensis* Oliv.	大风子科
	山桐子	*Idesia polycarpa* Maxim.	大风子科
	山羊角树	*Carrierea calycina* Franch.	大风子科
	柞木	*Xylosma congesta* (Loureiro) Merrill,	大风子科
	齿缘吊钟花	*Enkianthus serrulatus* (Wils.) Schneid.	杜鹃花科
	倒矛杜鹃	*Rhododendron oblancifolium* Fang f.	杜鹃花科

续表

分类	植物名称	学名	所隶属科
	灯笼树	*Enkianthus chinensis* Franch.	杜鹃花科
	吊钟花	*Enkianthus quinqueflorus* Lour.	杜鹃花科
	丁香杜鹃	*Rhododendron farrerae* Tate. ex Sweet	杜鹃花科
	笃斯越桔	*Vaccinium uliginosum* L.	杜鹃花科
	杜鹃	*Rhododendron simsii* Planch.	杜鹃花科
	鄂西杜鹃	*Rhododendron praeteritum* Hutch.	杜鹃花科
	耳叶杜鹃	*Rhododendron auriculatum* Hemsl.	杜鹃花科
	粉白杜鹃	*Rhododendron hypoglaucum* Hemsl.	杜鹃花科
	粉红杜鹃	*Rhododendron oreodoxa* Franch. var. fargesii（Franch.）Chamb. ex Cullen et Chamb.	杜鹃花科
	高山杜鹃	*Rhododendron lapponicum*（Linnaeus）Wahlenberg	杜鹃花科
	黄背越桔	*Vaccinium iteophyllum* Hance	杜鹃花科
	黄花杜鹃	*Rhododendron lutescens* Franch.	杜鹃花科
	江南越桔	*Vaccinium mandarinorum* Diels	杜鹃花科
	锦绣杜鹃	*Rhododendron pulchrum* Sweet	杜鹃花科
	鹿角杜鹃	*Rhododendron latoucheae* Franch.	杜鹃花科
	马银花	*Rhododendron ovatum* Planch. ex Maxim	杜鹃花科
	马醉木	*Pieris japonica*（Thunberg）D. Don ex G. Don	杜鹃花科
	满山红	*Rhododendron mariesii* Hemsl. et Wils.	杜鹃花科
	毛叶珍珠花	*Lyonia villosa*（Wall. ex C. B. Clarke）Hand. —Mazz.	杜鹃花科
	美丽马醉木	*Pieris formosa*（Wall.）D. Don	杜鹃花科
	南烛	*Vaccinium bracteatum* Thunb.	杜鹃花科
	四川杜鹃	*Rhododendron sutchuenense* Franch.	杜鹃花科
	狭叶珍珠花	*Lyonia ovalifolia*（Wall.）Drude var. lanceolata（Wall.）Hand. —Mazz.	杜鹃花科
	腺萼马银花	*Rhododendron bachii* Lévl.	杜鹃花科
	小果珍珠花	*Lyonia ovalifolia*（Wall.）Drude var. Elliptica（Sieb. Et Zucc.）Hand. —Mazz.	杜鹃花科
	羊踯躅	*Rhododendron molle*（Bl.）G. Don	杜鹃花科
	云锦杜鹃	*Rhododendron fortunei* Lindl.	杜鹃花科
	长蕊杜鹃	*Rhododendron stamineum* Franch.	杜鹃花科
	照山白	*Rhododendron micranthum* Turcz.	杜鹃花科
	珍珠花	*Lyonia ovalifolia*（Wall.）Drude	杜鹃花科
	茶菱	*Trapella sinensis* Oliv.	胡麻科

续表

分类	植物名称	学名	所隶属科
	脂麻	*Sesamum indicum* L.	胡麻科
	巴东胡颓子	*Elaeagnus difficilis* Serv.	胡颓子科
	胡颓子	*Elaeagnus pungens* Thunb.	胡颓子科
	绿叶胡颓子	*Elaeagnus viridis* Servett.	胡颓子科
	蔓胡颓子	*Elaeagnus glabra* Thunb.	胡颓子科
	毛木半夏	*Elaeagnus courtoisii* Belval	胡颓子科
	木半夏	*Elaeagnus multiflora* Thunb.	胡颓子科
	牛奶子	*Elaeagnus umbellata* Thunb.	胡颓子科
	披针叶胡颓子	*Elaeagnus lanceolata* Warb.	胡颓子科
	佘山羊奶子	*Elaeagnus argyi* Lévl.	胡颓子科
	巫山牛奶子	*Elaeagnus wushanensis* C. Y. Chang	胡颓子科
	宜昌胡颓子	*Elaeagnus henryi* Warb.	胡颓子科
	银果牛奶子	*Elaeagnus magna* Rehd.	胡颓子科
	长柄胡颓子	*Elaeagnus delavayi* Lecomte	胡颓子科
	长叶胡颓子	*Elaeagnus bockii* Diels	胡颓子科
	斑赤瓟	*Thladiantha maculata* Cogn.	葫芦科
	菜瓜	*Cucumis melo* L. var. conomon (Thunb.) Makino	葫芦科
	齿叶赤瓟	*Thladiantha dentata* Cogn.	葫芦科
	赤瓟	*Thladiantha dubia* Bunge	葫芦科
	冬瓜	*Benincasa hispida* (Thunb.) Cogn.	葫芦科
	鄂赤瓟	*Thladiantha oliveri* Cogn. Ex Mottet	葫芦科
	佛手瓜	*Sechium edule* (Jacq.) Swartz	葫芦科
	瓜叶栝楼	*Trichosanthes cucumerina* L.	葫芦科
	栝楼	*Trichosanthes kirilowii* Maxim.	葫芦科
	光叶绞股蓝	*Gynostemma laxum* (Wall.) Cogn.	葫芦科
	广东丝瓜	*Luffa acutangula* (L.) Roxb.	葫芦科
	盒子草	*Actinostemma tenerum* Griff.	葫芦科
	红瓜	*Coccinia grandis* (L.) Voigt	葫芦科
	葫芦	*Lagenaria siceraria* (Molina) Standl.	葫芦科
	湖北裂瓜	*Schizopepon dioicus* Cogn. ex Oliv.	葫芦科
	瓠瓜	*Lagenaria siceraria* (Molina) Standl. var. depressa (Ser.) H. Hara	葫芦科

续表

分类	植物名称	学名	所隶属科
	瓠子	*Lagenaria siceraria* (Molina) Standl. var. hispida (Thunb.) H. Hara	葫芦科
	黄瓜	*Cucumis sativus* L.	葫芦科
	喙果绞股蓝	*Gynostemma yixingense* (Z. P. Wang et Q. Z. Xie) C. Y. Wu et S. K. Chen	葫芦科
	绞股蓝	*Gynostemma pentaphyllum* (Thunb.) Makino	葫芦科
	苦瓜	*Momordica charantia* L.	葫芦科
	马【瓜交】儿	*Zehneria indica* (Lour.) Keraudren	葫芦科
	马铜铃	*Hemsleya graciliflora* (Harms) Cogn.	葫芦科
	毛雪胆	*Hemsleya chinensis* Cogn. ex F. B. Forbes & Hemsl. var. polytricha Kuang & A. M. Lu	葫芦科
	缅甸绞股蓝	*Gynostemma burmanicum* King ex Chakr.	葫芦科
	木鳖	*Momordica cochinchinensis* (Lour.) Spreng.	葫芦科
	木鳖子	*Momordica cochinchinensis* Spreng.	葫芦科
	南赤瓟	*Thladiantha nudiflora* Hemsl. ex Forbes et Hemsl.	葫芦科
	南瓜	*Cucurbita moschata* (Duch. ex Lam.) Duch. ex Poiret	葫芦科
	钮子瓜	*Zehneria maysorensis* (Wight et Arn.) Arn.	葫芦科
	双边栝楼	*Trichosanthes rosthornii* Harms	葫芦科
	丝瓜	*Luffa cylindrica* (L.) Roem.	葫芦科
	丝毛栝楼	*Trichosanthes sericeifolia* C. Y. Cheng et Yueh	葫芦科
	笋瓜	*Cucurbita maxima* Duchesne ex Lam.	葫芦科
	台湾马【瓜交】儿	*Zehneria mucronata* (Blume) Miq.	葫芦科
	甜瓜	*Cucumis melo* L.	葫芦科
	土贝母	*Bolbostemma paniculatum* (Maxim.) Franquet	葫芦科
	王瓜	*Trichosanthes cucumeroides* (Ser.) Maxim.	葫芦科
	西瓜	*Citrullus lanatus* (Thunb.) Matsum. et Nakai	葫芦科
	湘桂栝楼	*Trichosanthes hylonoma* Hand. -Mazz.	葫芦科
	小葫芦	*Lagenaria siceraria* (Molina) Standl. var. microcarpa (Naudin) H. Hara	葫芦科
	小马泡	*Cucumis bisexualis* A. M. Lu & G. C. Wang	葫芦科
	心籽绞股蓝	*Gynostemma cardiospermum* Cogn. ex Oliv.	葫芦科
	雪胆	*Hemsleya chinensis* Cogn. ex Forbes et Hemsl.	葫芦科
	野黄瓜	*Cucumis hystrix* Chakrav.	葫芦科

续表

分类	植物名称	学名	所隶属科
	长萼栝楼	*Trichosanthes laceribractea* Hayata	葫芦科
	长毛赤爮	*Thladiantha villosula* Cogn.	葫芦科
	长叶赤爮	*Thladiantha longifolia* Cogn. Ex Oliv.	葫芦科
	皱果赤爮	*Thladiantha henryi* Hemsl.	葫芦科
	白花夹竹桃	*Nerium indicum* Mill. cv. Paihua	夹竹桃科
	白长春花	*Catharanthus roseus* (L.) G. Don cv. Albus	夹竹桃科
	变色络石(变种)	*Trachelospermum jasminoides* (Lindl.) Lem. cv. Variegatum	夹竹桃科
	川山橙	*Melodinus hemsleyanus* Diels	夹竹桃科
	串珠子	*Alyxia vulgaris* Tsiang	夹竹桃科
	大花帘子藤	*Pottsia grandiflora* Markgr.	夹竹桃科
	倒吊笔	*Wrightia pubescens* R. Br.	夹竹桃科
	短柱络石	*Trachelospermum brevistylum* Hand. —Mazz.	夹竹桃科
	湖北络石	*Trachelospermum gracilipes* Hook. f. var. hupehense Tsiang et P. T. Li	夹竹桃科
	花叶蔓长春花	*Vinca major* L. cv. Variegata	夹竹桃科
	鸡骨常山	*Alstonia yunnanensis* Diels.	夹竹桃科
	夹竹桃	*Nerium indicum* Mill.	夹竹桃科
	络石	*Trachelospermum jasminoides* (Lindl.) Lem.	夹竹桃科
	蔓长春花	*Vinca major* L.	夹竹桃科
	欧洲夹竹桃	*Nerium oleander* L.	夹竹桃科
	乳儿绳	*Trachelospermum cathayanum* Schneid.	夹竹桃科
	石血	*Trachelospermum jasminoides* (Lindl.) Lem. var. heterophyllum Tsiang	夹竹桃科
	细梗络石	*Trachelospermum gracilipes* Hook. f.	夹竹桃科
	羊角拗	*Strophanthus divaricatus* (Lour.) Hook. et Arn.	夹竹桃科
	腰骨藤	*Ichnocarpus frutescens* (L.) W. T. Aiton	夹竹桃科
	长春花	*Catharanthus roseus* (L.) G. Don	夹竹桃科
	紫花络石	*Trachelospermum axillare* Hook. f.	夹竹桃科
	白花地丁	*Viola patrinii* DC. ex Ging	堇菜科
	白花堇菜	*Viola lactiflora* Nakai	堇菜科
	斑叶堇菜	*Viola variegata* Fisch. ex Link	堇菜科
	大叶堇菜	*Viola diamantiaca* Nakai	堇菜科
	光蔓茎堇菜	*Viola diffusoides* C. J. Wang	堇菜科

续表

分类	植物名称	学名	所隶属科
	光叶堇菜	*Viola hossei* W. Beck.	堇菜科
	荁	*Viola moupinensis* Franch.	堇菜科
	鸡腿堇菜	*Viola acuminata* Ledeb.	堇菜科
	戟叶堇菜	*Viola betonicifolia* Smith	堇菜科
	尖叶堇菜	*Viola acutifolia* (Kar. & Kir.) W. Beck.	堇菜科
	堇菜	*Viola verecunda* A. Gray	堇菜科
	阔萼堇菜	*Viola grandisepala* W. Back.	堇菜科
	犁头叶堇菜	*Viola magnifica* C. J. Wang & X. D. Wang	堇菜科
	庐山堇菜	*Viola stewardiana* W. Beck.	堇菜科
	毛堇菜	*Viola thomsonii* Oudem	堇菜科
	蒙古堇菜	*Viola mongolica* Franch.	堇菜科
	南山堇菜	*Viola chaerophylloides* (Regel) W. Beck.	堇菜科
	匍匐堇菜	*Viola pilosa* Blume	堇菜科
	葡匐堇菜	*Viola pilosa* Bl.	堇菜科
	七星莲	*Viola diffusa* Ging. var. glabella H. Boiss.	堇菜科
	浅圆齿堇菜	*Viola schneideri* W. Beck.	堇菜科
	茜堇菜	*Viola phalacrocarpa* Maxim.	堇菜科
	球果堇菜	*Viola collina* Bess.	堇菜科
	柔毛堇菜	*Viola principis* H. Boiss.	堇菜科
	如意草	*Viola hamiltoniana* D. Don	堇菜科
	三色堇	*Viola tricolor* L.	堇菜科
	深山堇菜	*Viola selkirkii* Pursh. (+ex Gold)	堇菜科
	深圆齿堇菜	*Viola davidii* Franch.	堇菜科
	双花堇菜	*Viola biflora* L. var. hirsuta W. Beck. ; Viola bifloea L. var. platyphylla Delavay ex Franch.	堇菜科
	巫山堇菜	*Viola henryi* H. de Boiss.	堇菜科
	西山堇菜	*Viola hancockii* W. Beck.	堇菜科
	心叶堇菜	*Viola concordifolia* C. J. Wang	堇菜科
	早开堇菜	*Viola prionantha* Bunge	堇菜科
	长萼堇菜	*Viola inconspicua* Bl.	堇菜科
	长梗紫花堇菜	*Viola faurieana* W. Beck.	堇菜科
	紫花地丁	*Viola philippica* Cav.	堇菜科
	紫花堇菜	*Viola grypoceras* A. Gray	堇菜科

续表

分类	植物名称	学名	所隶属科
	矩圆叶旌节花	*Stachyurus oblongifolius* F. T. Wang & T. Tang	旌节花科
	西域旌节花	*Stachyurus himalaicus* Hook. f. & Thomson	旌节花科
	喜马山旌节花	*Stachyurus himalaicus* Hook. f. et Thoms.	旌节花科
	云南旌节花	*Stachyurus yunnanensis* Franch.	旌节花科
	中国旌节花	*Stachyurus chinensis* Franch.	旌节花科
	半边莲	*Lobelia chinensis* Lour.	桔梗科
	薄叶荠苨	*Adenophora remotiflora* (Sieb. et Zucc.) Miq.	桔梗科
	川党参	*Codonopsis tangshen* Oliv.	桔梗科
	川鄂党参	*Codonopsis henryi* Oliv.	桔梗科
	川西沙参	*Adenophora aurita* Franch.	桔梗科
	大花金钱豹	*Campanumoea javanica* Blume subsp. javanica	桔梗科
	袋果草	*Peracarpa carnosa* (Wall.) Hook. f. et. Thoms.	桔梗科
	党参	*Codonopsis pilosula* (Franch.) Nannf.	桔梗科
	多毛沙参	*Adenophora rupincola* Hemsl.	桔梗科
	鄂西沙参	*Adenophora hubeiensis* Hong	桔梗科
	光叶党参	*Codonopsis cardiophylla* Diels ex Kom	桔梗科
	湖北沙参	*Adenophora longipedicellata* D. Y. Hong	桔梗科
	荠苨	*Adenophora trachelioides* Maxim.	桔梗科
	江南山梗菜	*Lobelia davidii* Franch.	桔梗科
	金钱豹	*Campanumoea javanica* Bl. subsp. japonica (Makino) Hong	桔梗科
	桔梗	*Platycodon grandiflorum* (Jacq.) A. DC.	桔梗科
	聚叶沙参	*Adenophora wilsonii* Nannf.	桔梗科
	蓝花参	*Wahlenbergia marginata* (Thunb.) A. DC.	桔梗科
	轮叶沙参	*Adenophora tetraphylla* (Thunb.) Fisch.	桔梗科
	沙参	*Adenophora stricta* Miq.	桔梗科
	山梗菜	*Lobelia sessilifolia* Lamb.	桔梗科
	石沙参	*Adenophora polyantha* Nakai	桔梗科
	丝裂沙参	*Adenophora capillaris* Hemsl.	桔梗科
	铜锤玉带草	*Pratia nummularia* (Lam.) A. Br. et Aschers.	桔梗科
	无柄沙参	*Adenophora stricta* Miq. subsp. sessilifolia D. Y. Hong	桔梗科
	西南山梗菜	*Lobelia sequinii* Lévl. et Vant.	桔梗科
	细萼沙参	*Adenophora capillaris* Hemsl. subsp. leptosepala (Diels) D. Y. Hong	桔梗科

续表

分类	植物名称	学名	所隶属科
	细叶沙参	*Adenophora paniculata* Nannf.	桔梗科
	狭叶沙参	*Adenophora gmelinii* (Spreng.) Fisch.	桔梗科
	杏叶沙参	*Adenophora hunanensis* Nannf.	桔梗科
	羊乳	*Codonopsis lanceolata* (Sieb. et Zucc.) Trautv.	桔梗科
	长叶轮钟草	*Campanumoea lancifolia* (Roxb.) Merr	桔梗科
	中华沙参	*Adenophora sinensis* A. DC.	桔梗科
	紫斑风铃草	*Campanula punctata* Lam.	桔梗科
	阿尔泰狗娃花	*Heteropappus altaicus* (Willd.) Novopokr.	菊科
	矮蒿	*Artemisia lancea* Vant.	菊科
	矮鼠麴草	*Gnaphalium stewartii* C. B. Clarke ex Hook. f.	菊科
	艾	*Artemisia argyi* Lévl. et Vant.	菊科
	暗花金挖耳	*Carpesium triste* Maxim.	菊科
	暗绿蒿	*Artemisia atrovirens* Hand. —Mazz.	菊科
	巴东风毛菊	*Saussurea henryi* Hemsl.	菊科
	白苞蒿	*Artemisia lactiflora* Wall. ex DC.	菊科
	白背蒲儿根	*Sinosenecio latouchei* (Jeffrey) B. Nord.	菊科
	白花鬼针草	*Bidens pilosa* L. var. radiata Sch. —Bip.	菊科
	白酒草	*Conyza japonica* (Thunb.) Less.	菊科
	白莲蒿	*Artemisia sacrorum* Ledeb.	菊科
	白舌紫菀	*Aster baccharoides* (Benth.) Steetz.	菊科
	白术	*Atractylodes macrocephala* Koidz.	菊科
	白头婆	*Eupatorium japonicum* Thunb.	菊科
	白头蟹甲草	*Parasenecio leucocephalus* (Franch.) Y. L. Chen	菊科
	白叶蒿	*Artemisia leucophylla* (Turcz. ex Bess.) C. B. Clarke	菊科
	白缘蒲公英	*Taraxacum platypecidum* Diels	菊科
	白子菜	*Gynura divaricata* (L.) DC.	菊科
	百日菊	*Zinnia elegans* Jacq.	菊科
	斑鸠菊	*Vernonia esculenta* Hemsl.	菊科
	苞鳞蟹甲草	*Parasenecio phyllolepis* (Franch.) Y. L. Chen	菊科
	苞叶蓟	*Cirsium verutum* (D. Don) Spreng.	菊科
	薄雪火绒草	*Leontopodium japonicum* Miq.	菊科
	抱茎风毛菊	*Saussurea chingiana* Hand. —Mazz.	菊科
	抱茎小苦荬	*Ixeridium sonchifolium* (Maxim.) Shih	菊科

续表

分类	植物名称	学名	所隶属科
	北艾	*Artemisia vulgaris* L.	菊科
	北苍术	*Atractylodes chinensis* (DC.) Koidz.	菊科
	滨蒿	*Artemisia scoparia* Waldst. et Kit.	菊科
	滨菊	*Leucanthemum vulgare* Lam.	菊科
	并齿小苦荬	*Ixeridium biparum* Shih	菊科
	苍耳	*Xanthium sibiricum* Patrin ex Widder	菊科
	藏白蒿	*Artemisia younghusbandii* J. R. Drumm. ex Pamp.	菊科
	糙叶千里光	*Senecio asperifolius* Franch.	菊科
	草地风毛菊	*Saussurea amara* (L.) DC.	菊科
	叉枝蒿	*Artemisia divaricata* (Pamp.) Pamp.	菊科
	齿叶橐吾	*Ligularia dentata* (A. Gray) Hara	菊科
	翅果菊	*Pterocypsela indica* (L.) Shih	菊科
	臭蒿	*Artemisia hedinii* Ostenf.	菊科
	除虫菊	*Pyrethrum cinerariifolium* Trev.	菊科
	雏菊	*Bellis perennis* L.	菊科
	川藏蒿	*Artemisia tainingensis* Hand. —Mazz.	菊科
	川滇风毛菊	*Saussurea wardii* Anth.	菊科
	川鄂蒲儿根	*Sinosenecio dryas* (Dunn) C. Jeffrey et Y. L. Chen	菊科
	川鄂橐吾	*Ligularia wilsoniana* (Hemsl.) Greenm.	菊科
	川陕风毛菊	*Saussurea licentiana* Hand. —Mazz.	菊科
	川西黄鹌菜	*Youngia pratti* (Babcock) Babcock et Stebbins	菊科
	串叶松香草	*Silphium perfoliatum* L.	菊科
	刺苞菊	*Carlina biebersteinii* Bernh. ex Hornem.	菊科
	刺儿菜	*Cirsium setosum* (Willd.) MB.	菊科
	粗齿兔儿风	*Ainsliaea grossedentata* Franch.	菊科
	粗毛牛膝菊	*Galinsoga quadriradiata* Ruiz & Pav.	菊科
	翠菊	*Callistephus chinensis* (L.) Nees	菊科
	大滨菊	*Leucanthemum maximum* (Ramood) DC.	菊科
	大丁草	*Leibnitzia anandria* (L.) Nakai	菊科
	大耳叶风毛菊	*Saussurea macrota* Franch.	菊科
	大花金鸡菊	*Coreopsis grandiflora* Hogg ex Sweet	菊科
	大花金挖耳	*Carpesium macrocephalum* Franch. et Sav.	菊科
	大狼杷草	*Bidens frondosa* L.	菊科

续表

分类	植物名称	学名	所隶属科
	大丽花	*Dahlia Pinnata* Cav.	菊科
	大麻叶泽兰	*Eupatorium cannabinum* L.	菊科
	大头橐吾	*Ligularia japonica* (Thunb.) Less.	菊科
	大吴风草	*Farfugium japonicum* (L.) Kitam.	菊科
	大籽蒿	*Artemisia sieversiana* Ehrhart ex Willd.	菊科
	单头蒲儿根	*Sinosenecio hederifolius* (Dunn.) B. Nord.	菊科
	稻槎菜	*Lapsana apogonoides* Maxim.	菊科
	地胆草	*Elephantopus scaber* L.	菊科
	灯台兔儿风	*Ainsliaea macroclinidioides* Hayata	菊科
	等苞蓟	*Cirsium fargesii* (Franch.) Diels	菊科
	滇苦菜	*Picris divaricata* Vant.	菊科
	东北蒲公英	*Taraxacum ohwianum* Kitam.	菊科
	东风菜	*Doellingeria scabra* (Thunb.) Nees	菊科
	短冠东风菜	*Doellingeria marchandii* (Lévl.) Ling	菊科
	短裂苦苣菜	*Sonchus uliginosus* M. Bieb.	菊科
	多花泽兰	*Eupatorium amabile* Kitam.	菊科
	多茎鼠麴草	*Gnaphalium polycaulon* Pers.	菊科
	多裂紫菊	*Notoseris henryi* (Dunn) Shih	菊科
	多头风毛菊	*Saussurea polycephala* Hand. —Mazz.	菊科
	多须公	*Eupatorium chinense* L.	菊科
	鹅不食草	*Centipeda minima* (L.) A. Br. et Aschers.	菊科
	额河千里光	*Senecio argunensis* Turcz.	菊科
	鄂西苍术	*Atractylodes carlinoides* (Hand. —Mazz.) Kitam.	菊科
	耳翼蟹甲草	*Parasenecio otopteryx* (Hand. — Mazz.) Y. L. Chen	菊科
	飞廉	*Carduus nutans* L.	菊科
	飞蓬	*Erigeron acer* L.	菊科
	风毛菊	*Saussurea japonica* (Thunb.) DC.	菊科
	蜂斗菜	*Petasites japonicus* (Sieb. et Zucc.) F. Schmidt (Maxim)	菊科
	蜂斗菜状蟹甲草	*Parasenecio petasitoides* (Levl.) Y. L. Chen	菊科
	福王草	*Prenanthes tatarinowii* Maxim.	菊科
	甘菊	*Dendranthema lavandulifolium* (Fisch. ex Trautv.) Ling et Shin	菊科
	甘野菊	*Dendranthema lavandulifolium* (Fisch. ex Trautv.) Ling et Shih var. seticuspe(Maxim.) Shih	菊科

续表

分类	植物名称	学名	所隶属科
	高大翅果菊	*Pterocypsela elata* (Hemsl.) Shih	菊科
	狗舌草	*Tephroseris kirilowii* (Turcz. ex DC.) Holub	菊科
	狗娃花	*Heteropappus hispidus* (Thunb.) Less.	菊科
	关苍术	*Atractylodes japonica* Koidz. ex Kitam.	菊科
	光叶兔儿风	*Ainsliaea glabra* Hemsl.	菊科
	鬼针草	*Bidens pilosa* L.	菊科
	鬼针草(原变种)	*Bidens pilosa* L. var. pilosa	菊科
	贵州天名精	*Carpesium faberi* Winkl.	菊科
	还阳参	*Crepis rigescens* Diels	菊科
	杭蓟	*Cirsium tianmushanicum* Shih	菊科
	和尚菜	*Adenocaulon himalaicum* Edgew.	菊科
	黑心金光菊	*Rudbeckia hirta* L.	菊科
	红凤菜	*Gynura bicolor* (Willd.) DC	菊科
	红果黄鹌菜	*Youngia erythrocarpa* (Vant.) Babc. et Stebb.	菊科
	红花	*Carthamus tinctorius* L.	菊科
	红足蒿	*Artemisia rubripes* Nakai	菊科
	湖北蓟	*Cirsium hupehense* Pamp.	菊科
	湖北旋覆花	*Inula hupehensis* (Ling) Ling	菊科
	花叶滇苦菜	*Sonchus asper* (L.) Hill	菊科
	华北米蒿	*Artemisia giraldii* Pamp.	菊科
	华北鸦葱	*Scorzonera albicaulis* Bunge	菊科
	华东蓝刺头	*Echinops grijisii* Hance	菊科
	华火绒草	*Leontopodium sinense* Hemsl.	菊科
	华蟹甲	*Sinacalia tangutica* (Maxim.) B. Nord.	菊科
	华中雪莲	*Saussurea veitchiana* J. R. Dnunm & Hutch.	菊科
	华帚菊	*Pertya sinensis* Oliv.	菊科
	黄鹌菜	*Youngia japonica* (L.) DC.	菊科
	黄瓜菜	*Crepidiastrum denticulatum* (Houtt.) Pak & Kawano	菊科
	黄花蒿	*Artemisia annua* L.	菊科
	黄秋英	*Cosmos sulphureus* Cav.	菊科
	黄腺香青	*Anaphalis aureopunctata* Lingelsh. et Borza	菊科
	黄腺香青车前叶变种	*Anaphalis aureopunctata* Lingelsh et Borza var. plantaginifolia Chen	菊科
	火绒草	*Leontopodium leontopodioides* (Willd.) Beauv.	菊科

续表

分类	植物名称	学名	所隶属科
	藿香蓟	*Ageratum conyzoides* L.	菊科
	戟叶黄鹌菜	*Youngia longipes* (Hemsl.) Babcock & Stebbins	菊科
	蓟	*Cirsium japonicum* Fisch. ex DC.	菊科
	加拿大一枝黄花	*Solidago canadensis* L.	菊科
	假福王草	*Paraprenanthes sororia* (Miq.) Shih	菊科
	假高山凤毛菊	*Saussurea pseudoalpina* N.D. simps	菊科
	假还阳参	*Crepidiastrum lanceolatum* (Houtt.) Nakai	菊科
	剪刀股	*Ixeris japonica* (Burm. f.) Nakai	菊科
	碱地蒲公英	*Taraxacum borealisinense* Kitam.	菊科
	碱蒿	*Artemisia anethifolia* Weber ex Stechm.	菊科
	碱菀	*Tripolium vulgare* Nees	菊科
	剑叶金鸡菊	*Coreopsis lanceolata* L.	菊科
	江浙狗舌草	*Tephroseris pierotii* (Miq.) Holub	菊科
	节毛飞廉	*Carduus acanthoides* L.	菊科
	金佛山紫菊	*Notoseris nanchuanensis* Shih	菊科
	金光菊	*Rudbeckia laciniata* L.	菊科
	金鸡菊	*Coreopsis drummondii* Torr. et Gray	菊科
	金挖耳	*Carpesium divaricatum* Sieb. et Zucc.	菊科
	金盏花	*Calendula officinalis* L.	菊科
	金盏银盘	*Bidens biternata* (Lour.) Merr. et Sherff.	菊科
	近全缘千里光	*Senecio subdentatus* Ledeb.	菊科
	近缘鼠曲草	*Gnaphalium affine* D.Don	菊科
	九华蒲儿根	*Sinosenecio jiuhuashanicus* C. Jeffrey & Y. L. Chen	菊科
	菊	*Chrysanthemum morifolium* Ramat.	菊科
	菊蒿	*Tanacetum vulgare* L.	菊科
	菊花	*Dendranthema morifolium* (Ramat.) Tzvel.	菊科
	菊苣	*Cichorium intybus* L.	菊科
	菊三七	*Gynura japonica* (L. f.) Juel	菊科
	菊薯	*Smallanthus sonchifolius* (Poeppig) H. Robinson	菊科
	菊芋	*Helianthus tuberosus* L.	菊科
	苣荬菜	*Sonchus arvensis* L.	菊科
	锯齿莴苣	*Lactuca serriola* Tomer.	菊科
	锯叶合耳菊	*Synotis nagensium* (C. B. Clarke) C. Jeffrey et Y. L. Chen	菊科

续表

分类	植物名称	学名	所隶属科
	孔雀草	*Tagetes patula* L.	菊科
	苦蒿	*Conyza blinii* Lévl.	菊科
	苦苣菜	*Sonchus oleraceus* L.	菊科
	苦荬菜	*Ixeris polycephala* Cass.	菊科
	块蓟	*Cirsium salicifolium* (Kitag.) Shih	菊科
	宽穗兔儿风（变种）	*Ainsliaea latifolia* (D. Don) Sch. —Bip. var. platyphylla (Franch.) C. Y. Wu	菊科
	宽叶山蒿	*Artemisia stolonifera* (Maxim.) Kom.	菊科
	宽叶鼠麴草	*Gnaphalium adnatum* (Wall. ex DC.) Kitam.	菊科
	宽叶兔儿风	*Ainsliaea latifolia* (D. Don) Sch. —Bip.	菊科
	款冬	*Tussilago farfara* L.	菊科
	葵花大蓟	*Cirsium souliei* (Franch.) Mattf.	菊科
	魁蒿	*Artemisia princeps* Pamp.	菊科
	魁蓟	*Cirsium leo* Nakai et Kitag.	菊科
	阔苞菊	*Pluchea indica* (L.) Less.	菊科
	蓝刺头	*Echinops sphaerocephalus* L.	菊科
	蓝花野茼蒿	*Crassocephalum rubens*(Juss.ex Jacq.)S.Moore	菊科
	狼把草	*Bidens tripartita* L.	菊科
	雷山假福王草	*Paraprenanthes heptantha* Shih & D. J. Liou	菊科
	离舌橐吾	*Ligularia veitchiana* (Hemsl.) Greenm.	菊科
	鳢肠	*Eclipta prostrata* (L.) L.	菊科
	利马川风毛菊	*Saussurea leclerei* Levl.	菊科
	莲叶橐吾	*Ligularia nelumbifolia* (Bur. et Franch.) Hand. —Mazz	菊科
	镰叶紫菀	*Aster falcifolius* Hand. —Mazz.	菊科
	梁子菜	*Erechtites hieraciifolius* (L.) Raf. ex DC.	菊科
	两色金鸡菊	*Coreopsis tinctoria* Nutt.	菊科
	两似蟹甲草	*Parasenecio ambiguus* (L.) Y. L. Chen	菊科
	裂叶马兰	*Kalimeris incisa* (Fisch.) DC.	菊科
	林荫千里光	*Senecio nemorensis* L.	菊科
	柳叶旋覆花	*Inula salicina* L.	菊科
	六棱菊	*Laggera alata* (D. Don) Sch. —Bip. ex Oliv.	菊科
	蒌蒿	*Artemisia selengensis* Turcz. ex Bess.	菊科
	漏芦	*Stemmacantha uniflora* (L.) Dittrich	菊科
	鹿蹄橐吾	*Ligularia hodgsonii* Hook.	菊科

续表

分类	植物名称	学名	所隶属科
	卵裂黄鹌菜	*Youngia pseudosenecio* (Vaniot) Shih	菊科
	驴欺口	*Echinops latifolius* Tausch.	菊科
	麻花头	*Serratula centauroides* L.	菊科
	马刺蓟	*Cirsium monocephalum* (Vaniot) H. Lév.	菊科
	马兰	*Kalimeris indica* (L.) Sch. —Bip.	菊科
	马兰（原变种）	*Kalimeris indica* (L.) Sch. —Bip. var. indica	菊科
	毛暗花金挖耳	*Carpesium triste* Maxim. var. sinense Diels	菊科
	毛柄蒲儿根	*Sinosenecio eriopodus* (Cumm.) C. Jeffrey et Y. L. Chen	菊科
	毛大丁草	*Gerbera piloselloides* (L.) Cass.	菊科
	毛梗豨莶	*Siegesbeckia glabrescens* (Makino) Makino	菊科
	毛华菊	*Dendranthema vestitum* (Hemsl.) Ling	菊科
	毛连菜	*Picris hieracioides* L.	菊科
	毛裂蜂斗菜	*Petasites tricholobus* Franch.	菊科
	茅苍术	*Atractylodes lancea* (Thunb.) DC.	菊科
	蒙古蒿	*Artemisia mongolica* (Fisch. ex Bess.) Nakai	菊科
	棉毛尼泊尔天名精	*Carpesium nepalense* Less. var. lanatum (Hook. f. et Thoms. ex C. B. Clarke) Kitam.	菊科
	牡蒿	*Artemisia japonica* Thunb.	菊科
	木茼蒿	*Argyranthemum frutescens* (L.) Sch. —Bip.	菊科
	木香	*Aucklandia lappa* Decne.	菊科
	木泽兰	*Eupatorium tashiroi* Hayata	菊科
	南艾蒿	*Artemisia verlotorum* Lamotte	菊科
	南川鼠麹草	*Gnaphalium nanchuanense* Ling & Tseng	菊科
	南川紫菊	*Notoseris porphyrolepis* Shih	菊科
	南苦苣菜	*Sonchus lingianus* Shih	菊科
	南牡蒿	*Artemisia eriopoda* Bunge	菊科
	南漳斑鸠菊	*Vernonia nantcianensis* (Pamp.) Hand. —Mazz.	菊科
	泥胡菜	*Hemisteptia lyrata* (Bunge) Bunge	菊科
	牛蒡	*Arctium lappa* L.	菊科
	牛口刺	*Cirsium shansiense* Petr.	菊科
	牛尾蒿	*Artemisia dubia* Wall. ex Bess.	菊科
	牛膝菊	*Galinsoga parviflora* Cav.	菊科
	女菀	*Turczaninowia fastigiata* (Fisch.) DC.	菊科
	欧亚旋覆花	*Inula britannica* L.	菊科

续表

分类	植物名称	学名	所隶属科
	欧洲千里光	*Senecio vulgaris* L.	菊科
	佩兰	*Eupatorium fortunei* Turcz.	菊科
	婆婆针	*Bidens bipinnata* L.	菊科
	匍枝蒲儿根	*Sinosenecio globigerus* (Chang) B. Nord.	菊科
	蒲儿根	*Sinosenecio oldhamianus* (Maxim.) B. Nord.	菊科
	蒲公英	*Taraxacum mongolicum* Hand. —Mazz.	菊科
	祁州漏芦	*Rhaponticum uniflorum* (L.) DC.	菊科
	奇蒿	*Artemisia anomala* S. Moore	菊科
	千里光	*Senecio scandens* Buch. —Ham. ex D. Don	菊科
	青蒿	*Artemisia carvifolia* Buch. —Ham. (+ec Roxb)	菊科
	秋分草	*Rhynchospermum verticillatum* Reinw.	菊科
	秋鼠麴草	*Gnaphalium hypoleucum* DC.	菊科
	秋英	*Cosmos bipinnata* Cav.	菊科
	全叶马兰	*Kalimeris integrifolia* Turcz. ex DC.	菊科
	缺裂千里光	*Senecio scandens* Buch. —Ham. var. incisus Franch.	菊科
	绒背蓟	*Cirsium vlassovianum* Fisch. ex DC.	菊科
	三基脉紫菀	*Aster trinervius* Roxb. ex D. Don	菊科
	三角叶风毛菊	*Saussurea deltoidea* (DC.) Sch—Bip	菊科
	三脉紫菀	*Aster ageratoides* Turcz.	菊科
	三脉紫菀一坚叶变种	*Aster ageratoides* Turcz. var. firmus (Diels) Hand—Mazz.	菊科
	三脉紫菀一宽伞变种	*Aster ageratoides* Turcz. var. laticorymbus (Vant.) Hand. —Mazz.	菊科
	三脉紫菀一卵叶变种	*Aster ageratoides* Turcz. var. oophyllus Ling	菊科
	三脉紫菀一毛枝变种	*Aster ageratoides* Turcz. var. lasiocladus (Hayata) Hand. —Mazz.	菊科
	三脉紫菀一微糙变种	*Aster ageratoides* Turcz. var. scaberulus (Miq.) Ling	菊科
	沙苦荬菜	*Chorisis repens* (L.) DC.	菊科
	山黄菊	*Anisopappus chinensis* (L.) Hook. et Arn	菊科
	山尖子	*Parasenecio hastatus* (L.) H. Koyama	菊科
	山苦荬	*Ixeris chinensis* (Thunb.) Nakai	菊科
	山柳菊	*Hieracium umbellatum* L.	菊科

续表

分类	植物名称	学名	所隶属科
	山马兰	*Kalimeris lautureana* (Debx.) Kitam.	菊科
	山牛蒡	*Synurus deltoides* (Ait.) Nakai	菊科
	山莴苣	*Lagedium sibiricum* (L.) Sojak	菊科
	少花风毛菊	*Saussurea oligantha* Franch.	菊科
	深裂苦荬菜	*Ixeris dissecta* (Makino) Shih	菊科
	深山蟹甲草	*Parasenecio profundorum* (Dunn) Y. L. Chen	菊科
	神农架蒿	*Artemisia shennongjiaensis* Ling & Y. R. Ling	菊科
	蓍	*Achillea millefolium* L.	菊科
	石胡荽	*Centipeda minima* (L.) A. Braun & Asch.	菊科
	矢车菊	*Centaurea cyanus* L.	菊科
	匙叶鼠麴草	*Gnaphalium pensylvanicum* Willd.	菊科
	鼠麴草	*Gnaphalium affine* D. Don	菊科
	丝毛飞廉	*Carduus crispus* L.	菊科
	丝棉草	*Gnaphalium luteoalbum* L.	菊科
	四川天名精	*Carpesium szechuanense* Chen et C. M. Hu	菊科
	松果菊	*Echinacea purpurea* (Linn.) Moench	菊科
	松林风毛菊	*Saussurea pinetorum* Hand. —Mazz.	菊科
	苏门白酒草	*Conyza sumatrensis* (Retz.) Walker	菊科
	台北艾纳香	*Blumea formosana* Kitam.	菊科
	台湾翅果菊	*Pterocypsela formosana* (Maxim.) Shih	菊科
	桃叶鸦葱	*Scorzonera sinensis* Lipsch. et Krasch. ex Lipsch	菊科
	蹄叶橐吾	*Ligularia fischeri* (Ledeb.) Turcz.	菊科
	天名精	*Carpesium abrotanoides* L.	菊科
	天人菊	*Gaillardia pulchella* Foug.	菊科
	田基黄	*Grangea maderaspatana* (L.) Poir.	菊科
	茼蒿	*Chrysanthemum coronarium* L.	菊科
	土木香	*Inula helenium* L.	菊科
	兔儿风蟹甲草	*Parasenecio ainsliiflorus* (Franch.) Y. L. Chen	菊科
	兔儿伞	*Syneilesis aconitifolia* (Bunge) Maxim.	菊科
	豚草	*Ambrosia artemisiifolia* L.	菊科
	橐吾	*Ligularia sibirica* (L.) Cass.	菊科
	万寿菊	*Tagetes erecta* L.	菊科

续表

分类	植物名称	学名	所隶属科
	伪泥胡菜	*Serratula coronata* L.	菊科
	莴苣	*Lactuca sativa* L.	菊科
	五月艾	*Artemisia indica* Willd.	菊科
	豨莶	*Siegesbeckia orientalis* L.	菊科
	细叶黄鹌菜	*Youngia tenuifolia* (Willd.) Babcock et Stebbins	菊科
	细叶鼠麴草	*Gnaphalium japonicum* Thunb.	菊科
	细叶小苦荬	*Ixeridium gracile* (DC.) Shih	菊科
	狭苞橐吾	*Ligularia intermedia* Nakai	菊科
	狭裂白蒿	*Artemisia kanashiroi* Kitam.	菊科
	狭叶马兰	*Kalimeris indica* (L.) Sch. —Bip. var. stenolepis (Hand. —Mazz.) Kitam.	菊科
	下田菊	*Adenostemma lavenia* (L.) O. Kuntze	菊科
	下田菊—小花变种	*Adenostemma lavenia* (L.) O. Kuntze var. latifolium (D. Don) Hand. —Mazz.	菊科
	纤枝兔儿风	*Ainsliaea gracilis* Franch.	菊科
	咸虾花	*Vernonia patula* (Dryand.) Merr.	菊科
	线叶蓟	*Cirsium lineare* (Thunb.) Sch. —Bip.	菊科
	线叶旋覆花	*Inula lineariifolia* Turcz.	菊科
	腺梗豨莶	*Siegesbeckia pubescens* (Makino) Makino	菊科
	香青	*Anaphalis sinica* Hance	菊科
	香丝草	*Conyza bonariensis* (L.) Cronq.	菊科
	向日垂头菊	*Cremanthodium helianthus* (Franch.) W. W. Smith	菊科
	向日葵丈菊	*Helianthus annuus* L.	菊科
	小花鬼针草	*Bidens parviflora* Willd.	菊科
	小花金挖耳	*Carpesium minum* Hemsl.	菊科
	小苦荬	*Ixeridium dentatum* (Thunb.) Tzvel.	菊科
	小蓬草	*Conyza canadensis* (L.) Cronq.	菊科
	小舌紫菀	*Aster albescens* (DC.) Hand. —Mazz.	菊科
	小一点红	*Emilia prenanthoidea* DC.	菊科
	小鱼眼草	*Dichrocephala benthamii* C. B. Clarke	菊科
	蟹甲草	*Parasenecio forrestii* W. W. Smith & Small	菊科
	心叶风毛菊	*Saussurea cordifolia* Hemsl.	菊科
	心叶黄瓜菜	*Paraixeris humifusa* (Dunn) Shih	菊科

续表

分类	植物名称	学名	所隶属科
	新疆鼠曲草	*Gnaphalium norvegioides* Z.X.An.	菊科
	杏香兔儿风	*Ainsliaea fragrans* Champ.	菊科
	熊耳草	*Ageratum houstonianum* Mill.	菊科
	锈苞蒿	*Artemisia imponens* Pamp.	菊科
	旋覆花	*Inula japonica* Thunb.	菊科
	鸦葱	*Scorzonera austriaca* Willd.	菊科
	烟管头草	*Carpesium cernuum* L.	菊科
	芫荽菊	*Cotula anthemoides* L.	菊科
	羊耳菊	*Inula cappa* (Buch. —Ham.) DC.	菊科
	杨叶风毛菊	*Saussurea populifolia* Hemsl.	菊科
	野艾蒿	*Artemisia lavandulifolia* DC.	菊科
	野菊	*Chrysanthemum indicum* L.	菊科
	野茼蒿	*Crassocephalum crepidioides* (Benth.) S. Moore	菊科
	野莴苣	*Lactuca seriola* Torner	菊科
	夜香牛	*Vernonia cinerea* (L.) Less.	菊科
	一点红	*Emilia sonchifolia* (L.) DC.	菊科
	一年蓬	*Erigeron annuus* (L.) Pers.	菊科
	一枝黄花	*Solidago decurrens* Lour.	菊科
	异叶黄鹌菜	*Youngia heterophylla* (Hemsl.) Babcock & Stebbins	菊科
	异叶假福王草	*Paraprenanthes prenanthoides* (Hemsl.) Shih	菊科
	异叶亚菊	*Ajania variifolia* (Chang) Tzvel.	菊科
	异叶泽兰	*Eupatorium heterophyllum* DC.	菊科
	异叶帚菊	*Pertya berberidoides* (Hand. —Mazz.) Y. C. Tseng	菊科
	翼柄风毛菊	*Saussurea alatipes* Hemsl.	菊科
	翼柄紫菀	*Aster alatipes* Hemsl.	菊科
	茵陈蒿	*Artemisia capillaris* Thunb.	菊科
	鱼眼草	*Dichrocephala auriculata* (Thunb.) Druce	菊科
	羽裂黄鹌菜	*Youngia paleacea* (Diels) Babcock & Stebbins	菊科
	羽叶鬼针草	*Bidens maximowicziana* Oett.	菊科
	圆舌粘冠草	*Myriactis nepalensis* Less.	菊科
	云木香	*Saussurea costus* (Falc.) Lipsch.	菊科
	云南蓍	*Achillea wilsoniana* Heimerl ex Hand. —Mazz.	菊科
	云南兔儿风	*Ainsliaea yunnanensis* Franch.	菊科

续表

分类	植物名称	学名	所隶属科
	栽培菊苣	*Cichorium endivia* L.	菊科
	窄头橐吾	*Ligularia stenocephala* (Maxim.) Matsum. et Koidz.	菊科
	窄叶小苦荬	*Ixeridium gramineum* (Fisch.) Tzvel.	菊科
	毡毛马兰	*Kalimeris shimadai* (Kitam.) Kitam.	菊科
	粘毛香青	*Anaphalis bulleyana* (J. F. Jeffrey) Chang	菊科
	长梗风毛菊	*Saussurea dolichopoda* Diels	菊科
	长茎飞蓬	*Erigeron elongatus* Ledeb.	菊科
	长裂黄鹌菜	*Youngia henryi* (Diels) Babcock & Stebbins	菊科
	长穗兔儿风	*Ainsliaea henryi* Diels	菊科
	长叶天名精	*Carpesium longifolium* Chen et C. M. Hu	菊科
	长叶莴苣	*Lactuca dolichophylla* Kitam.	菊科
	掌裂蟹甲草	*Parasenecio palmatisectus* (J. F. Jeffrey) Y. L. Chen	菊科
	掌叶橐吾	*Ligularia przewalskii* (Maxim.) Diels	菊科
	中华小苦荬	*Ixeridium chinense* (Thunb.) Tzvel.	菊科
	中华蟹甲草	*Parasenecio sinicus* (Ling) Y. L. Chen	菊科
	中南蒿	*Artemisia simulans* Pamp.	菊科
	珠光香青	*Anaphalis margaritacea* (L.) Benth. et Hook. f.	菊科
	珠光香青线叶变种	*Anaphalis margaritacea* (L.) Benth. et Hook. f. var. japonica (Sch. —Bip.) Makino	菊科
	珠芽蟹甲草	*Parasenecio bulbiferoides* (Hand. —Mazz.) Y. L. Chen	菊科
	猪毛蒿	*Artemisia scoparia* Waldst. & Kit.	菊科
	紫背蟹甲草	*Parasenecio ianthophyllus* (Franch.) Y. L. Chen	菊科
	紫菊	*Notoseris psilolepis* Shih	菊科
	紫菀	*Aster tataricus* L. f.	菊科
	总状土木香	*Inula racemosa* Hook. f.	菊科
	钻形紫菀	*Aster subulatus* Michx.	菊科
	钻叶紫菀	*Symphyotrichum subulatum* (Michx.) G.L.Nesom	菊科
	白接骨	*Asystasiella neesiana* (Wall.) Lindau	爵床科
	板蓝	*Strobilanthes cusia* (Nees) O. Kuntze	爵床科
	翅柄马蓝	*Pteracanthus alatus* (Nees) Bremek.	爵床科
	穿心莲	*Andrographis Paniculata* (Burm. f.) Nees	爵床科
	杜根藤	*Calophanoides quadrifaria* (Nees.) Ridl.	爵床科
	狗肝菜	*Dicliptera chinensis* (L.) Nees	爵床科
	黄猄草	*Championella tetrasperma* (Champ. ex Benth.) Bremek.	爵床科

续表

分类	植物名称	学名	所隶属科
	节翅地皮消	*Pararuellia alata* H. P. Tsui	爵床科
	九头狮子草	*Peristrophe japonica* (Thunb.) Bremek.	爵床科
	爵床	*Rostellularia procumbens* (L.) Nees	爵床科
	马蓝	*Baphicacanthus cusia* (Nees) Bremek.	爵床科
	拟地皮消	*Leptosiphonium venustum* (Hance) E. Hossain	爵床科
	球花马蓝	*Strobilanthes dimorphotricha* Hance	爵床科
	日本黄猄草	*Championella japonica* (Thunb.) Bremek.	爵床科
	三花马蓝	*Strobilanthes triflorus* Y. C. Tang	爵床科
	少花黄猄草	*Championella oligantha* (Miq.) Bremek.	爵床科
	少花马蓝	*Strobilanthes oligantha* Miq.	爵床科
	水蓑衣	*Hygrophila salicifolia* (Vahl) Nees	爵床科
	四籽马蓝	*Strobilanthes tetrasperma* (Champ. ex Benth.) Druce	爵床科
	喜花草	*Eranthemum pulchellum* Andr.	爵床科
	虾衣花	*Calliaspidia guttata* (Brandegee) Bremek.	爵床科
	腺毛马蓝	*Strobilanthes forrestii* Diels	爵床科
	小驳骨	*Gendarussa vulgaris* Nees	爵床科
	圆苞杜根藤	*Calophanoides chinensis* (Champ.) C. Y. Wu et H. S. Lo	爵床科
	圆苞金足草	*Goldfussia pentastemonoides* Nees	爵床科
	白花异叶苣苔	*Whytockia tsiangiana* (Hand. —Mazz.) A. Weber	苦苣苔科
	半蒴苣苔	*Hemiboea henryi* C. B. Clarke	苦苣苔科
	川鄂粗筒苣苔	*Briggsia rosthornii* (Diels) Burtt	苦苣苔科
	大花旋蒴苣苔	*Boea clarkeana* Hemsl.	苦苣苔科
	吊石苣苔	*Lysionotus pauciflorus* Maxim.	苦苣苔科
	鄂西粗筒苣苔	*Briggsia speciosa* (Hemsl.) Craib	苦苣苔科
	革叶粗筒苣苔	*Briggsia mihieri* (Franch.) Craib	苦苣苔科
	厚叶蛛毛苣苔	*Paraboea crassifolia* (Hemsl.) Burtt	苦苣苔科
	降龙草	*Hemiboea subcapitata* C. B. Clarke	苦苣苔科
	苦苣苔	*Conandron ramondioides* Sieb. et Zucc.	苦苣苔科
	裂叶金盏苣苔	*Isometrum pinnatilobatum* K. Y. Pan	苦苣苔科
	毛蕊金盏苣苔	*Isometrum giraldii* (Diels) B. L. Burtt	苦苣苔科
	牛耳朵	*Chirita eburnea* Hance	苦苣苔科
	柔毛半蒴苣苔	*Hemiboea mollifolia* W. T. Wang	苦苣苔科
	珊瑚苣苔	*Corallodiscus cordatulus* (Craib) Burtt	苦苣苔科

续表

分类	植物名称	学名	所隶属科
	神农架唇柱苣苔	*Chirita tenuituba* (W. T. Wang) W. T. Wang	苦苣苔科
	石花	*Corallodiscus flabellatus* (Craib) Burtt	苦苣苔科
	石山苣苔	*Petrocodon dealbatus* Hance	苦苣苔科
	石上莲	*Oreocharis benthamii* C. B. Clarke var. reticulata Dunn	苦苣苔科
	小叶吊石苣苔	*Lysionotus microphyllus* W. T. Wang	苦苣苔科
	旋蒴苣苔	*Boea hygrometrica* (Bunge) R. Br	苦苣苔科
	羽裂唇柱苣苔	*Chirita pinnatifida* (Hand. —Mazz.) Burtt	苦苣苔科
	长瓣马铃苣苔	*Oreocharis auricula* (S. Moore) C. B. Clarke	苦苣苔科
	长冠苣苔	*Rhabdothamnopsis sinensis* Hemsl.	苦苣苔科
	直瓣苣苔	*Ancylostemon saxatilis* (Hemsl.) Craib	苦苣苔科
	中华石蝴蝶	*Petrocosmea sinensis* Oliv.	苦苣苔科
	蛛毛苣苔	*Paraboea sinensis* (Oliv.) Burtt	苦苣苔科
	丁座草	*Boschniakia himalaica* Hook. f. et Thoms.	列当科
	东野菰	*Aeginetia orientale* L.	列当科
	黄筒花	*Phacellanthus tubiflorus* Sieb. et Zucc.	列当科
	野菰	*Aeginetia indica* L.	列当科
	菱	*Trapa bispinosa* Roxb.	菱科
	四角刻叶菱	*Trapa incisa* Sieb. & Zucc.	菱科
	四角菱	*Trapa quadrispinosa* Roxb.	菱科
	乌菱	*Trapa bicornis* Osbeck	菱科
	细果野菱	*Trapa maximowiczii* Korsh.	菱科
	野菱（变种）	*Trapa incisa* Sieb. & Zucc. var. quadricaudata Glück	菱科
	草龙	*Ludwigia hyssopifolia* (G. Don) Exell	柳叶菜科
	待宵草	*Oenothera stricta* Ledeb. ex Link	柳叶菜科
	丁香蓼	*Ludwigia prostrata* Roxb	柳叶菜科
	短叶柳叶菜	*Epilobium brevifolium* D. Don	柳叶菜科
	粉花月见草	*Oenothera rosea* L'Herit. ex Link (Ait)	柳叶菜科
	高山露珠草	*Circaea alpina* L.	柳叶菜科
	谷蓼	*Circaea erubescens* Franch. et Sav.	柳叶菜科
	光华柳叶菜	*Epilobium minutiflorum*	柳叶菜科
	黄花水龙	*Ludwigia peploides* (Kunth) P. H. Raven subsp. stipulacea (Ohwi) P. H. Raven	柳叶菜科
	黄花月见草	*Oenothera glazioviana* Mich. Oenothera erythrosepala Borb.	柳叶菜科

续表

分类	植物名称	学名	所隶属科
	假柳叶菜	*Ludwigia epilobioides* Maxim.	柳叶菜科
	阔柱柳叶菜	*Epilobium platystigmatosum* C. B. Robins.	柳叶菜科
	裂叶月见草	*Oenothera laciniata* Hill	柳叶菜科
	柳兰	*Epilobium angustifolium* L.	柳叶菜科
	柳叶菜	*Epilobium hirsutum* L.	柳叶菜科
	露珠草	*Circaea cordata* Royle	柳叶菜科
	卵叶丁香蓼	*Ludwigia ovalis* Miq.	柳叶菜科
	毛脉柳叶菜	*Epilobium amurense* Hausskn.	柳叶菜科
	南方露珠草	*Circaea mollis* Sieb. et Zucc.	柳叶菜科
	锐齿柳叶菜	*Epilobium kermodei* P. H. Raven	柳叶菜科
	山桃草	*Gaura lindheimeri* Engelm. & A. Gray	柳叶菜科
	水龙	*Ludwigia adscendens* (L.) Hara	柳叶菜科
	四翅月见草	*Oenothera tetraptera* Cav.	柳叶菜科
	细花丁香蓼	*Ludwigia perennis* L.	柳叶菜科
	小花柳叶菜	*Epilobium parviflorum* Schreb.	柳叶菜科
	小花山桃草	*Gaura parviflora* Douglas	柳叶菜科
	小花月见草	*Oenothera parviflora* L.	柳叶菜科
	圆柱柳叶菜	*Epilobium cylindricum* D. Don	柳叶菜科
	月见草	*Oenothera biennis* L.	柳叶菜科
	长毛月见草	*Oenothera villosa* Thunb.	柳叶菜科
	长籽柳叶菜	*Epilobium pyrricholophum* Franch. et Sav.	柳叶菜科
	沼生柳叶菜	*Epilobium palustre* L.	柳叶菜科
	中华柳叶菜	*Epilobium sinense* H. Lév.	柳叶菜科
	牛角藓(短叶牛角藓)	*Cratoneuron filicinum* (Hedw.) Spruc.	柳叶藓科
	北方獐牙菜	*Swertia diluta* (Turcz.) Benth. & Hook. f.	龙胆科
	笔龙胆	*Gentiana zollingeri* Fawcett	龙胆科
	川东獐牙菜	*Swertia davidii* Franch.	龙胆科
	大花花锚	*Halenia elliptica* D. Don var. grandiflora Hemsl.	龙胆科
	大钟花	*Megacodon stylophorus* (C. B. Clarke) H. Smith	龙胆科
	大籽獐牙菜	*Swertia macrosperma* (C. B. Clarke) C. B. Clarke	龙胆科
	东北獐牙菜	*Swertia manshurica* (Kom.) Kitag.	龙胆科
	多花龙胆	*Gentiana striolata* T. N. Ho	龙胆科
	峨眉双蝴蝶	*Tripterospermum cordatum* (Marq.) H. Smith	龙胆科

续表

分类	植物名称	学名	所隶属科
	鄂西獐牙菜	*Swertia oculata* Hemsl.	龙胆科
	高山龙胆	*Gentiana algida* Pall.	龙胆科
	贵州獐牙菜	*Swertia kouitchensis* Franch.	龙胆科
	红花龙胆	*Gentiana rhodantha* Franch. ex Hemsl.	龙胆科
	红直獐牙菜	*Swertia erythrosticta* Maxim.	龙胆科
	湖北双蝴蝶	*Tripterospermum discoideum* (Marq.) H. Smith	龙胆科
	花锚	*Halenia corniculata* (L.) Cornaz	龙胆科
	华南龙胆	*Gentiana loureirii* (G. Don) Griseb.	龙胆科
	灰绿龙胆	*Gentiana yokusai* Burk.	龙胆科
	鳞叶龙胆	*Gentiana squarrosa* Ledeb.	龙胆科
	流苏龙胆	*Gentiana panthaica* Prain & Burk.	龙胆科
	瘤毛獐牙菜	*Swertia pseudochinensis* Hara	龙胆科
	龙胆	*Gentiana scabra* Bge.	龙胆科
	母草叶龙胆	*Gentiana vandellioides* Hemsl.	龙胆科
	尼泊尔双蝴蝶	*Tripterospermum volubile* (D. Don) Hara	龙胆科
	歧伞獐牙菜	*Swertia dichotoma* L.	龙胆科
	少叶龙胆	*Gentiana oligophylla* H. Smith ex Marq.	龙胆科
	深红龙胆	*Gentiana rubicunda* Franch.	龙胆科
	湿生扁蕾	*Gentianopsis paludosa* (Hook. f.) Ma	龙胆科
	双蝴蝶	*Tripterospermum chinense* (Migo) H. Smith	龙胆科
	水繁缕叶龙胆	*Gentiana samolifolia* Franch.	龙胆科
	条叶龙胆	*Gentiana manshurica* Kitag.	龙胆科
	椭圆叶花锚	*Halenia elliptica* D. Don	龙胆科
	细茎双蝴蝶	*Tripterospermum filicaule* (Hemsl.) H. Smith	龙胆科
	狭叶獐牙菜	*Swertia angustifolia* Buch. —Ham. ex D. Don	龙胆科
	显脉獐牙菜	*Swertia nervosa* (G. Don) Wall. ex C. B. Clarke	龙胆科
	线叶龙胆	*Gentiana farreri* Balf. f.	龙胆科
	小荇菜	*Nymphoides coreana* (Levl.) Hara	龙胆科
	翼萼蔓	*Pterygocalyx volubilis* Maxim.	龙胆科
	獐牙菜	*Swertia bimaculata* (Sieb. et Zucc.) Hook. f. et Thoms. ex C. B. Clarke	龙胆科
	紫红獐牙菜	*Swertia punicea* Hemsl	龙胆科
	紫花龙胆	*Gentiana syringea* T. N. Ho	龙胆科

续表

分类	植物名称	学名	所隶属科
	金银莲花	*Nymphoides indica* (L.) O. Kuntze	龙胆科*
	睡菜	*Menyanthes trifoliata* L.	龙胆科*
	荇菜	*Nymphoides peltatum* (Gmel.) O. Kuntze	龙胆科*
	鹿蹄草	*Pyrola calliantha* H. Andres	鹿蹄草科
	普通鹿蹄草	*Pyrola decorata* H. Andr.	鹿蹄草科
	水晶兰	*Monotropa uniflora* L.	鹿蹄草科
	喜冬草	*Chimaphila japonica* Miq.	鹿蹄草科
	小叶鹿蹄草	*Pyrola media* Sw.	鹿蹄草科
	巴东吊灯花	*Ceropegia driophila* C. K. Schneid.	萝藦科
	扒地蜈蚣	*Tylophora renchangii* Tsiang	萝藦科
	白薇	*Cynanchum atratum* Bunge	萝藦科
	宝兴吊灯花	*Ceropegia paohsingensis* Tsiang & P. T. Li	萝藦科
	地梢瓜	*Cynanchum thesioides* (Freyn) K. Schum	萝藦科
	峨眉牛皮消	*Cynanchum giraldii* Schltr	萝藦科
	杠柳	*Periploca sepium* Bunge	萝藦科
	隔山消	*Cynanchum wilfordii* (Maxim.) Hemsl.	萝藦科
	贯筋藤	*Dregea sinensis* Hemsl. var. corrugata (C. K. Schneid.) Tsiang & P. T. Li	萝藦科
	贵州娃儿藤	*Tylophora silvestris* Tsiang	萝藦科
	合掌消	*Cynanchum amplexicaule* (Sieb. et Zucc.) Hemsl.	萝藦科
	黑龙骨	*Periploca forrestii* Schltr.	萝藦科
	湖北娃儿藤	*Tylophora silvestrii* (Pamp.) Tsiang & P. T. Li	萝藦科
	华萝藦	*Metaplexis hemsleyana* Oliv.	萝藦科
	苦绳	*Dregea sinensis* Hemsl.	萝藦科
	宽叶秦岭藤	*Biondia hemsleyana* (Warb.) Tsiang	萝藦科
	柳叶白前	*Cynanchum stauntonii* (Decne.) Schltr. ex Levl.	萝藦科
	萝藦	*Metaplexis japonica* (Thunb.) Makino	萝藦科
	马利筋	*Asclepias curassavica* L.	萝藦科
	蔓剪草	*Cynanchum chekiangense* M. Cheng ex Tsiang et P. T. Li	萝藦科
	蔓生白薇	*Cynanchum versicolor* Bge.	萝藦科
	毛白前	*Cynanchum mooreanum* Hemsl.	萝藦科
	牛奶菜	*Marsdenia sinensis* Hemsl.	萝藦科
	牛皮消	*Cynanchum auriculatum* Royle ex Wight	萝藦科
	七层楼	*Tylophora floribunda* Miq.	萝藦科

续表

分类	植物名称	学名	所隶属科
	秦岭藤	*Biondia chinensis* Schltr.	萝藦科
	青龙藤	*Biondia henryi* (Warb. ex Schltr. et Diels) Tsiang et P. T. Li	萝藦科
	青蛇藤	*Periploca calophylla* (Wight) Falc.	萝藦科
	青洋参	*Cynanchum otophyllum* Schneid.	萝藦科
	雀瓢	*Cynanchum thesioides* (Freyn) K. Schum. var. australe (Maxim.) Tsiang & P. T. Li	萝藦科
	乳突果	*Adelostemma gracillimum* (Wall. ex Wight) Hook. f.	萝藦科
	娃儿藤	*Tylophora ovata* (Lindl.) Hook. ex Steud.	萝藦科
	狭叶白前	*Cynanchum stenophyllum* Hemsl.	萝藦科
	徐长卿	*Cynanchum paniculatum* (Bunge) Kitag.	萝藦科
	芫花叶白前	*Cynanchum glaucescens* (Decne.) Hand. —Mazz.	萝藦科
	夜来香	*Telosma cordata* (Burm f.) Merr.	萝藦科
	宜昌娃儿藤	*Tylophora augustiniana* (Hemsl.) Craib	萝藦科
	云南娃儿藤	*Tylophora yunnanensis* Schltr.	萝藦科
	朱砂藤	*Cynanchum officinale* (Hemsl.) Tsiang et Zhang	萝藦科
	竹灵消	*Cynanchum inamoenum* (Maxim.) Loes	萝藦科
	草麻黄	*Ephedra sinica* Stapf	麻黄科
	白棠子树	*Callicarpa dichotoma* (Lour.) K. Koch	马鞭草科
	臭黄荆	*Premna ligustroides* Hemsl.	马鞭草科
	臭牡丹	*Clerodendrum bungei* Steud.	马鞭草科
	大青	*Clerodendrum cyrtophyllum* Turcz.	马鞭草科
	大叶紫珠	*Callicarpa macrophylla* Vahl	马鞭草科
	单花莸	*Caryopteris nepetifolia* (Benth.) Maxim.	马鞭草科
	单叶蔓荆	*Vitex trifolia* L. var. simplicifolia Cham.	马鞭草科
	滇桂豆腐柴	*Premna confinis* péi et S. L. Chen ex C. Y. Wu	马鞭草科
	豆腐柴	*Premna microphylla* Turcz.	马鞭草科
	杜虹花	*Callicarpa formosana* Rolfe	马鞭草科
	短柄紫珠	*Callicarpa brevipes* (Benth.) Hance	马鞭草科
	广东紫珠	*Callicarpa kwangtungensis* Chun	马鞭草科
	过江藤	*Phyla nodiflora* (L.) Greene	马鞭草科
	海州常山	*Clerodendrum trichotomum* Thunb.	马鞭草科
	红紫珠	*Callicarpa rubella* Lindl.	马鞭草科
	狐臭柴	*Premna puberula* Pamp.	马鞭草科
	湖北紫珠	*Callicarpa gracilipes* Rehder	马鞭草科

续表

分类	植物名称	学名	所隶属科
	华紫珠	*Callicarpa cathayana* H. T. Chang	马鞭草科
	黄荆	*Vitex negundo* L.	马鞭草科
	黄药	*Premna cavaleriei* H. Lév.	马鞭草科
	灰毛牡荆	*Vitex canescens* Kurz.	马鞭草科
	灰毛莸	*Caryopteris forrestii* Diels	马鞭草科
	尖尾枫	*Callicarpa longissima* (Hemsl) Merr.	马鞭草科
	金腺莸	*Caryopteris aureoglandulosa* (Vant.) C. Y. Wu	马鞭草科
	荆条	*Vitex negundo* L. var. heterophylla (Franch.) Rehder	马鞭草科
	兰香草	*Caryopteris incana* (Thunb.) Miq.	马鞭草科
	老鸦糊	*Callicarpa giraldii* Hesse ex Rehder	马鞭草科
	马鞭草	*Verbena officinalis* L.	马鞭草科
	马缨丹	*Lantana camara* L.	马鞭草科
	蔓荆	*Vitex trifolia* L.	马鞭草科
	毛球莸	*Caryopteris trichosphaera* W. W. Sm.	马鞭草科
	牡荆	*Vitex negundo* L. var. cannabifolia (Siebold & Zucc.) Hand. —Mazz.	马鞭草科
	日本紫珠	*Callicarpa japonica* Thunb.	马鞭草科
	绒苞藤	*Congea tomentosa* Roxb.	马鞭草科
	三花莸	*Caryopteris terniflora* Maxim.	马鞭草科
	藤紫珠	*Callicarpa peii* H. T. Chang	马鞭草科
	莸	*Caryopteris divaricata* (sieb. et. Zucc.) Maxim.	马鞭草科
	窄叶紫珠	*Callicarpa japonica* Thunb. var. angustata Rehder	马鞭草科
	紫珠	*Callicarpa bodinieri* Lévl.	马鞭草科
	大叶度量草	*Mitreola pedicellata* Benth.	马钱科
	灰莉	*Fagraea ceilanica* Thunb.	马钱科
	蓬莱葛	*Gardneria multiflora* Makino	马钱科
	巴东醉鱼草	*Buddleja albiflora* Hemsl.	马钱科*
	白背枫	*Buddleja asiatica* Lour.	马钱科*
	大叶醉鱼草	*Buddleja davidii* Franch.	马钱科*
	密蒙花	*Buddleja officinalis* Maxim.	马钱科*
	紫花醉鱼草	*Buddleja fallowiana* Balf. f. et W. W. Smith	马钱科*
	醉鱼草	*Buddleja lindleyana* Fort.	马钱科*
	矮探春	*Jasminum humile* L.	木犀科
	白蜡树	*Fraxinus chinensis* Roxb.	木犀科

续表

分类	植物名称	学名	所隶属科
	倒卵叶女贞	*Ligustrum obovatilimbum* B. M. Miao	木犀科
	短丝木犀	*Osmanthus serrulatus* Rehder	木犀科
	多毛小蜡	*Ligustrum sinense* Lour var. coryanum (W. W. Smith) Hand. —Mazz.	木犀科
	光蜡树	*Fraxinus griffithii* C. B. Clarke	木犀科
	红柄木犀	*Osmanthus armatus* Diels	木犀科
	湖北梣	*Fraxinus hupehensis* S. Z. Qu, C. B. Shang & P. L. Su	木犀科
	华女贞	*Ligustrum lianum* P. S. Hsu	木犀科
	华素馨	*Jasminum sinense* Hemsl.	木犀科
	金钟花	*Forsythia viridissima* Lindl.	木犀科
	苦枥木	*Fraxinus insularis* Hemsley	木犀科
	扩展女贞	*Ligustrum expansum* Rehd.	木犀科
	蜡子树	*Ligustrum leucanthum* (S. Moore) P. S. Green	木犀科
	丽叶女贞	*Ligustrum henryi* Hemsl.	木犀科
	连翘	*Forsythia suspensa* (Thunb.) Vahl	木犀科
	流苏树	*Chionanthus retusus* Lindl. et Paxt.	木犀科
	茉莉花	*Jasminum sambac* (L.) Aiton	木犀科
	木犀	*Osmanthus fragrans* (Thunb.) Lour.	木犀科
	木犀榄	*Olea europaea* L.	木犀科
	女贞	*Ligustrum lucidum* Ait. f.	木犀科
	清香藤	*Jasminum lanceolarium* Roxb.	木犀科
	日本女贞	*Ligustrum japonicum* Thunb.	木犀科
	山桂花	*Osmanthus delavayi* Franch.	木犀科
	探春花	*Jasminum floridum* Bunge	木犀科
	细女贞	*Ligustrum gracile* Rehder	木犀科
	小蜡	*Ligustrum sinense* Lour.	木犀科
	小叶女贞	*Ligustrum quihoui* Carr.	木犀科
	锈毛梣	*Fraxinus ferruginea* Lingelsh.	木犀科
	野桂花	*Osmanthus yunnanensis* (Franch.) P. S. Green	木犀科
	野迎春	*Jasminum mesnyi* Hance	木犀科
	宜昌女贞	*Ligustrum strongylophyllum* Hemsl.	木犀科
	迎春花	*Jasminum nudiflorum* Lindl.	木犀科
	长叶女贞	*Ligustrum compactum* (Wall. ex DC.) Hook. f. et Thoms. ex Brand.	木犀科
	紫丁香	*Syringa oblata* Lindl.	木犀科

续表

分类	植物名称	学名	所隶属科
	总梗女贞	*Ligustrum pedunculare* Rehd.	木犀科
	萼距花	*Cuphea hookeriana* Walp.	千屈菜科
	耳基水苋	*Ammannia arenaria* Kunth	千屈菜科
	福建紫薇	*Lagerstroemia limii* Merr.	千屈菜科
	节节菜	*Rotala indica* (Willd.) Koehne	千屈菜科
	南紫薇	*Lagerstroemia subcostata* Koehne	千屈菜科
	千屈菜	*Lythrum salicaria* L.	千屈菜科
	水苋菜	*Ammannia baccifera* L.	千屈菜科
	圆叶节节菜	*Rotala rotundifolia* (Buch. —Ham. ex Roxb.) Koehne	千屈菜科
	紫薇	*Lagerstroemia indica* L.	千屈菜科
	巴戟天	*Morinda officinalis* How	茜草科
	白蟾	*Gardenia jasminoides* J. Ellis var. fortuniana (Lindl.) H. Hara	茜草科
	白花蛇舌草	*Hedyotis diffusa* Willd.	茜草科
	白马骨	*Serissa serissoides* (DC.) Druce	茜草科
	柄花茜草	*Rubia podantha* Diels	茜草科
	车轴草	*Galium odoratum* (L.) Scop.	茜草科
	黐花	*Mussaenda esquirolii* Lévl.	茜草科
	臭鸡矢藤	*Paederia foetida* L.	茜草科
	粗叶耳草	*Hedyotis verticillata* (L.) Lam.	茜草科
	大黄栀子	*Gardenia sootepensis* Hutch.	茜草科
	大叶茜草	*Rubia schumanniana* Pritz.	茜草科
	大叶玉叶金花	*Mussaenda macrophylla* Wall.	茜草科
	东南茜草	*Rubia argyi* (Lévl. et Vand.) Hara ex Lauener et D. K. Ferguson	茜草科
	多花茜草	*Rubia wallichiana* Decne.	茜草科
	峨眉茜草	*Rubia magna* Hsiao (P. G. Xiao)	茜草科
	耳草	*Hedyotis auricularia* L.	茜草科
	风箱树	*Cephalanthus tetrandrus* (Roxburgh) Ridsdale & Bakhuizen f.	茜草科
	钩藤	*Uncaria rhynchophylla* (Miq.) Miq. ex Havil.	茜草科
	广州蛇根草	*Ophiorrhiza cantoniensis* Hance	茜草科
	湖北拉拉藤	*Galium hupehense* Pamp.	茜草科
	虎刺	*Damnacanthus indicus* Gaertn. f.	茜草科
	华钩藤	*Uncaria sinensis* (Oliv.) Havil	茜草科
	黄棉木	*Metadina trichotoma* (Zoll. & Moritzi) Bakh. f.	茜草科

续表

分类	植物名称	学名	所隶属科
	鸡矢藤	*Paederia scandens* (Lour.) Merr.	茜草科
	鸡仔木	*Sinoadina racemosa* (Sieb. et Zucc.) Ridsd.	茜草科
	剑叶耳草	*Hedyotis caudatifolia* Merr. & F. P. Metcalf	茜草科
	金剑草	*Rubia alata* Wall	茜草科
	金毛耳草	*Hedyotis chrysotricha* (Palib.) Merr.	茜草科
	金钱草	*Rubia membranacea* Diels	茜草科
	卷毛新耳草	*Neanotis boerhaavioides* (Hance) W. H. Lewis	茜草科
	阔叶四叶葎	*Galium bungei* Steud. var. trachyspermum (A. Gray) Cuif.	茜草科
	拉拉藤	*Galium spurium* L. var. echinospermum (Wallroth) Cuf.	茜草科
	榄绿粗叶木	*Lasianthus japonicus* Miq. var. lancilimbus (Merr.) Lo	茜草科
	林生茜草	*Rubia sylvatica* (Maxim) Nakai	茜草科
	林猪殃殃	*Galium paradoxum* Maxim.	茜草科
	流苏子	*Coptosapelta diffusa* (Champ. ex Benth.) Van Steenis	茜草科
	柳叶虎刺	*Damnacanthus labordei* (Lévl.) H. S. Lo	茜草科
	六叶葎	*Galium hoffmeisteri* Edgew. var. hoffmeisteri (Klotzsch) Hand. —Mazz.	茜草科
	六月雪	*Serissa japonica* (Thunb.) Thunb.	茜草科
	龙船花	*Ixora chinensis* Lam.	茜草科
	卵叶茜草	*Rubia ovatifolia* Z. Y. Zhang	茜草科
	麦仁珠	*Galium tricornutum* Stokes	茜草科
	毛狗骨柴	*Diplospora fruticosa* Hemsl.	茜草科
	毛鸡矢藤	*Paederia scandens* (Lour.) Merr. var. tomentosa (Bl.) Hand. —Mazz.	茜草科
	毛四叶葎	*Galium bungei* Steud. var. punduanoides Cuf.	茜草科
	南岭鸡眼藤	*Morinda nanlingensis* Y. Z. Ruan	茜草科
	牛白藤	*Hedyotis hedyotidea* (DC.) Merr.	茜草科
	蓬子菜	*Galium verum* L.	茜草科
	茜草	*Rubia cordifolia* L.	茜草科
	茜树	*Aidia cochinchinensis* Lour.	茜草科
	日本蛇根草	*Ophiorrhiza japonica* Bl.	茜草科
	伞房花耳草	*Hedyotis corymbosa* (L.) Lam.	茜草科
	蛇根草	*Ophiorrhiza mungos* L.	茜草科
	疏花鸡矢藤	*Paederia laxiflora* Merr. ex Li	茜草科
	水团花	*Adina pilulifera* (Lam.) Franch. ex Drake	茜草科
	四川虎刺	*Damnacanthus officinarum* Huang	茜草科

续表

分类	植物名称	学名	所隶属科
	四叶葎	*Galium bungei* Steud.	茜草科
	四叶葎	*Galium bungei* Steud	茜草科
	乌檀	*Nauclea officinalis* (Pierre ex Pit.) Merr. & Chun	茜草科
	细叶水团花	*Adina rubella* Hance	茜草科
	狭叶鸡矢藤	*Paederia stenophylla* Merr.	茜草科
	狭叶栀子	*Gardenia stenophylla* Merr.	茜草科
	纤花耳草	*Hedyotis tenelliflora* Bl.	茜草科
	显脉拉拉藤	*Galium kinuta* Nakai et Hara	茜草科
	香果树	*Emmenopterys henryi* Oliv.	茜草科
	小红参	*Galium elegans* Wall. ex Roxb.	茜草科
	小叶茜草	*Rubia rezniczenkoana* Litv.	茜草科
	小叶猪殃殃	*Galium trifidum* L.	茜草科
	野丁香	*Leptodermis potanini* Batal.	茜草科
	玉叶金花	*Mussaenda pubescens* Ait. f.	茜草科
	展枝玉叶金花	*Mussaenda divaricata* Hutch.	茜草科
	长节耳草	*Hedyotis uncinella* Hook. et Arn	茜草科
	长叶茜草	*Rubia dolichophylla* Schrenk	茜草科
	栀子	*Gardenia jasminoides* Ellis	茜草科
	中国茜草	*Rubia chinensis* Regel et Maack	茜草科
	中华蛇根草	*Ophiorrhiza chinensis* Lo	茜草科
	猪殃殃	*Galium aparine* L. var. tenerum (Gren. et Godr.) Reichb.	茜草科
	紫参	*Rubia yunnanensis* Diels	茜草科
	白花曼陀罗	*Datura metel* L.	茄科
	白英	*Solanum lyratum* Thunb.	茄科
	碧冬茄	*Petunia hybrida* Vilm.	茄科
	朝天椒	*Capsicum annuum* L. var. conoides (Mill.) Irish	茄科
	刺天茄	*Solanum violaceum* Ortega	茄科
	大叶泡囊草	*Physochlaina macrophylla* Bonati	茄科
	单花红丝线	*Lycianthes lysimachioides* (Wall.) Bitter	茄科
	灯笼果	*Physalis peruviana* L.	茄科
	颠茄	*Atropa belladonna* L.	茄科
	番茄	*Lycopersicon esculentum* Mill.	茄科
	枸杞	*Lycium chinense* Mill.	茄科

续表

分类	植物名称	学名	所隶属科
	挂金灯	*Physalis alkekengi* L. var. francheti (Mast.) Makino	茄科
	海桐叶白英	*Solanum pittosporifolium* Hemsl.	茄科
	红丝线	*Lycianthes biflora* (Lour.) Bitter	茄科
	黄果茄	*Solanum xanthocarpum* Schrad. et Wendl.	茄科
	假酸浆	*Nicandra physalodes* (L.) Gaertn.	茄科
	江南散血丹	*Physaliastrum heterophyllum* (Hemsl.) Migo	茄科
	喀西茄	*Solanum khasianum* C. B. Clarke	茄科
	苦蘵	*Physalis angulata* L.	茄科
	辣椒	*Capsicum annuum* L.	茄科
	龙葵	*Solanum nigrum* L.	茄科
	龙珠	*Tubocapsicum anomalum* (Franch. et Sav.) Makino	茄科
	曼陀罗	*Datura stramonium* L.	茄科
	毛曼陀罗	*Datura innoxia* Mill.	茄科
	毛酸浆	*Physalis pubescens* L.	茄科
	木本曼陀罗	*Datura arborea* L.	茄科
	宁夏枸杞	*Lycium barbarum* L.	茄科
	牛茄子	*Solanum surattense* Burm. f.	茄科
	欧白英	*Solanum dulcamara* L.	茄科
	千年不烂心	*Solanum cathayanum* C. Y. Wu et S. C. Huang	茄科
	茄	*Solanum melongena* L.	茄科
	青杞	*Solanum septemlobum* Bunge	茄科
	三分三	*Anisodus acutangulus* C. Y. Wu et C. Chen ex C. Chen et C. L. Chen	茄科
	珊瑚豆	*Solanum pseudocapsicum* L. var. diflorum (Vell.) Bitter	茄科
	珊瑚樱	*Solanum pseudocapsicum* L.	茄科
	少花龙葵	*Solanum photeinocarpum* Nakamura et Odashima	茄科
	疏刺茄	*Solanum nienkui* Merr. & Chun	茄科
	树番茄	*Cyphomandra betacea* Sendt.	茄科
	酸浆	*Physalis alkekengi* L.	茄科
	天蓬子	*Atropanthe sinensis* (Hemsl.) Pascher	茄科
	小酸浆	*Physalis minima* L.	茄科
	烟草	*Nicotiana tabacum* L.	茄科
	阳芋	*Solanum tuberosum* L.	茄科
	野海茄	*Solanum japonense* Nakai	茄科

续表

分类	植物名称	学名	所隶属科
	夜香树	*Cestrum nocturnum* L.	茄科
	樱桃椒	*Capsicum annuum* L. var. cerasiforum Irish	茄科
	独牛	*Begonia henryi* Hemsl.	秋海棠科
	多毛秋海棠	*Begonia polytricha* C. Y. Wu	秋海棠科
	裂叶秋海棠	*Begonia palmata* D. Don	秋海棠科
	美丽秋海棠	*Begonia algaia* L. B. Smith et D. C. Wasshausen	秋海棠科
	南川秋海棠	*Begonia dielsiana* E. Pritz.	秋海棠科
	秋海棠	*Begonia grandis* Dryand.	秋海棠科
	四季秋海棠	*Begonia semperflorens* Link et Otto	秋海棠科
	一点血	*Begonia wilsonii* Gagnep.	秋海棠科
	长柄秋海棠	*Begonia smithiana* Yü ex Irmsch	秋海棠科
	掌裂叶秋海棠	*Begonia pedatifida* Lévl.	秋海棠科
	中华秋海棠	*Begonia grandis* subsp. sinensis (A. Candolle) Irmscher	秋海棠科
	紫背天葵	*Begonia fimbristipula* Hance.	秋海棠科
	半边月	*Weigela japonica* Thunb. var. sinica (Rehd.) Bailey——Diervilla japonica DC. var. sinica Rehd.	忍冬科
	北方荚蒾	*Viburnum hupehense* Rehder subsp. septentrionale P. S. Hsu	忍冬科
	北京忍冬	*Lonicera elisae* Franch.	忍冬科
	茶荚蒾	*Viburnum setigerum* Hance	忍冬科
	川黔忍冬	*Lonicera subaequalis* Rehder	忍冬科
	穿心莛子藨	*Triosteum himalayanum* Wall.	忍冬科
	大花忍冬	*Lonicera macrantha* (D. Don) Spreng.	忍冬科
	淡红忍冬	*Lonicera acuminata* Wall.	忍冬科
	倒卵叶忍冬	*Lonicera hemsleyana* (Kuntze) Rehder	忍冬科
	短柄忍冬	*Lonicera pampaninii* Lévl.	忍冬科
	短序荚蒾	*Viburnum brachybotryum* Hemsl.	忍冬科
	二翅六道木	*Abelia macrotera* (Graebn. et Buchw.) Rehd.	忍冬科
	粉团	*Viburnum plicatum* Thunb.	忍冬科
	刚毛忍冬	*Lonicera hispida* Pall. ex Roem. et Schult.	忍冬科
	合轴荚蒾	*Viburnum sympodiale* Graebn.	忍冬科
	黑果荚蒾	*Viburnum melanocarpum* Hsu	忍冬科
	红荚蒾	*Viburnum erubescens* Wall.	忍冬科
	红脉忍冬	*Lonicera nervosa* Maxim.	忍冬科
	红腺忍冬	*Lonicera hypoglauca* Miq.	忍冬科

续表

分类	植物名称	学名	所隶属科
	湖北荚蒾	*Viburnum hupehense* Rehder	忍冬科
	蝴蝶戏珠花	*Viburnum plicatum* Thunb. var. tomentosum (Thunb.) Miq.	忍冬科
	华南忍冬	*Lonicera confusa* (Sweet) DC.	忍冬科
	桦叶荚蒾	*Viburnum betulifolium* Batal.	忍冬科
	灰毡毛忍冬	*Lonicera macranthoides* Hand. —Mazz.	忍冬科
	鸡树条	*Viburnum opulus* L. var. calvescens (Rehd.) Hara	忍冬科
	荚蒾	*Viburnum dilatatum* Thunb.	忍冬科
	接骨草	*Sambucus chinensis* Lindl.	忍冬科
	接骨木	*Sambucus williamsii* Hance	忍冬科
	金佛山荚蒾	*Viburnum chinshanense* Graebn.	忍冬科
	金花忍冬	*Lonicera chrysantha* Turcz.	忍冬科
	金银忍冬	*Lonicera maackii* (Rupr.) Maxim	忍冬科
	锦带花	*Weigela florida* (Bunge) A. DC.	忍冬科
	聚花荚蒾	*Viburnum glomeratum* Maxim.	忍冬科
	苦糖果	*Lonicera fragrantissima* Lindl. et Paxt. subsp. standishii (Carr.) Hsu et H. J. Wang	忍冬科
	亮叶忍冬	*Lonicera ligustrina* Wall. subsp. yunnanensis (Franch.) Hsu et H. J. Wang	忍冬科
	六道木	*Abelia biflora* Turcz.	忍冬科
	南方荚蒾	*Viburnum fordiae* Hance	忍冬科
	南方六道木	*Abelia dielsii* (Graebn.) Rehd.	忍冬科
	糯米条	*Abelia chinensis* R. Br.	忍冬科
	女贞叶忍冬	*Lonicera ligustrina* Wall.	忍冬科
	盘叶忍冬	*Lonicera tragophylla* Hemsl.	忍冬科
	匍匐忍冬	*Lonicera crassifolia* Batal.	忍冬科
	琼花	*Viburnum macrocephalum* Fortune f. Keteleeri (Carr.) Rehder	忍冬科
	球核荚蒾	*Viburnum propinquum* Hemsl.	忍冬科
	忍冬	*Lonicera japonica* Thunb.	忍冬科
	日本锦带花	*Weigela japonica* Thunb.	忍冬科
	蕊被忍冬	*Lonicera gynochlamydea* Hemsl.	忍冬科
	蕊帽忍冬	*Lonicera pileata* Oliv.	忍冬科
	伞房荚蒾	*Viburnum corymbiflorum* Hsu et S. C. Hsu	忍冬科
	伞花六道木	*Abelia umbellata* (Graebn.) Rehder	忍冬科
	珊瑚树	*Viburnum odoratissimum* Ker Gawl.	忍冬科

续表

分类	植物名称	学名	所隶属科
	陕西荚蒾	*Viburnum schensianum* Maxim.	忍冬科
	双盾木	*Dipelta floribunda* Maxim.	忍冬科
	水红木	*Viburnum cylindricum* Buch. —Ham. ex D. Don	忍冬科
	水忍冬	*Lonicera dasystyla* Rehd.	忍冬科
	唐古特忍冬	*Lonicera tangutica* Maxim.	忍冬科
	莛子藨	*Triosteum pinnatifidum* Maxim.	忍冬科
	蓪梗花	*Abelia engleriana* (Graebn.) Rehd.	忍冬科
	蝟实	*Kolkwitzia amabilis* Graebn.	忍冬科
	细毡毛忍冬	*Lonicera similis* Hemsl.	忍冬科
	下江忍冬	*Lonicera modesta* Rehd.	忍冬科
	小叶六道木	*Abelia parvifolia* Hemsl.	忍冬科
	绣球荚蒾	*Viburnum macrocephalum* Fortune	忍冬科
	血满草	*Sambucus adnata* Wall.	忍冬科
	烟管荚蒾	*Viburnum utile* Hemsl.	忍冬科
	宜昌荚蒾	*Viburnum erosum* Thunb.	忍冬科
	樱桃忍冬	*Lonicera fragrantissima* Lindl. & Paxton subsp. phyllocarpa (Maxim.) P. S. Hsu & H. J. Wang	忍冬科
	郁香忍冬	*Lonicera fragrantissima* Lindl. & Paxton	忍冬科
	云南双盾木	*Dipelta yunnanensis* Franch.	忍冬科
	长叶毛花忍冬	*Lonicera trichosantha* Bur. et Franch. var . xerocalyx (Diels) Hsu et H. J. Wang	忍冬科
	直角荚蒾	*Viburnum foetidum* Wall. var rectangulatum (Graebn.) Rehd.	忍冬科
	皱叶荚蒾	*Viburnum rhytidophyllum* Hemsl.	忍冬科
	紫药红荚蒾	*Viburnum erubescens* Wall. var. prattii (Graebn.) Rehder	忍冬科
	醉鱼草状荚蒾	*Viburnum buddleifolium* C. H. Wright	忍冬科
	白瑞香	*Daphne papyracea* Wall. ex Steud.	瑞香科
	北江荛花	*Wikstroemia monnula* Hance	瑞香科
	草瑞香	*Diarthron linifolium* Turcz.	瑞香科
	滇瑞香	*Daphne feddei* Lévl.	瑞香科
	鄂北荛花	*Wikstroemia pampaninii* Rehd.	瑞香科
	黄瑞香	*Daphne giraldii* Nitsche	瑞香科
	尖瓣瑞香	*Daphne acutiloba* Rehd.	瑞香科
	结香	*Edgeworthia chrysantha* Lindl.	瑞香科
	狼毒	*Stellera chamaejasme* L.	瑞香科

续表

分类	植物名称	学名	所隶属科
	毛瑞香	*Daphne kiusiana* Miq. var. atrocaulis (Rehd.) F. Maekawa	瑞香科
	荛花	*Wikstroemia canescens* Meissn.	瑞香科
	瑞香	*Daphne odora* Thunb.	瑞香科
	唐古特瑞香	*Daphne tangutica* Maxim.	瑞香科
	头序荛花	*Wikstroemia capitata* Rehd.	瑞香科
	细轴荛花	*Wikstroemia nutans* Champ. ex Benth	瑞香科
	纤细荛花	*Wikstroemia gracilis* Hemsl.	瑞香科
	小黄构	*Wikstroemia micrantha* Hemsl.	瑞香科
	小娃娃皮	*Daphne gracilis* E. Pritz.	瑞香科
	芫花	*Daphne genkwa* Sieb. et Zucc.	瑞香科
	岩杉树	*Wikstroemia angustifolia* Hemsl.	瑞香科
	巴东羊角芹	*Aegopodium henryi* Diels	伞形科
	白苞芹	*Nothosmyrnium japonicum* Miq.	伞形科
	白花前胡	*Peucedanum praeruptorum* Dunn	伞形科
	白亮独活	*Heracleum candicans* Wall. ex DC.	伞形科
	白芷	*Angelica dahurica* (Fisch. ex Hoffm.) Benth. et Hook. f. ex Franch. et Sav.	伞形科
	薄片变豆菜	*Sanicula lamelligera* Hance	伞形科
	变豆菜	*Sanicula chinensis* Bunge	伞形科
	柄花天胡荽	*Hydrocotyle podantha* Molk.	伞形科
	柴胡	*Bupleurum chinense* DC.	伞形科
	城口东俄芹	*Tongoloa silaifolia* (de Boiss.) Wolff	伞形科
	川白苞芹	*Nothosmyrnium japonicum* Miq. var. sutchuensis de Boiss.	伞形科
	川鄂茴芹	*Pimpinella henryi* Diels	伞形科
	川明参	*Chuanminshen violaceum* Sheh et Shan	伞形科
	川芎	*Ligusticum chuanxiong* Hort.	伞形科
	大齿山芹	*Ostericum grosseserratum* (Maxim.) Kitag.	伞形科
	大叶柴胡	*Bupleurum longiradiatum* Turcz.	伞形科
	当归	*Angelica sinensis* (Oliv.) Diels	伞形科
	东当归	*Angelica acutiloba* (Sieb. et Zucc.) Kitag.	伞形科
	东亚囊瓣芹	*Pternopetalum tanakae* (Franch. & Sav.) Hand. —Mazz.	伞形科
	独活	*Heracleum hemsleyanum* Diels	伞形科
	短辐水芹	*Oenanthe benghalensis* Benth. et Hook. f.	伞形科
	短毛独活	*Heracleum moellendorffii* Hance	伞形科

续表

分类	植物名称	学名	所隶属科
	椴叶独活	*Heracleum tiliifolium* Wolff	伞形科
	多裂叶水芹	*Oenanthe thomsonii* C. B. Clarke	伞形科
	多伞北柴胡	*Bupleurum chinense* DC. form. chiliosciadium (H. Wolff) Shan & Y. Li	伞形科
	峨参	*Anthriscus sylvestris* (L.) Hoffm.	伞形科
	鄂西前胡	*Peucedanum henryi* H. Wolff	伞形科
	鄂西天胡荽	*Hydrocotyle wilsonii* Diels ex H. Wolff	伞形科
	防风	*Saposhnikovia divaricata* (Turcz.) Schischk.	伞形科
	高山芹	*Coelopleurum saxatile* (Turcz.) Drude	伞形科
	藁本	*Ligusticum sinense* Oliv.	伞形科
	隔山香	*Ostericum citriodorum* (Hance) Shan et Yuan	伞形科
	拐芹	*Angelica polymorpha* Maxim.	伞形科
	广西前胡	*Peucedanum guangxiense* Shan & M. L. Sheh	伞形科
	贵州柴胡	*Bupleurum kweichowense* Shan	伞形科
	旱芹	*Apium graveolens* L.	伞形科
	杭白芷	*Angelica dahurica* (Fisch. ex Hoffm.) Benth. & Hook. f. ex Franch. & Sav. cv. Hangbaizhi	伞形科
	红马蹄草	*Hydrocotyle nepalensis* Hook.	伞形科
	胡萝卜	*Daucus carota* L. var. sativa Hoffm.	伞形科
	华中前胡	*Peucedanum medicum* Dunn	伞形科
	茴香	*Foeniculum vulgare* Mill.	伞形科
	鸡冠棱子芹	*Pleurospermum cristatum* de Boiss.	伞形科
	积雪草	*Centella asiatica* (L.) Urban	伞形科
	尖叶藁本	*Ligusticum acuminatum* Franch.	伞形科
	金黄柴胡	*Bupleurum aureum* Fisch.	伞形科
	空心柴胡	*Bupleurum longicaule* Wall. ex DC. var. franchetii de Boiss.	伞形科
	宽叶羌活	*Notopterygium franchetii* H. de Boissieu	伞形科
	宽叶石防风	*Peucedanum terebinthaceum* var. deltoideum (Makino ex K. Yabe) Makino	伞形科
	裂叶天胡荽	*Hydrocotyle dielsiana* H. Wolff	伞形科
	菱叶茴芹	*Pimpinella rhomboidea* Diels	伞形科
	卵叶水芹	*Oenanthe rosthornii* Diels	伞形科
	马蹄芹	*Dickinsia hydrocotyloides* Franch.	伞形科
	脉叶翅棱芹	*Pterygopleurum neurophyllum* (Maxim.) Kitag.	伞形科

续表

分类	植物名称	学名	所隶属科
	毛当归	*Angelica pubescens* Maxim.	伞形科
	迷果芹	*Sphallerocarpus gracilis* (Bess.) K. －Pol.	伞形科
	明党参	*Changium smyrnioides* Wolff	伞形科
	囊瓣芹	*Pternopetalum davidii* Franch.	伞形科
	欧当归	*Levisticum officinale* Koch	伞形科
	平截独活	*Heracleum vicinum* de Boiss.	伞形科
	破铜钱	*Hydrocotyle sibthorpioides* Lam. var. batrachium (Hance) Hand. －Mazz. ex Shan	伞形科
	羌活	*Notopterygium incisum* C. T. Ting ex H. T. Chang	伞形科
	窃衣	*Torilis scabra* (Thunb.) DC.	伞形科
	秦岭当归	*Angelica tsinlingensis* K. T. Fu	伞形科
	锐叶茴芹	*Pimpinella arguta* Diels	伞形科
	散血芹	*Pternopetalum botrychioides* (Dunn) Hand. －Mazz.	伞形科
	山芹	*Ostericum sieboldii* (Miq.) Nakai	伞形科
	山芎	*Conioselinum chinense* (L.) Britton, Sterns & Poggenb.	伞形科
	珊瑚菜	*Glehnia littoralis* Fr. Schmidt ex Miq.	伞形科
	少花红柴胡	*Bupleurum scorzonerifolium* Willd. form. pauciflorum Shan & Y. Li	伞形科
	蛇床	*Cnidium monnieri* (L.) Cuss.	伞形科
	深裂鸭儿芹	*Cryptotaenia japonica* Hassk. form. dissecta (Yabe) Hara	伞形科
	肾叶天胡荽	*Hydrocotyle wilfordii* Maxim.	伞形科
	石防风	*Peucedanum terebinthaceum* (Fisch. ex Trevir.) Fisch. ex Turcz.	伞形科
	莳萝	*Anethum graveolens* L.	伞形科
	疏叶当归	*Angelica laxifoliata* Diels	伞形科
	水芹	*Oenanthe javanica* (Bl.) DC.	伞形科
	天胡荽	*Hydrocotyle sibthorpioides* Lam.	伞形科
	田葛缕子	*Carum buriaticum* Turcz.	伞形科
	万年春	*Libanotis wannienchun* K. T. Fu	伞形科
	细叶旱芹	*Apium leptophyllum* (Pers.) F. Muell. ex Benth.	伞形科
	细叶芹	*Chaerophyllum villosum* Wall. ex DC.	伞形科
	细叶水芹	*Oenanthe dielsii* de Boiss. var. stenophylla de Boiss.	伞形科
	狭叶柴胡	*Bupleurum scorzonerifolium* Willd.	伞形科
	线叶柴胡	*Bupleurum angustissimum* (Franch.) Kitag.	伞形科
	线叶水芹	*Oenanthe linearis* Wall. ex DC.	伞形科
	香芹	*Libanotis seseloides* (Fisch. et Mey. ex Turcz.) Turcz.	伞形科

续表

分类	植物名称	学名	所隶属科
	小柴胡	*Bupleurum tenue* Buch. —Ham. ex. D. Don	伞形科
	小窃衣	*Torilis japonica* (Houtt.) DC.	伞形科
	鸭儿芹	*Cryptotaenia japonica* Hassk.	伞形科
	芫荽	*Coriandrum sativum* L.	伞形科
	野胡萝卜	*Daucus carota* L.	伞形科
	宜昌东俄芹	*Tongoloa dunnii* (de Boiss.) Wolff	伞形科
	异叶茴芹	*Pimpinella diversifolia* DC.	伞形科
	永宁独活	*Heracleum yungningense* Hand. —Mazz.	伞形科
	羽苞藁本	*Ligusticum daucoides* (Franch.) Franch.	伞形科
	长伞红柴胡	*Bupleurum scorzonerifolium* Willd. form. longiradiatum Shan & Y. Li	伞形科
	长尾叶当归	*Angelica longicaudata* C. Q. Yuan & Shan	伞形科
	直刺变豆菜	*Sanicula orthacantha* S. Moore	伞形科
	中华水芹	*Oenanthe sinensis* Dunn	伞形科
	中华天胡荽	*Hydrocotyle chinensis* (Dunn) Craib	伞形科
	重齿当归	*Angelica biserrata* (Shan & C. Q. Yuan) C. Q. Yuan & Shan	伞形科
	重齿毛当归	*Angelica pubescens* Maxim. f. biserrata Shan et Yuan	伞形科
	竹节前胡	*Peucedanum dielsianum* Fedde ex Wolff	伞形科
	竹叶柴胡	*Bupleurum marginatum* Wall. ex DC.	伞形科
	紫花大叶柴胡	*Bupleurum longiradiatum* Turcz. var. porphyranthum Shan & Y. Li	伞形科
	紫花前胡	*Peucedanum decursivum* (Miq.) Maxim.	伞形科
	白檀	*Symplocos paniculata* (Thunb.) Miq.	山矾科
	薄叶山矾	*Symplocos anomala* Brand.	山矾科
	光亮山矾	*Symplocos lucida* (Thunb.) Siebold et Zucc.	山矾科
	光叶山矾	*Symplocos lancifolia* Sieb. Et Zucc.	山矾科
	厚皮灰木	*Symplocos crassifolia* Benth.	山矾科
	华山矾	*Symplocos chinensis* (Lour.) Druce	山矾科
	老鼠矢	*Symplocos stellaris* Brand	山矾科
	山矾	*Symplocos sumuntia* Buch. —Ham. ex D. Don	山矾科
	坛果山矾	*Symplocos urceolaris* Hance	山矾科
	总状山矾	*Symplocos botryantha* Franch.	山矾科
	斑叶珊瑚	*Aucuba albopunctifolia* F. T. Wang	山茱萸科
	川鄂山茱萸	*Cornus chinensis* Wanger.	山茱萸科
	倒心叶珊瑚	*Aucuba obcordata* (Rehd.) Fu	山茱萸科

续表

分类	植物名称	学名	所隶属科
	灯台树	*Cornus controversa* Hemsl.	山茱萸科
	峨眉青荚叶	*Helwingia omeiensis* (Fang) Hara & Kuros	山茱萸科
	峨眉桃叶珊瑚	*Aucuba chinensis* Benth. subsp. omeiensis (Fang) Fang et Soong	山茱萸科
	光皮梾木	*Swida wilsoniana* (Wanger.) Sojak	山茱萸科
	红椋子	*Cornus hemsleyi* Schneid. Et Wanger.	山茱萸科
	红瑞木	*Cornus alba* L.	山茱萸科
	尖叶四照花	*Cornus elliptica* (Pojarkova) Q. Y. Xiang & Boufford	山茱萸科
	角叶鞘柄木	*Toricellia angulata* Oliv.	山茱萸科
	梾木	*Swida macrophylla* (Wall.) Sojak	山茱萸科
	毛梾	*Cornus walteri* Wanger.	山茱萸科
	鞘柄木	*Toricellia tiliifolia* DC.	山茱萸科
	青荚叶	*Helwingia japonica* (Thunb.) Dietr.	山茱萸科
	沙梾	*Swida bretschneideri* (L. Henry) Sojak	山茱萸科
	山茱萸	*Cornus officinalis* Sieb. et Zucc.	山茱萸科
	四照花	*Cornus kousa* Hance subsp. chinensis (Osborn) Q. Y. Xiang	山茱萸科
	桃叶珊瑚	*Aucuba chinensis* Benth.	山茱萸科
	头状四照花	*Cornus capitata* Wall.	山茱萸科
	西域青荚叶	*Helwingia himalaica* Hook. f. & Thoms. ex C. B. Clarke	山茱萸科
	小梾木	*Cornus quinquenervis* Franchet	山茱萸科
	有齿鞘柄木	*Toricellia angulata* Oliv. var. intermedia (Harms.) Hu	山茱萸科
	长叶珊瑚	*Aucuba himalaica* Hook. f. et Thoms. var. dolichophylla Fang et Soong	山茱萸科
	长圆叶梾木	*Swida oblonga* (Wall.) Sojak	山茱萸科
	中华青荚叶	*Helwingia chinensis* Batal.	山茱萸科
	白石榴	*Punica granatum* L. cv. albescens DC.	石榴科
	石榴	*Punica granatum* L.	石榴科
	君迁子	*Diospyros Lotus* L.	柿科
	老鸦柿	*Diospyros rhombifolia* Hemsl.	柿科
	山柿	*Diospyros montana* Roxb.	柿科
	柿	*Diospyros kaki* Thunb.	柿科
	乌柿	*Diospyros cathayensis* A. N. Steward	柿科
	野柿	*Diospyros kaki* Thunb. var. silvestris Makino	柿科
	油柿	*Diospyros oleifera* Cheng	柿科

续表

分类	植物名称	学名	所隶属科
	赤楠	*Syzygium buxifolium* Hook. et Arn.	桃金娘科
	川滇金丝桃	*Hypericum forrestii* (Chittenden) N. Robson	藤黄科
	川鄂金丝桃	*Hypericum wilsonii* N. Robson	藤黄科
	地耳草	*Hypericum japonicum* Thunb. ex Murray	藤黄科
	赶山鞭	*Hypericum attenuatum* Choisy	藤黄科
	贯叶金丝桃	*Hypericum perforatum* L.	藤黄科
	黄海棠	*Hypericum ascyron* L.	藤黄科
	金丝梅	*Hypericum patulum* Thunb. ex Murray	藤黄科
	金丝桃	*Hypericum monogynum* L.	藤黄科
	挺茎遍地金	*Hypericum elodeoides* Choisy	藤黄科
	细叶金丝桃	*Hypericum gramineum* G. Forster	藤黄科
	小连翘	*Hypericum erectum* Thunb.	藤黄科
	扬子小连翘	*Hypericum faberi* R. Keller	藤黄科
	元宝草	*Hypericum sampsonii* Hance	藤黄科
	长柱金丝桃	*Hypericum longistylum* Oliv.	藤黄科
	北美透骨草	*Phryma leptostachya* L.	透骨草科
	八角金盘	*Fatsia japonica* (Thunb.) Decne. et Planch.	五加科
	白簕	*Acanthopanax trifoliatus* (L.) Merr.	五加科
	糙叶五加	*Acanthopanax henryi* (Oliv.) Harms	五加科
	常春藤	*Hedera nepalensis* K. Koch var. sinensis (Tobler) Rehder	五加科
	刺楸	*Kalopanax septemlobus* (Thunb.) Koidz.	五加科
	刺五加	*Acanthopanax senticosus* (Rupr. et Maxim.) Harms.	五加科
	楤木	*Aralia chinensis* L.	五加科
	短梗大参	*Macropanax rosthornii* (Harms) C. Y. Wu ex Hoo	五加科
	短序鹅掌柴	*Schefflera bodinieri* (H. Lév.) Rehder	五加科
	鹅掌柴	*Schefflera octophylla* (Lour.) Harms	五加科
	鹅掌藤	*Schefflera arboricola* Hayata	五加科
	刚毛五加	*Acanthopanax simonii* Schneid.	五加科
	红毛五加	*Acanthopanax giraldii* Harms	五加科
	湖北楤木	*Aralia hupehensis* Hoo	五加科
	棘茎楤木	*Aralia echinocaulis* Hand. -Mazz.	五加科
	假通草	*Euaraliopsis ciliata* (Dunn) Hutch.	五加科
	两歧五加	*Acanthopanax divaricatus* (Siebold & Zucc.) Seem.	五加科

续表

分类	植物名称	学名	所隶属科
	菱叶常春藤	*Hedera rhombea* (Miq.) Bean	五加科
	龙眼独活	*Aralia fargesii* Franch.	五加科
	尼泊尔常春藤	*Hedera nepalensis* K. Koch.	五加科
	人参	*Panax ginseng* C. A. Mey.	五加科
	三七	*Panax notoginseng* (Burk.) F. H. Chen ex C. Chow	五加科
	食用土当归	*Aralia cordata* Thunb.	五加科
	匙叶五加	*Acanthopanax rehderianus* Harms	五加科
	蜀五加	*Acanthopanax setchuenensis* Harms ex Diels	五加科
	树参	*Dendropanax dentiger* (Harms) Merr	五加科
	穗序鹅掌柴	*Schefflera delavayi* (Franch.) Harms ex Diels	五加科
	藤五加	*Acanthopanax leucorrhizus* (Oliv.) Harms	五加科
	通脱木	*Tetrapanax papyrifer* (Hook.) K. Koch	五加科
	头序楤木	*Aralia dasyphylla* Miq.	五加科
	吴茱萸五加	*Acanthopanax evodiifolius* Franch.	五加科
	吴茱萸叶五加	*Acanthopanax evodiaefolius* Franch.	五加科
	五加	*Acanthopanax gracilistylus* W. W. Sm.	五加科
	细柱五加	*Acanthopanax gracilistylus* W. W. Smith	五加科
	星毛鸭脚木	*Schefflera minutistellata* Merr. ex Li	五加科
	秀丽假人参	*Panax pseudoginseng* Wall. var. elegantior (Burkill) Hoo et Tseng	五加科
	锈毛羽叶参	*Pentapanax henryi* Harms	五加科
	洋常春藤	*Hedera helix* L.	五加科
	异叶梁王茶	*Nothopanax davidii* (Franch.) Harms ex Diels	五加科
	羽叶三七	*Panax pseudoginseng* Wall. var. bipinnatifidus (Seem.) Li	五加科
	长刺楤木	*Aralia spinifolia* Merr.	五加科
	掌叶梁王茶	*Nothopanax delavayi* (Franch.) Harms ex Diels	五加科
	珠子参	*Panax japonicus* C. A. Mey. var. major (Burk.) C. Y. Wu et K. M. Feng	五加科
	竹节参	*Panax japonicus* C. A. Mey.	五加科
	杯叶西番莲	*Passiflora cupiformis* Mast.	西番莲科
	鸡蛋果	*Passiflora edulis* Sims	西番莲科
	梨果仙人掌	*Opuntia ficus*—indica (L.) Mill.	仙人掌科
	缩刺仙人掌	*Opuntia stricta* (Haw.) Haw.	仙人掌科
	仙人掌	*Opuntia stricta* (Haw.) Haw. var. dillenii (Ker—Gawl.) Benson	仙人掌科
	蟹爪兰	*Zygocactus truncatus* (Haw.) Schum.	仙人掌科

续表

分类	植物名称	学名	所隶属科
	狐尾藻	*Myriophyllum verticillatum* L.	小二仙草科
	穗状狐尾藻	*Myriophyllum spicatum* L.	小二仙草科
	乌苏里狐尾藻	*Myriophyllum propinquum* A. Cunn.	小二仙草科
	小二仙草	*Haloragis micrantha* (Thunb.) R. Br. ex Sieb. et Zucc.	小二仙草科
	阿拉伯婆婆纳	*Veronica persica* Poir.	玄参科
	埃氏马先蒿	*Pedicularis artselaeri* Maxim.	玄参科
	白花泡桐	*Paulownia fortunei* (Seem.) Hemsl.	玄参科
	北水苦荬	*Veronica anagallis*—aquatica L.	玄参科
	川泡桐	*Paulownia fargesii* Franch.	玄参科
	大卫氏马先蒿	*Pedicularis davidii* Franch.	玄参科
	呆白菜	*Triaenophora rupestris* (Hemsl.) Solereder	玄参科
	单色蝴蝶草	*Torenia concolor* Lindl.	玄参科
	弹刀子菜	*Mazus stachydifolius* (Turcz.) Maxim.	玄参科
	地黄	*Rehmannia glutinosa* (Gaertn.) Libosch. ex Fisch. et Mey.	玄参科
	法氏马先蒿	*Pedicularis fargesii* Franch.	玄参科
	返顾马先蒿	*Pedicularis resupinata* L.	玄参科
	返顾马先蒿粗茎亚种	*Pedicularis resupinata* L. subsp. crassicaulis (Vant. ex Bonati) Tsoong	玄参科
	返顾马先蒿鼬臭亚种	*Pedicularis resupinata* L. subsp. galeobdolon (Diels) Tsoong	玄参科
	腹水草	*Veronicastrum stenostachyum* (Hemsl.) Yamazaki subsp. plukenetii (Yamazaki) Hong	玄参科
	沟酸浆	*Mimulus tenellus* Bunge	玄参科
	光果婆婆纳	*Veronica rockii* Li	玄参科
	光叶蝴蝶草	*Torenia glabra* Osbeck	玄参科
	广西来江藤	*Brandisia Kwangsiensis* Li	玄参科
	蔊菜叶马先蒿	*Pedicularis nasturtiifolia* Franch.	玄参科
	亨氏马先蒿	*Pedicularis henryi* Maxim.	玄参科
	胡麻草	*Centranthera cochinchinensis* (Lour.) Merr.	玄参科
	湖北地黄	*Rehmannia henryi* N. E. Brown	玄参科
	华北玄参	*Scrophularia moellendorffii* Maxim.	玄参科
	华中婆婆纳	*Veronica henryi* Yamazaki	玄参科
	假马齿苋	*Bacopa monnieri* (L.) Wettst.	玄参科
	金鱼草	*Antirrhinum majus* L.	玄参科
	苦玄参	*Picria felterrae* Lour.	玄参科
	宽叶腹水草	*Veronicastrum latifolium* (Hemsl.) T. Yamaz.	玄参科

续表

分类	植物名称	学名	所隶属科
	宽叶母草	*Lindernia nummulariifolia* (D. Don) Wettst.	玄参科
	来江藤	*Brandisia hancei* Hook. f.	玄参科
	兰考泡桐	*Paulownia elongata* S. Y. Hu	玄参科
	兰猪耳	*Torenia fournieri* Linden. Ex Benth	玄参科
	裂叶地黄	*Rehmannia piasezkii* Maxim.	玄参科
	毛地黄	*Digitalis purpurea* L.	玄参科
	毛果通泉草	*Mazus spicatus* Vant.	玄参科
	毛泡桐	*Paulownia tomentosa* (Thunb.) Steud.	玄参科
	毛蕊花	*Verbascum thapsus* L.	玄参科
	毛麝香	*Adenosma glutinosum* (L.) Druce	玄参科
	美丽通泉草	*Mazus pulchellus* Hemsl. ex Forbes et Hemsl.	玄参科
	美穗草	*Veronicastrum brunonianum* (Benth.) Hong	玄参科
	陌上菜	*Lindernia procumbens* (Krock.) Philcox	玄参科
	母草	*Lindernia crustacea* (L.) F. Muell	玄参科
	南川马先蒿	*Pedicularis nanchuanensis* Tsoong	玄参科
	南方泡桐	*Paulownia australis* T. Gong	玄参科
	泥花草	*Lindernia antipoda* (L.) Alston	玄参科
	扭旋马先蒿	*Pedicularis torta* Maxim.	玄参科
	爬岩红	*Veronicastrum axillare* (Sieb. et Zucc.) Yamazaki	玄参科
	婆婆纳	*Veronica didyma* Ten.	玄参科
	匍茎通泉草	*Mazus miquelii* Makino	玄参科
	全萼马先蒿	*Pedicularis holocalyx* Hand. —Mazz.	玄参科
	三角齿马先蒿猫眼草亚种	*Pedicularis triangularidens* Tsoong subsp. chrysosplenioides Tsoong	玄参科
	沙氏鹿茸草	*Monochasma savatieri* Franch. ex Maxim.	玄参科
	山罗花	*Melampyrum roseum* Maxim.	玄参科
	山萝花马先蒿	*Pedicularis melampyriflora* Franch. ex Maxim.	玄参科
	陕川婆婆纳	*Veronica tsinglingensis* Hong	玄参科
	石龙尾	*Limnophila sessiliflora* (Vahl) Bl.	玄参科
	疏花婆婆纳	*Veronica laxa* Benth.	玄参科
	水苦荬	*Veronica undulata* Wall.	玄参科
	水蔓菁	*Veronica linariifolia* Pall. ex Link subsp. dilatata (Nakai & Kitag.) Hong	玄参科

续表

分类	植物名称	学名	所隶属科
	水蔓青	*Veronica linariifolia* Pall. ex Link subsp. dilatata (Nakai et Kitag.) Hong	玄参科
	四川沟酸浆	*Mimulus szechuanensis* Pai	玄参科
	四川马先蒿	*Pedicularis szetschuanica* Maxim.	玄参科
	四川婆婆纳	*Veronica szechuanica* Batal.	玄参科
	四川婆婆纳多毛亚种	*Veronica szechuanica* Batal. subsp. sikkimensis (Hook. f.) Hong	玄参科
	四方麻	*Veronicastrum caulopterum* (Hance) Yamazaki	玄参科
	松蒿	*Phtheirospermum japonicum* (Thunb.) Kanitz	玄参科
	穗花马先蒿	*Pedicularis spicata* Pall.	玄参科
	天目地黄	*Rehmannia chingii* Li	玄参科
	通泉草	*Mazus japonicus* (Thunb.) O. Kuntze	玄参科
	蚊母草	*Veronica peregrina* L.	玄参科
	细裂叶松蒿	*Phtheirospermum tenuisectum* Bur. et Franch.	玄参科
	细穗腹水草	*Veronicastrum stenostachyum* (Hemsl.) T. Yamaz. subsp. stenostachyum	玄参科
	细叶婆婆纳	*Veronica linariifolia* Pall. ex Link	玄参科
	狭叶母草	*Lindernia angustifolia* (Benth.) Wettst.	玄参科
	纤细通泉草	*Mazus gracilis* Hemsl. ex Forbes et Hemsl	玄参科
	藓生马先蒿	*Pedicularis muscicola* Maxim.	玄参科
	腺毛阴行草	*Siphonostegia laeta* S. Moore	玄参科
	小米草	*Euphrasia pectinata* Ten.	玄参科
	小婆婆纳	*Veronica serpyllifolia* L.	玄参科
	玄参	*Scrophularia ningpoensis* Hemsl.	玄参科
	旋喙马先蒿	*Pedicularis gyrorhyncha* Franch. ex Maxim.	玄参科
	野地钟萼草	*Lindenbergia ruderalis* (Vahl) O. Kuntze	玄参科
	阴行草	*Siphonostegia chinensis* Benth.	玄参科
	早落通泉草	*Mazus caducifer* Hance	玄参科
	长梗玄参	*Scrophularia fargesii* Franch.	玄参科
	长蔓通泉草	*Mazus longipes* Bonati	玄参科
	长匍通泉草	*Mazus procumbens* Hemsl.	玄参科
	长蒴母草	*Lindernia anagallis* (Burm. f.) Pennell	玄参科
	长穗腹水草	*Veronicastrum longispicatum* (Merr.) Yamazaki	玄参科
	直立婆婆纳	*Veronica arvensis* L.	玄参科
	紫斑蝴蝶草	*Torenia fordii* Hook. f.	玄参科

续表

分类	植物名称	学名	所隶属科
	紫萼蝴蝶草	*Torenia violacea* (Azaola) Pennell	玄参科
	紫苏草	*Limnophila aromatica* (Lam.) Merr.	玄参科
	北鱼黄草	*Merremia sibirica* (L.) Hall. f.	旋花科
	橙红茑萝	*Quamoclit coccinea* (L.) Moench	旋花科
	打碗花	*Calystegia hederacea* Wall.	旋花科
	番薯	*Ipomoea batatas* (L.) Lam.	旋花科
	飞蛾藤	*Porana racemosa* Roxb.	旋花科
	盒果藤	*Operculina turpethum* (L.) S. Manso	旋花科
	金灯藤	*Cuscuta japonica* Choisy	旋花科
	篱栏网	*Merremia hederacea* (Burm. f.) Hall. f.	旋花科
	裂叶牵牛	*Pharbitis nil* (L.) Choisy	旋花科
	马蹄金	*Dichondra repens* Forst.	旋花科
	毛打碗花	*Calystegia dahurica* (Herb.) Choisy	旋花科
	南方菟丝子	*Cuscuta australis* R. Br.	旋花科
	茑萝松	*Quamoclit pennata* (Desr.) Boj.	旋花科
	牵牛	*Ipomoea nil* (Linnaeus) Roth	旋花科
	三裂叶薯	*Ipomoea triloba* L.	旋花科
	藤长苗	*Calystegia pellita* (Ledeb.) G. Don	旋花科
	田旋花	*Convolvulus arvensis* L.	旋花科
	土丁桂	*Evolvulus alsinoides* (L.) L.	旋花科
	菟丝子	*Cuscuta chinensis* Lam.	旋花科
	蕹菜	*Ipomoea aquatica* Forsk.	旋花科
	小牵牛	*Jacquemontia paniculata* (Burm. f.) Hallier f.	旋花科
	小心叶薯	*Ipomoea obscura* (L.) Ker Gawl.	旋花科
	心萼薯	*Aniseia biflora* (L.) Choisy	旋花科
	旋花	*Calystegia sepium* (L.) R. Br.	旋花科
	银灰旋花	*Convolvulus ammannii* Desr.	旋花科
	银丝草	*Evolvulus alsinoides* (L.) L. var. decumbens (R. Br.) v. Ooststr.	旋花科
	原野菟丝子	*Cuscuta campestris* Yunck.	旋花科
	圆叶牵牛	*Pharbitis purpurea* (L.) Voigt	旋花科
	朝天罐	*Osbeckia opipara* C. Y. Wu et C. Chen	野牡丹科
	楮头红	*Sarcopyramis nepalensis* Wall.	野牡丹科
	地菍	*Melastoma dodecandrum* Lour.	野牡丹科

续表

分类	植物名称	学名	所隶属科
	假朝天罐	*Osbeckia crinita* Benth.	野牡丹科
	金锦香	*Osbeckia chinensis* L.	野牡丹科
	宽萼锦香草	*Phyllagathis latisepala* C. Chen	野牡丹科
	猫耳朵	*Phyllagathis wenshanensis* S. Y. Hu	野牡丹科
	秀丽野海棠	*Bredia amoena* Diels	野牡丹科
	长萼野海棠	*Bredia longiloba* (Hand. —Mazz.) Diels	野牡丹科
	斑种草	*Bothriospermum chinense* Bunge	紫草科
	车前紫草	*Sinojohnstonia plantaginea* Hu	紫草科
	粗糠树	*Ehretia macrophylla* Wall.	紫草科
	短蕊车前紫草	*Sinojohnstonia moupinensis* (Franch.) W. T. Wang	紫草科
	钝萼附地菜	*Trigonotis amblyosepala* Nakai et Kitag.	紫草科
	盾果草	*Thyrocarpus sampsonii* Hance	紫草科
	多苞斑种草	*Bothriospermum Secundum* Maxim	紫草科
	附地菜	*Trigonotis peduncularis* (Trev.) Benth. ex Baker	紫草科
	厚壳树	*Ehretia thyrsiflora* (Sieb. et Zucc.) Nakai	紫草科
	湖北附地菜	*Trigonotis mollis* Hemsl.	紫草科
	聚合草	*Symphytum officinale* L.	紫草科
	蓝蓟	*Echium vulgare* L.	紫草科
	琉璃草	*Cynoglossum zeylanicum* (Vahl) Thunb. ex Lehm.	紫草科
	柔弱斑种草	*Bothriospermum tenellum* (Hornem.) Fisch. et Mey.	紫草科
	田紫草	*Lithospermum arvense* L.	紫草科
	弯齿盾果草	*Thyrocarpus glochidiatus* Maxim.	紫草科
	西南附地菜	*Trigonotis cavaleriei* (Lévl.) Hand. —Mazz.	紫草科
	小花琉璃草	*Cynoglossum lanceolatum* Forsk.	紫草科
	梓木草	*Lithospermum zollingeri* DC.	紫草科
	紫草	*Lithospermum erythrorhizon* Sieb. et Zucc.	紫草科
	紫筒草	*Stenosolenium saxatile* (Pall.) Turcz.	紫草科
	百两金	*Ardisia crispa* (Thunb.) A. DC.	紫金牛科
	杜茎山	*Maesa japonica* (Thunb.) Moritzi. ex Zoll.	紫金牛科
	多脉紫金牛	*Ardisia nervosa* Walker	紫金牛科
	湖北杜茎山	*Maesa hupehensis* Rehd.	紫金牛科
	九管血	*Ardisia brevicaulis* Diels	紫金牛科
	平叶酸藤子	*Embelia undulata* (A. DC.) Mez	紫金牛科

续表

分类	植物名称	学名	所隶属科
	山血丹	*Ardisia punctata* Lindl.	紫金牛科
	铁仔	*Myrsine africana* L.	紫金牛科
	网脉酸藤子	*Embelia rudis* Hand. —Mazz.	紫金牛科
	尾叶紫金牛	*Ardisia caudata* Hemsl.	紫金牛科
	细柄百两金	*Ardisia crispa* (Thunb.) A. DC. var. dielsii (H. Lév.) E. Walker	紫金牛科
	狭叶紫金牛	*Ardisia filiformis* Walker	紫金牛科
	月月红	*Ardisia faberi* Hemsl.	紫金牛科
	长叶酸藤子	*Embelia longifolia* (Benth.) Hemsl.	紫金牛科
	针齿铁仔	*Myrsine semiserrata* Wall.	紫金牛科
	朱砂根	*Ardisia crenata* Sims	紫金牛科
	紫金牛	*Ardisia japonica* (Thunb.) Bl.	紫金牛科
	灰楸	*Catalpa fargesii* Bureau	紫葳科
	凌霄	*Campsis grandiflora* (Thunb.) K. Schumann	紫葳科
	美洲凌霄	*Campsis radicans* (L.) Seem.	紫葳科
	楸	*Catalpa bungei* C. A. Mey.	紫葳科
	梓	*Catalpa ovata* G. Don	紫葳科
药用单子叶植物	芭蕉	*Musa basjoo* Sieb. et Zucc.	芭蕉科
	地涌金莲	*Musella lasiocarpa* (Franch.) C. Y. Wu ex H. W. Li	芭蕉科
	对叶百部	*Stemona tuberosa* Lour.	百部科
	蔓生百部	*Stemona japonica* (Bl.) Miq.	百部科
	直立百部	*Stemona sessilifolia* (Miq.) Miq.	百部科
	巴山重楼	*Paris bashanensis* Wang et Tang	百合科
	菝葜	*Smilax china* L.	百合科
	白背牛尾菜	*Smilax nipponica* Miq.	百合科
	百合	*Lilium brownii* F. E. Br. ex Miellez var. viridulum Baker	百合科
	棒叶沿阶草	*Ophiopogon clavatus* C. H. Wright ex Oliv.	百合科
	宝铎草	*Disporum uniflorum* Baker ex S. Moore	百合科
	宝珠草	*Disporum viridescens* (Maxim.) Nakai	百合科
	北黄花菜	*Hemerocallis lilioasphodelus* L.	百合科
	北重楼	*Paris verticillata* M. Bieb.	百合科
	常绿萱草	*Hemerocallis fulva* var. aurantiaca	百合科
	川百合	*Lilium davidii* Duch. ex Elwes	百合科
	川贝母	*Fritillaria cirrhosa* D. Don	百合科

续表

分类	植物名称	学名	所隶属科
	葱	*Allium fistulosum* L.	百合科
	粗糙菝葜	*Smilax lebrunii* H. Lév.	百合科
	大百合	*Cardiocrinum giganteum* (Wall.) Makino	百合科
	大苞黄精	*Polygonatum megaphyllum* P. Y. Li	百合科
	大花万寿竹	*Disporum megalanthum* Wang et Tang	百合科
	大蒜	*Allium sativum* L.	百合科
	淡黄花百合	*Lilium sulphureum* Baker ex Hook. f.	百合科
	滇黄精	*Polygonatum kingianum* Coll. Et Hemsl.	百合科
	滇南天门冬	*Asparagus subscandens* Wang et S. C. Chen	百合科
	吊兰	*Chlorophytum comosum* (Thunb.) Baker	百合科
	独花黄精	*Polygonatum hookeri* Baker	百合科
	短梗菝葜	*Smilax scobinicaulis* C. H. Wright	百合科
	短梗天门冬	*Asparagus lycopodineus* Wall. ex Baker	百合科
	短蕊万寿竹	*Disporum brachystemon* Wang et Tang	百合科
	短葶山麦冬	*Liriope muscari* (Decne.) Baily	百合科
	短柱肖菝葜	*Heterosmilax yunnanensis* Gagnep.	百合科
	对叶黄精	*Polygonatum oppositifolium* (Wall.) Royle	百合科
	多花黄精	*Polygonatum cyrtonema* Hua	百合科
	防己叶菝葜	*Smilax menispermoidea* A. DC.	百合科
	非洲天门冬	*Asparagus densiflorus* (Kunth) Jessop	百合科
	粉条儿菜	*Aletris spicata* (Thunb.) Franch.	百合科
	茖葱	*Allium victorialis* L.	百合科
	牯岭藜芦	*Veratrum schindleri* Loes.	百合科
	管花鹿药	*Smilacina henryi* (Baker) F. T. Wang & T. Tang	百合科
	光叶菝葜	*Smilax glabra* Roxb.	百合科
	禾叶山麦冬	*Liriope graminifolia* (L.) Baker	百合科
	合被韭	*Allium tubiflorum* Rendle	百合科
	黑果菝葜	*Smilax glaucochina* Warb.	百合科
	黑叶菝葜	*Smilax nigrescens* F. T. Wang & Tang	百合科
	黑紫藜芦	*Veratrum japonicum* (Baker) Loes.	百合科
	红果菝葜	*Smilax polycolea* Warb.	百合科
	湖北百合	*Lilium henryi* Baker	百合科
	湖北贝母	*Fritillaria hupehensis* Hsiao et K. C. Hsia	百合科

续表

分类	植物名称	学名	所隶属科
	湖北黄精	*Polygonatum zanlanscianense* Pamp.	百合科
	湖北麦冬	*Liriope spicata* (Thunb.) Lour. var. prolifera Y. T. Ma	百合科
	华东菝葜	*Smilax sieboldii* Miq.	百合科
	华重楼	*Paris polyphylla* Smith. var. chinensis (Franch.) Hara	百合科
	黄花菜	*Hemerocallis citrina* Baroni	百合科
	黄花油点草	*Tricyrtis maculata* (D. Don) Machride	百合科
	黄精	*Polygonatum sibiricum* Delar. ex Redouté	百合科
	火葱	*Allium ascalonicum* L.	百合科
	吉祥草	*Reineckia carnea* (Andr.) Kunth	百合科
	尖叶菝葜	*Smilax arisanensis* Hayata	百合科
	间型沿阶草	*Ophiopogon intermedius* D. Don	百合科
	剑叶开口箭	*Tupistra ensifolia* F. T. Wang & Tang	百合科
	节根黄精	*Polygonatum nodosum* Hua	百合科
	金佛山鹿药	*Smilacina ginfoshanica* Wang & Tang	百合科
	九龙盘	*Aspidistra lurida* Ker—Gawl.	百合科
	韭	*Allium tuberosum* Rottler ex Spreng.	百合科
	韭菜	*Allium tuberosum* Rottl. ex Spreng.	百合科
	卷丹	*Lilium lancifolium* Thunb.	百合科
	卷叶黄精	*Polygonatum cirrhifolium* (Wall.) Royle	百合科
	开口箭	*Tupistra chinensis* Baker	百合科
	库拉索芦荟	*Aloe barbadensis* Miller	百合科
	宽叶韭	*Allium hookeri* Thwaites	百合科
	宽叶油点草	*Tricyrtis latifolia* Maxim.	百合科
	阔叶山麦冬	*Liriope muscari* (Decaisne) L. H. Bailey	百合科
	老鸦瓣	*Tulipa edulis* (Miq.) Baker	百合科
	藜芦	*Veratrum nigrum* L.	百合科
	丽江鹿药	*Smilacina lichiangensis* (W. W. Sm.) W. W. Sm.	百合科
	芦荟	*Aloe vera* L. var. chinensis (Haw.) Berg.	百合科
	鹿药	*Smilacina japonica* A. Gray	百合科
	鹭鸶草	*Diuranthera major* Hemsl.	百合科
	卵叶韭	*Allium ovalifolium* Hand. Mzt.	百合科
	轮叶黄精	*Poygonatum verticillatum* (L.) All.	百合科
	绿花百合	*Lilium fargesii* Franch.	百合科

续表

分类	植物名称	学名	所隶属科
	马甲菝葜	*Smilax lanceifolia* Roxb.	百合科
	麦冬	*Ophiopogon japonicus* (L. f.) Ker-Gawl.	百合科
	毛穗藜芦	*Veratrum maackii* Regel	百合科
	毛叶藜芦	*Veratrum grandiflorum* (Maxim. ex Baker) Loes.	百合科
	毛重楼	*Paris pubescens* (Hand. -Mazz.) Wang et Tang	百合科
	米贝母	*Fritillaria davidii* Franch.	百合科
	密齿天门冬	*Asparagus meioclados* Lévl.	百合科
	密刚毛菝葜	*Smilax setiramula* F. T. Wang & Tang	百合科
	密疣菝葜	*Smilax chapaensis* Gagnep.	百合科
	绵枣儿	*Scilla scilloides* (Lindl.) Druce	百合科
	南川百合	*Lilium rosthornii* Diels	百合科
	南玉带	*Asparagus oligoclonos* Maxim.	百合科
	牛尾菜	*Smilax riparia* A. DC.	百合科
	攀援天门冬	*Asparagus brachyphyllus* Turcz.	百合科
	平贝母	*Fritillaria ussuriensis* Maxim.	百合科
	七叶一枝花	*Paris polyphylla* Smith	百合科
	荞麦叶大百合	*Cardiocrinum cathayanum* (Wils.) Stearn	百合科
	鞘柄菝葜	*Smilax stans* Maxim.	百合科
	青城菝葜	*Smilax tsinchengshanensis* F. T. Wang	百合科
	球序韭	*Allium thunbergii* G. Don	百合科
	柔毛菝葜	*Smilax chingii* F. T. Wang & Tang	百合科
	三脉菝葜	*Smilax trinervula* Miq.	百合科
	散斑竹根七	*Disporopsis aspera* (Hua) Engl. ex K. Krause	百合科
	山慈姑	*Iphigenia indica* (L.) Kunth	百合科
	山丹	*Lilium pumilum* Delile	百合科
	山菅	*Dianella ensifolia* (L.) DC.	百合科
	山麦冬	*Liriope spicata* (Thunb.) Lour.	百合科
	石刁柏	*Asparagus officinalis* L.	百合科
	丝兰	*Yucca smalliana* Fernald	百合科
	太白韭	*Allium prattii* C. H. Wright ex Forb. et Hemsl.	百合科
	天冬	*Asparagus cochinchinensis* (Lour.) Merr.	百合科
	天目贝母	*Fritillaria monantha* Migo	百合科
	天蒜	*Allium paepalanthoides* Airy Shaw	百合科

续表

分类	植物名称	学名	所隶属科
	条叶百合	*Lilium callosum* Siebold & Zucc.	百合科
	筒花开口箭	*Tupistra delavayi* Franch.	百合科
	托柄菝葜	*Smilax discotis* Warb.	百合科
	万年青	*Rohdea japonica* (Thunb.) Roth	百合科
	万寿竹	*Disporum cantoniense* (Lour.) Merr.	百合科
	文竹	*Asparagus setaceus* (Kunth) Jessop	百合科
	渥丹	*Lilium concolor* Salisb.	百合科
	武当菝葜	*Smilax outanscianensis* Pamp.	百合科
	西南菝葜	*Smilax bockii* Warb.	百合科
	西南沿阶草	*Ophiopogon mairei* Lévl.	百合科
	细叶百合	*Lilium pumilum* DC.	百合科
	狭瓣粉条儿菜	*Aletris stenoloba* Franch.	百合科
	小根蒜	*Allium macrostemon* Bunge	百合科
	小果菝葜	*Smilax davidiana* A. DC.	百合科
	小山蒜	*Allium pallasii* Murray	百合科
	小萱草	*Hemerocallis dumortieri* E. Morren	百合科
	小叶菝葜	*Smilax microphylla* C. H. Wright	百合科
	肖菝葜	*Heterosmilax japonica* Kunth	百合科
	薤	*Allium chinense* G. Don	百合科
	萱草	*Hemerocallis fulva* (L.) L.	百合科
	丫蕊花	*Ypsilandra thibetica* Franch.	百合科
	延龄草	*Trillium tschonoskii* Maxim.	百合科
	岩菖蒲	*Tofieldia thibetica* Franch.	百合科
	沿阶草	*Ophiopogon bodinieri* Lévl.	百合科
	羊齿天门冬	*Asparagus filicinus* Buch. —Ham. ex D. Don	百合科
	洋葱	*Allium cepa* L.	百合科
	野百合	*Lilium brownii* F. E. Br. ex Miellez	百合科
	野葱	*Allium chrysanthum* Regel	百合科
	野韭	*Allium ramosum* L.	百合科
	宜昌百合	*Lilium leucanthum* (Baker) Baker	百合科
	异药沿阶草	*Ophiopogon heterandrus* Wang et Dai	百合科
	阴生沿阶草	*Ophiopogon umbraticola* Hance	百合科
	银边吊兰	*Chlorophytum capense* (L.) O. Kuntze var. variegatum Hort.	百合科

续表

分类	植物名称	学名	所隶属科
	银叶菝葜	*Smilax cocculoides* Warb.	百合科
	油点草	*Tricyrtis macropoda* Miq.	百合科
	玉簪	*Hosta plantaginea* (Lam.) Aschers.	百合科
	玉簪叶韭	*Allium funckiifolium* Hand. —Mazz.	百合科
	玉竹	*Polygonatum odoratum* (Mill.) Druce	百合科
	郁金香	*Tulipa gesneriana* L.	百合科
	云南重楼	*Paris polyphylla* Smith var. yunnanensis (Franch.) Hand. —Mzt.	百合科
	窄瓣鹿药	*Smilacina paniculata* (Baker) F. T. Wang & Tang	百合科
	长梗黄精	*Polygonatum filipes* Merr. ex C. Jeffrey & McEwan	百合科
	长梗藜芦	*Veratrum oblongum* Loes.	百合科
	长梗山麦冬	*Liriope longipedicellata* Wang & Tang	百合科
	长蕊万寿竹	*Disporum bodinieri* (Lévl. et Vant.) Wang et Tang	百合科
	长丝沿阶草	*Ophiopogon clarkei* Hook. f.	百合科
	长托菝葜	*Smilax ferox* Wall. Ex Kunth	百合科
	浙贝母	*Fritillaria thunbergii* Miq.	百合科
	知母	*Anemarrhena asphodeloides* Bunge	百合科
	蜘蛛抱蛋	*Aspidistra elatior* Bl.	百合科
	竹根七	*Disporopsis fuscopicta* Hance	百合科
	紫萼	*Hosta ventricosa* (Salisb.) Stearn	百合科
	紫玉簪	*Hosta albomarginata* (Hook.) Ohwi	百合科
	凤尾丝兰	*Yucca gloriosa* L.	百合科*
	金边虎尾兰	*Sansevieria trifasciata* Prain var. laurentii (De Wildem) N. E. Br.	百合科*
	扁茎灯心草	*Juncus compressus* Jacq.	灯心草科
	翅茎灯心草	*Juncus alatus* Franch. et Sav.	灯心草科
	葱状灯心草	*Juncus allioides* Franch.	灯心草科
	灯心草	*Juncus effuses* L.	灯心草科
	笄石菖	*Juncus prismatocarpus* R. Br.	灯心草科
	散序地杨梅	*Luzula effusa* Buchen.	灯心草科
	疏花灯心草	*Juncus pauciflorus* R. Br.	灯心草科
	细茎灯心草	*Juncus gracilicaulis* A. Camus	灯心草科
	小灯心草	*Juncus bufonius* L.	灯心草科
	星花灯心草	*Juncus diastrophanthus* Buchen.	灯心草科
	野灯心草	*Juncus setchuensis* Buchen.	灯心草科

续表

分类	植物名称	学名	所隶属科
	羽毛地杨梅	*Luzula plumosa* E. Mey.	灯心草科
	浮萍	*Lemna minor* L.	浮萍科
	少根紫萍	*Spirodela oligorrhiza* (Kurz) Hegelm.	浮萍科
	紫萍	*Spirodela polyrrhiza* (L.) Schleid.	浮萍科
	白药谷物草	*Eriocaulon cinereum* R. Br.	谷精草科
	谷精草	*Eriocaulon buergerianum* Koern.	谷精草科
	阿拉伯黄背草	*Themeda triandra* Forssk.	禾本科
	白草	*Pennisetum flaccidum* Griseb.	禾本科
	白顶早熟禾	*Poa acroleuca* Steud.	禾本科
	白茅	*Imperata cylindrica* (L.) Beauv. var. major (Nees) C. E. Hubb. ex Hubb et Vaughan	禾本科
	白羊草	*Bothriochloa ischaemum* (L.) Keng	禾本科
	白竹	*Fargesia semicoriacea* T. P. Yi	禾本科
	稗	*Echinochloa crusgalli* (L.) Beauv.	禾本科
	斑茅	*Saccharum arundinaceum* Retz.	禾本科
	棒头草	*Polypogon fugax* Nees ex Steud.	禾本科
	苞子草	*Themeda caudata* (Ness) A. Camus	禾本科
	秕壳草	*Leersia sayanuka* Ohwi	禾本科
	臂形草	*Brachiaria eruciformis* (Smith) Griseb.	禾本科
	糙野青茅	*Deyeuxia scabrescens* (Griseb.) Munro ex Duthie	禾本科
	茶竿竹	*Pseudosasa amabilis* (McClure) Keng f.	禾本科
	赤竹	*Sasa longiligulata* McClure	禾本科
	臭草	*Melica scabrosa* Trin.	禾本科
	慈竹	*Bambusa emeiensisL.* C. Chia et H. L. Fung	禾本科
	刺黑竹	*Chimonobambusa neopurpurea* Yi	禾本科
	刺芒野古草	*Arundinella setosa* Trin.	禾本科
	刺竹子	*Chimonobambusa pachystachys* Hsueh et Yi	禾本科
	翠竹	*Sasa pygmaea* (Miq.) E. —G. Camus	禾本科
	大狗尾草	*Setaria faberi* R. A. W. Herrm.	禾本科
	大画眉草	*Eragrostis cilianensis* (All.) Link ex Vign. Lut.	禾本科
	大麦	*Hordeum vulgare* L.	禾本科
	大油芒	*Spodiopogon sibiricus* Trin.	禾本科
	单蕊草	*Cinna latifolia* (Trevir. ex G? pp.) Griseb.	禾本科

续表

分类	植物名称	学名	所隶属科
	淡竹	*Phyllostachys nigra* (Lodd.) Munro var. henonis (Mitford) Stapf ex Rendle	禾本科
	淡竹叶	*Lophatherum gracile* Brongn.	禾本科
	稻	*Oryza sativa* L.	禾本科
	荻	*Miscanthus sacchariflorus* (Maxim.) Benth. ex Hook. f.	禾本科
	东北看麦娘	*Alopecurus mandshuricus* Litw.	禾本科
	东瀛鹅观草	*Roegneria mayebarana* (Honda) Ohwi ex Keng & S. L. Chen	禾本科
	短柄草	*Brachypodium sylvaticum* (Huds.) P. Beauv.	禾本科
	多花黑麦草	*Lolium multiflorum* Lam.	禾本科
	多枝乱子草	*Muhlenbergia ramosa* (Hack.) Makino	禾本科
	鹅观草	*Roegneria kamoji* Ohwi	禾本科
	鄂西箬竹	*Indocalamus wilsoni* (Rendle) C. S. Chao	禾本科
	凤尾竹	*Bambusa multiplex* cv. Fernleaf	禾本科
	拂子茅（原变种）	*Calamagrostis epigeios* (L.) Roth var. epigeios	禾本科
	莩草	*Setaria chondrachne* (Steud.) Honda	禾本科
	甘肃臭草	*Melica przewalskyi* Roshev.	禾本科
	甘蔗	*Saccharum officinarum* L.	禾本科
	刚竹（栽培型）	*Phyllostachys sulphurea* (Carr.) A. 'Viridis'	禾本科
	高粱	*Sorghum bicolor* (L.) Moench	禾本科
	高山梯牧草	*Phleum alpinum* L.	禾本科
	高野黍	*Eriochloa procera* (Retz.) C. E. Hubb.	禾本科
	工艺高粱(变种)	*Sorghum dochna* (Forssk.) Snowden var. technicum (Koern.) Snowden	禾本科
	狗尾草	*Setaria viridis* (L.) Beauv.	禾本科
	狗牙根	*Cynodon dactylon* (L.) Pars.	禾本科
	菰	*Zizania latifolia* Turcz. ex Stapf	禾本科
	光花异燕麦	*Helictotrichon leianthum* (Keng) Ohwi	禾本科
	光头稗	*Echinochloa colona* (L.) Link	禾本科
	龟甲竹	*Phyllostachys heterocycla* (Carr.) Mitford cv. Pubescens	禾本科
	鬼蜡烛	*Phleum paniculatum* Huds.	禾本科
	桂竹	*Phyllostachys bambusoides* Sieb. et Zucc.	禾本科
	桂竹（原变型）	*Phyllostachys bambusoides* Sieb. form. bambusoides	禾本科
	旱稗	*Echinochloa hispidula* (Retz.) Nees	禾本科

续表

分类	植物名称	学名	所隶属科
	褐毛狗尾草	*Setaria pallidefusca* (Schumach.) Stapf & C. E. Hubb.	禾本科
	黑麦草	*Lolium perenne* L.	禾本科
	黑穗画眉草	*Eragrostis nigra* Nees ex Steud.	禾本科
	篌竹	*Phyllostachys nidularia* Munro	禾本科
	湖南稗子	*Echinochloa frumentacea* Link	禾本科
	画眉草	*Eragrostis pilosa* (L.) Beauv.	禾本科
	画眉草状早熟禾	*Poa eragrostioides* L. Liu	禾本科
	黄背草	*Themeda japonica* (Willd.) Tanaka	禾本科
	黄茅	*Heteropogon contortus* (L.) Beauv. ex Roem. et Schult.	禾本科
	虮子草	*Leptochloa panicea* (Retz.) Ohwi	禾本科
	稷	*Panicum miliaceum* L.	禾本科
	鲫鱼草	*Eragrostis tenella* (L.) Beauv. ex Roem. et Schult	禾本科
	假稻	*Leersia japonica* Makino	禾本科
	假俭草	*Eremochloa ophiuroides* (Munro) Hack.	禾本科
	菅	*Themeda villosa* (Poir.) A. Camus	禾本科
	金色狗尾草	*Setaria glauca* (L.) Beauv.	禾本科
	金色狗尾草(原变种)	*Setaria glauca* (L.) P. Beauv. var. glauca	禾本科
	金丝草	*Pogonatherum crinitum* (Thunb.) Kunth	禾本科
	金竹	*Phyllostachys sulphurea* (Carr.) A. et C. Riv.	禾本科
	荩草	*Arthraxon hispidus* (Thunb.) Makino	禾本科
	橘草	*Cymbopogon goeringii* (Steud.) A. Camus	禾本科
	巨大狗尾草（亚种）	*Setaria viridis* (L.) P. Beauv. subsp. pycnocoma (Steud.) Tzvelev	禾本科
	看麦娘	*Alopecurus aequalis* Sobol.	禾本科
	糠稷	*Panicum bisulcatum* Thunb.	禾本科
	苦竹	*Pleioblastus amarus* (Keng) Keng f.	禾本科
	昆明实心竹	*Fargesia yunnanensis* Hsueh	禾本科
	阔叶箬竹	*Indocalamus latifolius* (Keng) McClure	禾本科
	狼尾草	*Pennisetum alopecuroides* (L.) Spreng.	禾本科
	粱	*Setaria italica* (L.) P. Beauv.	禾本科
	柳叶箬	*Isachne globosa* (Thunb.) Kuntze	禾本科
	龙常草	*Diarrhena mandshurica* Maxim.	禾本科
	芦苇	*Phragmites communis* Trin.	禾本科

续表

分类	植物名称	学名	所隶属科
	芦竹	*Arundo donax* L.	禾本科
	乱草	*Eragrostis japonica* (Thunb.) Trin.	禾本科
	绿竹	*Bambusa oldhamii* Munro	禾本科
	马唐	*Digitaria sanguinalis* (L.) Scop.	禾本科
	芒	*Miscanthus sinensis* Anderss. var. purpurascens (Anderss.) Matsum.	禾本科
	毛臂形草	*Brachiaria villosa* (Lam.) A. Camus	禾本科
	毛秆野古草	*Arundinella hirta* (Thunb.) C. Tanaka	禾本科
	毛竹	*Phyllostachys heterocycla* (Carr.) Mitford 'Pubescens'	禾本科
	矛叶荩草	*Arthraxon lanceolatus* (Roxb.) Hochst.	禾本科
	茅根	*Perotis indica* (L.) Kuntze	禾本科
	南荻	*Miscanthus lutarioriparius* L. Liu ex Renvoize & S. L. Chen	禾本科
	囊颖草	*Sacciolepis indica* (L.) A. Chase	禾本科
	拟金茅	*Eulaliopsis binata* (Retz.) C. E. Hubb.	禾本科
	匿芒荩草(变种)	*Arthraxon hispidus* (Thunb.) Makino var. cryptatherus (Hack.) Honda	禾本科
	牛鞭草	*Hemarthria altissima* (Poir.) Stapf & C. E. Hubb.	禾本科
	牛筋草	*Eleusine indica* (L.) Gaertn.	禾本科
	糯稻	*Oryza sativa* L. var. glutinosa Matsum.	禾本科
	平竹	*Qiongzhuea communis* Hsueh	禾本科
	普通小麦	*Triticum aestivum* L.	禾本科
	千金子	*Leptochloa chinensis* (L.) Ness	禾本科
	求米草	*Oplismenus undulatifolius* (Arduino) Roem. et Schuit.	禾本科
	雀稗	*Paspalum thunbergii* Kunth ex Steud.	禾本科
	雀麦	*Bromus japonicus* Thunb. ex Murr.	禾本科
	日本看麦娘	*Alopecurus japonicus* Steud.	禾本科
	箬叶竹	*Indocalamus longiauritus* Hand. —Mazz.	禾本科
	箬竹	*Indocalamus tessellatus* (Munro) Keng f.	禾本科
	升马唐	*Digitaria ciliaris* (Retz.) Koeler	禾本科
	虱子草	*Tragus berteronianus* Schult.	禾本科
	十字马唐	*Digitaria cruciata* (Nees) A. Camus	禾本科
	石茅	*Sorghum halepense* (L.) Pers.	禾本科
	疏花雀麦	*Bromus remotiflorus* (Steud.) Ohwi	禾本科
	鼠尾粟	*Sporobolus fertilis* (Stend.) W. D. Clayt.	禾本科

续表

分类	植物名称	学名	所隶属科
	双穗雀稗	*Paspalum paspaloides* (Michx.) Scribn.	禾本科
	水竹	*Phyllostachys heteroclada* Oliv.	禾本科
	丝毛雀稗	*Paspalum urvillei* Steud.	禾本科
	丝茅	*Imperata koenigii* (Retz.) P. Beauv.	禾本科
	苏丹草	*Sorghum sudanense* (Piper) Stapf	禾本科
	宿根画眉草	*Eragrostis perennans* Keng	禾本科
	粟	*Setaria italica* (L.) Beauv.	禾本科
	田野黑麦草	*Lolium arvense* With.	禾本科
	甜高粱	*Sorghum dochna* (Forssk.) Snowden	禾本科
	甜茅	*Glyceria acutiflora* Torr. subsp. japonica (Steud.) T. Koyama & Kawano	禾本科
	筒轴茅	*Rottboellia exaltata* (L.) L. f.	禾本科
	菵草	*Beckmannia syzigachne* (Steud.) Fern.	禾本科
	猬草	*Hystrix duthiei* (Stapf ex Hook. f.) Bor	禾本科
	五节芒	*Miscanthus floridulus* (Lab.) Warb. ex Schum. et Laut.	禾本科
	西南莩草	*Setaria forbesiana* (Nees ex Steud.) Hook. f.	禾本科
	溪边野古草	*Arundinella fluviatilis* Hand. —Mazz.	禾本科
	细柄草	*Capillipedium parviflorum* (R. Br.) Stapf	禾本科
	细长早熟禾	*Poa prolixior* Rendle	禾本科
	显子草	*Phaenosperma globosa* Munro ex Benth.	禾本科
	象草	*Pennisetum purpureum* Schumach.	禾本科
	小画眉草	*Eragrostis minor* Host.	禾本科
	鸭茅	*Dactylis glomerata* L.	禾本科
	沿沟草	*Catabrosa aquatica* (L.) Beauv.	禾本科
	燕麦	*Avena sativa* L.	禾本科
	野古草	*Arundinella anomala* Steud.	禾本科
	野青茅	*Deyeuxia arundinacea* P. Beauv.	禾本科
	野黍	*Eriochloa villosa* (Thunb.) Kunth	禾本科
	野燕麦	*Avena fatua* L.	禾本科
	一粒小麦	*Triticum monococcum* L.	禾本科
	薏米	*Coix chinensis* Tod.	禾本科
	薏苡	*Coix lacrymajobi* L. var. mayuen (Roman.) Stapf	禾本科
	虉草	*Phalaris arundinacea* L.	禾本科

续表

分类	植物名称	学名	所隶属科
	硬质早熟禾	*Poa sphondylodes* Trin.	禾本科
	油芒	*Spodiopogon cotulifer* (Thunberg) Hackel	禾本科
	莜麦	*Avena chinensis* (Fisch. ex Roem. et Schult.) Metzg.	禾本科
	有芒鸭嘴草	*Ischaemum aristatum* L.	禾本科
	玉蜀黍	*Zea mays* L.	禾本科
	御谷	*Pennisetum americanum* (L.) Leeke	禾本科
	圆果雀稗	*Paspalum orbiculare* Forst.	禾本科
	早熟禾	*Poa annua* L.	禾本科
	长画眉草	*Eragrostis zeylanica* Nees & Mey.	禾本科
	长芒稗	*Echinochloa caudata* Roshev.	禾本科
	蔗茅	*Erianthus rufipilus* (Steud.) Griseb.	禾本科
	知风草	*Eragrostis ferruginea* (Thunb.) Beauv.	禾本科
	中华淡竹叶	*Lophatherum sinense* Rendle	禾本科
	皱叶狗尾草	*Setaria plicata* (Lam.) T. Cooke	禾本科
	竹叶草	*Oplismenus compositus* (L.) P. Beauv.	禾本科
	紫马唐	*Digitaria violascens* Link	禾本科
	紫竹	*Phyllostachys nigra* (Lodd. ex Lindl.) Munro	禾本科
	棕叶狗尾草	*Setaria palmifolia* (Koen.) Stapf	禾本科
	黑三棱	*Sparganium stoloniferum* Buch. —Ham.	黑三棱科
	高良姜	*Alpinia officinarum* Hance	姜科
	华山姜	*Alpinia chinensis* (Retz.) Rosc.	姜科
	喙花姜	*Rhynchanthus beesianus* W. W. Smith	姜科
	姜	*Zingiber officinale* Rosc.	姜科
	姜花	*Hedychium coronarium* Koen.	姜科
	姜黄	*Curcuma longa* L.	姜科
	蘘荷	*Zingiber mioga* (Thunb.) Rosc.	姜科
	山姜	*Alpinia japonica* (Thunb.) Miq.	姜科
	双翅舞花姜	*Globba schomburgkii* Hook. f.	姜科
	舞花姜	*Globba racemosa* Smith	姜科
	阳荷	*Zingiber striolatum* Diels	姜科
	野姜	*Zingiber cassumunar* Roxb.	姜科
	凹舌兰	*Coeloglossum viride* (L.) Hartm.	兰科
	白花小白芨	*Bletilla formosana* (Hayata) Schltr. var. limprichtii Schlecht.	兰科

续表

分类	植物名称	学名	所隶属科
	白及	*Bletilla striata* (Thunb.) Rchb. f.	兰科
	斑唇卷瓣兰	*Bulbophyllum pectenveneris* (Gagnep.) Seidenf.	兰科
	斑叶杜鹃兰	*Cremastra unguiculata* (Finet) Finet	兰科
	斑叶兰	*Goodyera schlechtendaliana* Rchb. f.	兰科
	杓兰	*Cypripedium calceolus* L.	兰科
	叉唇角盘兰	*Herminium lanceum* (Thunb. ex Sw.) Vuijk	兰科
	春兰	*Cymbidium goeringii* (Reichb. f.) Reichb. f.	兰科
	大花斑叶兰	*Goodyera biflora* (Lindl.) Hook. f.	兰科
	大花杓兰	*Cypripedium macranthum* Sw.	兰科
	大黄花虾脊兰	*Calanthe sieboldii* Decne. ex Regel	兰科
	大叶杓兰	*Cypripedium fasciolatum* Franch.	兰科
	大叶火烧兰	*Epipactis mairei* Schltr.	兰科
	带唇兰	*Tainia dunnii* Rolfe	兰科
	单叶厚唇兰	*Epigeneium fargesii* (Finet) Gagnep.	兰科
	独花兰	*Changnienia amoena* S. S Chien	兰科
	独蒜兰	*Pleione bulbocodioides* (Franch.) Rolfe	兰科
	杜鹃兰	*Cremastra appendiculata* (D. Don) Makino	兰科
	多花百日菊	*Zinnia peruviana* (L.) L.	兰科
	多花兰	*Cymbidium floribundum* Lindl.	兰科
	二褶羊耳蒜	*Liparis cathcartii* Hook. f.	兰科
	高山毛兰	*Eria reptans* (Franch. & Sav.) Makino	兰科
	钩距虾脊兰	*Calanthe graciliflora* Hayata	兰科
	钩状石斛	*Dendrobium aduncum* Lindl.	兰科
	广东石豆兰	*Bulbophyllum kwangtungense* Schltr.	兰科
	广东石斛	*Dendrobium wilsonii* Rolfe	兰科
	寒兰	*Cymbidium kanran* Makino in Bot	兰科
	蝴蝶兰	*Phalaenopsis aphrodite* Rchb. f.	兰科
	虎舌兰	*Epipogium roseum* (D. Don) Lindl.	兰科
	黄花白及	*Bletilla ochracea* Schltr.	兰科
	黄花杓兰	*Cypripedium flavum* P. F. Hunt et Summerh.	兰科
	黄花鹤顶兰	*Phaius flavus* (Bl.) Lindl.	兰科
	蕙兰	*Cymbidium faberi* Rolfe	兰科
	蕙兰（原变种）	*Cymbidium faberi* Rolfe var. faberi	兰科

续表

分类	植物名称	学名	所隶属科
	火烧兰	*Epipactis helleborine* (L.) Crantz	兰科
	霍山石斛	*Dendrobium huoshanense* C. Z. Tang & S. J. Cheng	兰科
	尖唇鸟巢兰	*Neottia acuminata* Schltr.	兰科
	见血青	*Liparis nervosa* (Thunb. ex A. Murray) Lindl.	兰科
	见血清	*Liparis nervosa* (Thunb. ex A Murray) Lindl.	兰科
	建兰	*Cymbidium ensifolium* (L.) Sw.	兰科
	剑叶虾脊兰	*Calanthe davidii* Franch.	兰科
	金钗石斛	*Dendrobium nobile* Lindl.	兰科
	金兰	*Cephalanthera falcata* (Thunb. ex A. Murray) Lindl.	兰科
	金线兰	*Anoectochilus roxburghii* (Wall.) Lindl.	兰科
	阔蕊兰	*Peristylus goodyeroides* (D. Don) Lindl.	兰科
	镰翅羊耳蒜	*Liparis bootanensis* Griff.	兰科
	裂瓣玉凤花	*Habenaria petelotii* Gagnep.	兰科
	裂唇舌喙兰	*Hemipilia henryi* Rchb. f. ex Rolfe	兰科
	流苏石斛	*Dendrobium fimbriatum* Hook.	兰科
	流苏虾脊兰	*Calanthe alpina* Hook. f. ex Lindl.	兰科
	罗河石斛	*Dendrobium lohohense* T. Tang et F. T. Wang	兰科
	绿花杓兰	*Cypripedium henryi* Rolfe	兰科
	毛萼山珊瑚	*Galeola lindleyana* (Hook. f. et Thoms.) Rchb. f.	兰科
	毛葶玉凤花	*Habenaria ciliolaris* (L.) Kraenzl.	兰科
	毛药卷瓣兰	*Bulbophyllum omerandrum* Hayata	兰科
	美花石斛	*Dendrobium loddigesii* Rolfe	兰科
	密花舌唇兰	*Platanthera hologlottis* Maxim.	兰科
	披针唇舌唇兰	*Platanthera lancilabris* Schltr.	兰科
	曲唇兰	*Panisea tricallosa* Rolfe	兰科
	伞花石豆兰	*Bulbophyllum shweliense* W. W. Smith	兰科
	山兰	*Oreorchis patens* (Lindl.) Lindl.	兰科
	扇脉杓兰	*Cypripedium japonicum* Thunb.	兰科
	舌唇兰	*Platanthera japonica* (Thunb. ex A Murray) Lindl.	兰科
	绶草	*Spiranthes sinensis* (Pers.) Ames	兰科
	瘦房兰	*Ischnogyne mandarinorum* (Kranzl.) schlecht.	兰科
	疏花虾脊兰	*Calanthe henryi* Rolfe	兰科
	台湾盆距兰	*Gastrochilus formosanus* (Hayata) Schltr.	兰科

续表

分类	植物名称	学名	所隶属科
	天麻	*Gastrodia elata* Bl.	兰科
	铁皮石斛	*Dendrobium officinale* Kimura et Migo	兰科
	头蕊兰	*Cephalanthera longifolia* (L.) Fritsch	兰科
	兔耳兰	*Cymbidium lancifolium* Hook.	兰科
	尾瓣舌唇兰	*Platanthera mandarinorum* Rchb. f.	兰科
	尾唇羊耳蒜	*Liparis krameri* Franch. & Savat.	兰科
	无柱兰	*Amitostigma gracile* (Bl.) Schltr.	兰科
	蜈蚣兰	*Cleisostoma scolopendrifolium* (Makino) Garay	兰科
	西南手参	*Gymnadenia orchidis* Lindl.	兰科
	细茎石斛	*Dendrobium moniliforme* (L.) Sw.	兰科
	细毛火烧兰	*Epipactis papillosa* Franch.	兰科
	细叶石斛	*Dendrobium hancockii* Rolfe	兰科
	虾脊兰	*Calanthe discolor* Lindl.	兰科
	仙笔鹤顶兰	*Phaius columnaris* C. Z. Tang & S. J. Cheng	兰科
	纤叶钗子股	*Luisia hancockii* Rolfe	兰科
	香花羊耳蒜	*Liparis odorata* (Willd.) Lindl.	兰科
	小白芨	*Bletilla formosana* (Hayata) Schltr.	兰科
	小斑叶兰	*Goodyera repens* (L.) R. Br.	兰科
	小花阔蕊兰	*Peristylus affinis* (D. Don) Seidenf.	兰科
	小花蜻蜓兰	*Tulotis ussuriensis* (Reg. & Maack) H. Hara	兰科
	小巧羊耳蒜	*Liparis delicatula* Hook. f.	兰科
	小舌唇兰	*Platanthera minor* (Miq.) Rchb. f.	兰科
	小羊耳蒜	*Liparis fargesii* Finet	兰科
	羊耳蒜	*Liparis japonica* (Miq.) Maxim.	兰科
	银兰	*Cephalanthera erecta* (Thunb. ex A. Murray) Bl.	兰科
	云南石仙桃	*Pholidota yunnanensis* Rolfe	兰科
	泽泻虾脊兰	*Calanthe alismaefolia* Lindl.	兰科
	长距虾脊兰	*Calanthe sylvatica* (Thou.) Lindl.	兰科
	长距玉凤花	*Habenaria davidii* Franch.	兰科
	大花美人蕉	*Canna generalis* Bailey	美人蕉科
	粉美人蕉	*Canna glauca* L.	美人蕉科
	黄花美人蕉	*Canna indica* L. var. flava Roxb.	美人蕉科
	蕉芋	*Canna edulis* Ker-Gawl.	美人蕉科

续表

分类	植物名称	学名	所隶属科
	美人蕉	*Canna indica* L.	美人蕉科
	阿穆尔莎草	*Cyperus amuricus* Maxim.	莎草科
	矮扁莎	*Pycreus pumilus* (L.) Domin	莎草科
	白鳞莎草	*Cyperus nipponicus* Franch. & Sav.	莎草科
	百球藨草	*Scirpus rosthornii* Diels	莎草科
	百穗蔗草	*Scirpus ternatanus* Reinw. ex Miq.	莎草科
	荸荠	*Heleocharis dulcis* (Burm. f.) Trin. ex Henschel	莎草科
	扁秆藨草	*Scirpus planiculmis* Fr. Schmidt	莎草科
	扁穗莎草	*Cyperus compressus* L.	莎草科
	藨草	*Scirpus triqueter* L.	莎草科
	藏薹草	*Carex thibetica* Franch.	莎草科
	垂穗薹草	*Carex brachyanthera* Ohwi	莎草科
	丛毛羊胡子草	*Eriophorum comosum* (Wall.) Nees	莎草科
	大理苔草	*Carex rubro*—brunnea C. B. Clarke var. taliensis (Franch.) Kukenth.	莎草科
	短尖飘拂草	*Fimbristylis makinoana* Ohwi	莎草科
	短芒薹草	*Carex breviaristata* K. T. Fu	莎草科
	短叶水蜈蚣	*Kyllinga brevifolia* Rottb.	莎草科
	断节莎	*Torulinium ferax* (Rich.) Urb.	莎草科
	粉被薹草	*Carex pruinosa* Boott	莎草科
	风车草	*Cyperus alternifolius* L. subsp. flabelliformis (Rottb.) Kukenth.	莎草科
	高秆珍珠茅	*Scleria elata* Thwaites	莎草科
	禾状薹草	*Carex alopecuroides* D. Don	莎草科
	褐果薹草	*Carex brunnea* Thunb.	莎草科
	红鳞扁莎	*Pycreus sanguinolentus* (Vahl) Nees	莎草科
	华东藨草	*Scirpus karuizawensis* Makino	莎草科
	尖嘴薹草	*Carex leiorhyncha* C. A. Mey.	莎草科
	渐尖穗荸荠	*Heleocharis attenuata* (Franch. & Sav.) Palla	莎草科
	渐尖穗荸荠(变种)	*Heleocharis attenuata* (Franch. & Sav.) Palla var. attenuata	莎草科
	浆果薹草	*Carex baccans* Nees	莎草科
	荆三棱	*Scirpus yagara* Ohwi	莎草科
	具芒碎米莎草	*Cyperus microiria* Steud.	莎草科
	宽叶薹草	*Carex siderosticta* Hance	莎草科
	类白穗薹草	*Carex polyschoenoides* K. T. Fu	莎草科

续表

分类	植物名称	学名	所隶属科
	类头状花序藨草	*Scirpus subcapitatus* Thw.	莎草科
	两歧飘拂草	*Fimbristylis dichotoma* (L.) Vahl	莎草科
	亮绿薹草	*Carex finitima* Boott	莎草科
	毛轴莎草	*Cyperus pilosus* Vahl	莎草科
	拟二叶飘拂草	*Fimbristylis diphylloides* Makino	莎草科
	牛毛毡	*Heleocharis yokoscensis* (Franch. et Sav.) Tang et Wang	莎草科
	畦畔莎草	*Cyperus haspan* L.	莎草科
	签草	*Carex doniana* Spreng.	莎草科
	亲族薹草	*Carex gentilis* Franch.	莎草科
	秦岭薹草	*Carex diplodon* Nelmes	莎草科
	青绿薹草	*Carex breviculmis* R. Br.	莎草科
	穹隆薹草	*Carex gibba* Wahlenb.	莎草科
	球穗扁莎	*Pycreus globosus* Rchb.	莎草科
	球穗扁莎草	*Pycreus globosus* (All.) Reichb	莎草科
	球柱草	*Bulbostylis barbata* (Rottb.) Kunth	莎草科
	日本薹草	*Carex japonica* Thunb.	莎草科
	三棱水葱	*Schoenoplectus triqueter* (L.) Palla	莎草科
	三轮草	*Cyperus orthostachyus* Franch. et Sav.	莎草科
	三穗薹草	*Carex tristachya* Thunb.	莎草科
	三头水蜈蚣	*Kyllinga triceps* Rottb.	莎草科
	沙坪薹草	*Carex wui* W. M. Chu ex L. K. Dai	莎草科
	莎草	*Cyperus rotundus* L.	莎草科
	䅟穗莎草	*Cyperus eleusinoides* Kunth	莎草科
	舌叶薹草	*Carex ligulata* Nees	莎草科
	双穗飘拂草	*Fimbristylis subbispicata* Nees	莎草科
	水葱	*Schoenoplectus tabernaemontani* (C. C. Gmel.) Palla	莎草科
	水毛花	*Schoenoplectus mucronatus* (Linnaeus) Palla subsp. robustus (Miquel) T. Koyama	莎草科
	水毛花(变种)	*Scirpus triangulatus* Roxb. var. triangulatus	莎草科
	水莎草	*Juncellus serotinus* (Rottb.) C. B. Clarke	莎草科
	水虱草	*Fimbristylis miliacea* (L.) Vahl	莎草科
	丝叶球柱草	*Bulbostylis densa* (Wall.) Hand. —Mzt.	莎草科
	丝叶薹草	*Carex capilliformis* Franch.	莎草科
	碎米莎草	*Cyperus iria* L.	莎草科

续表

分类	植物名称	学名	所隶属科
	太白山薹草	*Carex taipaishanica* K. T. Fu	莎草科
	条穗苔草	*Carex nemostachys* Bteud.	莎草科
	条穗薹草	*Carex nemostachys* Steud.	莎草科
	头状穗莎草	*Cyperus glomeratus* L.	莎草科
	弯喙薹草	*Carex laticeps* C. B. Clarke ex Franch.	莎草科
	豌豆形薹草	*Carex pisiformis* Boott	莎草科
	无喙囊薹草	*Carex davidii* Franch.	莎草科
	香附子(变种)	*Cyperus rotundus* L. var. rotundus	莎草科
	旋鳞莎草	*Cyperus michelianus* (L.) Link	莎草科
	亚澳薹草	*Carex brownii* Tuck.	莎草科
	烟台飘拂草	*Fimbristylis stauntonii* Debeaux & Franch.	莎草科
	野荸荠	*Heleocharis plantagineiformis* Tang & F. T. Wang	莎草科
	异型莎草	*Cyperus difformis* L.	莎草科
	翼果薹草	*Carex neurocarpa* Maxim.	莎草科
	萤蔺	*Schoenoplectus juncoides* (Roxb.) Palla	莎草科
	硬果薹草	*Carex sclerocarpa* Franch.	莎草科
	羽毛荸荠	*Heleocharis wichurae* Boeckeler	莎草科
	窄穗莎草	*Cyperus tenuispica* Steud.	莎草科
	长安薹草	*Carex heudesii* H. Lév. & Vaniot	莎草科
	长尖莎草	*Cyperus cuspidatus* Kunth	莎草科
	长茎薹草	*Carex setigera* D. Don	莎草科
	长芒薹草	*Carex gmelinii* Hook. & Arn.	莎草科
	长叶薹草	*Carex hattoriana* Nakai ex Tuyama	莎草科
	针叶苔草	*Carex stenophylloides* V.Krecz.	莎草科
	中华薹草	*Carex chinensis* Retz.	莎草科
	砖子苗	*Mariscus sumatrensis* (Retz.) T. Koyama	莎草科
	安徽石蒜	*Lycoris anhuiensis* Y. Hsu et Q. J. Fan	石蒜科
	葱莲	*Zephyranthes candida* (Lindl.) Herb.	石蒜科
	稻草石蒜	*Lycoris straminea* Lindl.	石蒜科
	忽地笑	*Lycoris aurea* (L'Hér.) Herb.	石蒜科
	剑麻	*Agave sisalana* Perr. ex Engelm.	石蒜科
	韭莲	*Zephyranthes carinata* Herbert	石蒜科
	龙舌兰	*Agave americana* L.	石蒜科

续表

分类	植物名称	学名	所隶属科
	玫瑰石蒜	*Lycoris rosea* Traub et Moldenke	石蒜科
	乳白石蒜	*Lycoris albiflora* Koidz.	石蒜科
	石蒜	*Lycoris radiata* (L'Hér.) Herb.	石蒜科
	长筒石蒜	*Lycoris longituba* Y. Hsu et Q. J. Fan	石蒜科
	中国石蒜	*Lycoris chinensis* Traub	石蒜科
	朱顶红	*Hippeastrum rutilum* (Ker—Gawl.) Herb.	石蒜科
	仙茅	*Curculigo orchioides* Gaertn.	石蒜科*
	小金梅草	*Hypoxis aurea* Lour.	石蒜科*
	参薯	*Dioscorea alata* L.	薯蓣科
	叉蕊薯蓣	*Dioscorea colletti* Hook. f.	薯蓣科
	穿龙薯蓣	*Dioscorea nipponica* Makino	薯蓣科
	盾叶薯蓣	*Dioscorea zingiberensis* C. H. Wright	薯蓣科
	粉背薯蓣	*Dioscorea collettii* Hook. F. Var. Hypoglauca (Palib.) Péi et C. T. Ting	薯蓣科
	甘薯	*Dioscorea esculenta* (Lour.) Burkill	薯蓣科
	高山薯蓣	*Dioscorea henryi* (Prain et Burkill) C. T. Ting	薯蓣科
	黑珠芽薯蓣	*Dioscorea melanophyma* Prain et Burkill	薯蓣科
	黄独	*Dioscorea bulbifera* L.	薯蓣科
	黄山药	*Dioscorea panthaica* Prain et Burkill	薯蓣科
	毛芋头薯蓣	*Dioscorea kamoonensis* Kunth	薯蓣科
	绵萆薢	*Dioscorea spongiosa* J. Q. Xi, M. Mizuno et W. L. Zhao	薯蓣科
	日本薯蓣	*Dioscorea japonica* Thunb.	薯蓣科
	山萆薢	*Dioscorea tokoro* Makino	薯蓣科
	蜀葵叶薯蓣	*Dioscorea althaeoides* R. Kunth	薯蓣科
	薯莨	*Dioscorea cirrhosa* Lour.	薯蓣科
	薯蓣	*Dioscorea opposita* Thunb.	薯蓣科
	五叶薯蓣	*Dioscorea pentaphylla* L.	薯蓣科
	纤细薯蓣	*Dioscorea gracillima* Miq.	薯蓣科
	黑藻	*Hydrilla verticillata* (L. f.) Rovle	水鳖科
	苦草	*Vallisneria natans* (Lour.) Hara	水鳖科
	龙舌草	*Ottelia alismoides* (L.) Pers.	水鳖科
	水鳖	*Hydrocharis dubia* (Bl.) Backer	水鳖科
	半夏	*Pinellia ternata* (Thunb.) Breit.	天南星科
	棒头南星	*Arisaema clavatum* Buchet	天南星科

续表

分类	植物名称	学名	所隶属科
	藏菖蒲	*Acorus calamus* L.	天南星科
	刺棒南星	*Arisaema echinatum* (Wall.) Schott	天南星科
	刺柄南星	*Arisaema asperatum* N. E. Br.	天南星科
	大薸	*Pistia stratiotes* L.	天南星科
	大野芋	*Colocasia gigantea* (Bl.) Hook. f.	天南星科
	灯台莲	*Arisaema bockii* Engler	天南星科
	灯台莲(变种)	*Arisaema sikokianum* Franch. & Sav. var. serratum (Makino) Hand.—Mazz.	天南星科
	滴水珠	*Pinellia cordata* N. E. Br.	天南星科
	东北天南星	*Arisaema amurense* Maxim.	天南星科
	独角莲	*Typhonium giganteum* Engl.	天南星科
	多裂南星	*Arisaema multisectum* Engl.	天南星科
	高山犁头尖	*Typhonium alpinum* C. Y. Wu ex H. Li, Y. Shiao & S. L. Tseng	天南星科
	海芋	*Alocasia macrorrhiza* (L.) Schott	天南星科
	虎掌	*Pinellia pedatisecta* Schott	天南星科
	花蘑芋	*Amorphophallus konjac* K.Koch	天南星科
	花南星	*Arisaema lobatum* Engl	天南星科
	假芋	*Colocasia fallax* Schott	天南星科
	金钱蒲	*Acorus gramineus* Soland.	天南星科
	犁头尖	*Typhonium divaricatum* (L.) Decne.	天南星科
	磨芋	*Amorphophallus rivieri* Durieu	天南星科
	螃蟹七	*Arisaema fargesii* Buchet	天南星科
	七叶灯台莲(变种)	*Arisaema sikokianum* Franch. & Sav. var. henryanum (Engl.) H. Li	天南星科
	全缘灯台莲	*Arisaema sikokianum* Franch. et Sav.	天南星科
	石菖蒲	*Acorus tatarinowii* Schott	天南星科
	天南星	*Arisaema erubescens* (Wall.) Schott.	天南星科
	细根菖蒲	*Acorus calamus* L. var. verus L.	天南星科
	象南星	*Arisaema elephas* Buchet	天南星科
	雪里见	*Arisaema rhizomatum* C. E. C. Fisch.	天南星科
	野芋	*Colocasia antiquorum* Schott	天南星科
	一把伞南星	*Arisaema erubescens* (Wall.) Schott	天南星科
	异叶天南星	*Arisaema heterophyllum* Bl.	天南星科
	芋	*Colocasia esculenta* (L.) Schott	天南星科
	云台南星	*Arisaema du*—bois—reymondiae Engl.	天南星科

续表

分类	植物名称	学名	所隶属科
	长行天南星	*Arisaema consanguineum* Schott	天南星科
	紫芋	*Colocasia tonoimo* Nakai	天南星科
	东方香蒲	*Typha orientalis* Presl	香蒲科
	宽叶香蒲	*Typha latifolia* L.	香蒲科
	水烛香蒲	*Typha angustifolia* L.	香蒲科
	香蒲	*Typha orientalis* C. Presl	香蒲科
	长苞香蒲	*Typha angustata* Bory et Chaub.	香蒲科
	波缘鸭跖草	*Commelina undulata* R. Br.	鸭跖草科
	川杜若	*Pollia miranda* (H. Lévl.) H. Hara	鸭跖草科
	大苞鸭跖草	*Commelina paludosa* Bl.	鸭跖草科
	吊竹梅	*Tradescantia zebrina* Bosse	鸭跖草科
	杜若	*Pollia japonica* Thunb.	鸭跖草科
	饭包草	*Commelina benghalensis* L.	鸭跖草科
	节节草	*Commelina diffusa* Burm. f.	鸭跖草科
	裸花水竹叶	*Murdannia nudiflora* (L.) Brenan	鸭跖草科
	牛轭草	*Murdannia loriformis* (Hassk.) Rolla Rao et Kammathy	鸭跖草科
	水竹叶	*Murdannia triquetra* (Wall.) Bruckn.	鸭跖草科
	鸭跖草	*Commelina communis* L.	鸭跖草科
	疣草	*Murdannia keisak* (Hassk.) Hand. —Mazz.	鸭跖草科
	竹叶吉祥草	*Spatholirion longifolium* (Gagnep.) Dunn	鸭跖草科
	竹叶子	*Streptolirion volubile* Edgew.	鸭跖草科
	紫露草	*Tradescantia virginiana* L.	鸭跖草科
	浮叶眼子菜	*Potamogeton natans* L.	眼子菜科*
	眼子菜	*Potamogeton distinctus* A. Benn.	眼子菜科*
	菹草	*Potamogeton crispus* L.	眼子菜科*
	凤眼蓝	*Eichhornia crassipes* (Mart.) Solms	雨久花科
	鸭舌草	*Monochoria vaginalis* (Burm. f.) Presl	雨久花科
	雨久花	*Monochoria korsakowii* Regel et Maack	雨久花科
	矮鸢尾	*Iris kobayashii* Kitag.	鸢尾科
	白蝴蝶花	*Iris japonica* Thunb. f. pallescens P. L. Chiu et Y. T. Zhao	鸢尾科
	白花鸢尾	*Iris tectorum* Maxim. form. alba (Dykes) Makino	鸢尾科
	扁竹兰	*Iris confusa* Sealy	鸢尾科
	单苞鸢尾	*Iris anguifuga* Y. T. Zhao ex X. J. Xue	鸢尾科

续表

分类	植物名称	学名	所隶属科
	番红花	*Crocus sativus* L.	鸢尾科
	蝴蝶花	*Iris japonica* Thunb.	鸢尾科
	华夏鸢尾	*Iris cathayensis* Migo	鸢尾科
	黄菖蒲	*Iris pseudacorus* L.	鸢尾科
	黄花鸢尾	*Iris wilsonii* C. H. Wright	鸢尾科
	马蔺	*Iris lactea* Pall. var. chinensis (Fisch.) Koidz.	鸢尾科
	射干	*Belamcanda chinensis* (L.) DC.	鸢尾科
	唐菖蒲	*Gladiolus gandavensis* Van Houtte.	鸢尾科
	小花鸢尾	*Iris speculatrix* Hance	鸢尾科
	小鸢尾	*Iris proantha* Diels	鸢尾科
	雄黄兰	*Crocosmia crocosmiflora* (Nichols.) N. E. Br.	鸢尾科
	鸢尾	*Iris tectorum* Maxim.	鸢尾科
	长柄鸢尾	*Iris henryi* Baker	鸢尾科
	矮慈姑	*Sagittaria pygmaea* Miq.	泽泻科
	草泽泻	*Alisma gramineum* Lej.	泽泻科
	东方泽泻	*Alisma orientale* (Sam.) Juz.	泽泻科
	华夏慈姑	*Sagittaria trifolia* subsp. leucopetala (Miquel) Q. F. Wang	泽泻科
	利川慈姑	*Sagittaria lichuanensis* J. K. Chen, X. Z. Sun & H. Q. Wang	泽泻科
	膜果泽泻	*Alisma lanceolatum* With.	泽泻科
	欧洲慈姑	*Sagittaria sagittifolia* L.	泽泻科
	小慈姑	*Sagittaria potamogetifolia* Merr.	泽泻科
	野慈姑	*Sagittaria trifolia* L.	泽泻科
	泽泻	*Alisma orientalis* (Sam.) Juzep.	泽泻科
	窄叶泽泻	*Alisma canaliculatum* A. Braun et Bouche	泽泻科
	龙棕	*Trachycarpus nana* Becc.	棕榈科
	山棕榈	*Trachycarpus martianus* (Wall.) H. Wendl.	棕榈科
	棕榈	*Trachycarpus fortunei* (Hook.) H. Wendl.	棕榈科
	棕竹	*Rhapis excelsa* (Thunb.) Henry ex Rehd.	棕榈科